Thalheimer/Meyer/Bekeredjian/Kreutz

Kodierleitfaden für die Intensivmedizin 2026

Markus Thalheimer/F. Joachim Meyer/
Raffi Bekeredjian/Claus-Peter Kreutz

Kodierleitfaden für die Intensivmedizin 2026

Praxisrelevante Erläuterungen der spezifisch intensivmedizinischen Kodierung

von

Dr. Markus Thalheimer

Prof. Dr. F. Joachim Meyer

Prof. Dr. Raffi Bekeredjian

Dr. Claus-Peter Kreutz

19. Auflage 2026

medhochzwei

Anschriften der Autoren:
Dr. med. Markus Thalheimer
Universitätsklinikum Heidelberg
Geschäftsbereich Erlösmanagement
Im Neuenheimer Feld 672
69120 Heidelberg
markus.thalheimer@med.uni-heidelberg.de

Prof. Dr. med. F. Joachim Meyer
München Klinik GmbH
Lungenzentrum München (Bogenhausen-Harlaching)
Klinik für Pneumologie u. Pneumologische Onkologie, Klinikum Bogenhausen
Klinik für Pneumologie, Internistische Intensiv- und Beatmungsmedizin, Klinikum Harlaching, Klinik für Infektiologie und Tropenmedizin, Klinikum Schwabing
Sanatoriumsplatz 2
81545 München
joachim.meyer@muenchen-klinik.de

Dr. Claus Peter Kreutz
Asklepios Fachkliniken München-Gauting
Klinik für Pneumologie
Robert-Koch-Allee 2
82131 Gauting
c.kreutz@asklepios.com

Prof. Dr. med. R. Bekeredjian
Abteilung Kardiologie und Angiologie
Robert-Bosch-Krankenhaus Stuttgart
Auerbachstraße 110
70376 Stuttgart
raffi.bekeredjian@rbk.de

Bibliografische Information der Deutschen Nationalbibliothek
Die Deutsche Nationalbibliothek verzeichnet diese Publikation in der Deutschen Nationalbibliografie; detaillierte bibliografische Daten sind im Internet über http://dnb.d-nb.de abrufbar.

Bei der Herstellung des Werkes haben wir uns zukunftsbewusst für umweltverträgliche und wiederverwertbare Materialien entschieden. Der Inhalt ist auf elementar chlorfreiem Papier gedruckt.

ISBN 978-3-98800-220-4
ISBN eBook: 978-3-98800-221-1

Alte Eppelheimer Str. 42/1
69115 Heidelberg
E-Mail: info@medhochzwei-verlag.de
Web: www.medhochzwei-verlag.de

Satz: Reemers Publishing Services GmbH, Krefeld
Umschlaggestaltung: kreativmedia KONZEPTION & DESIGN, Hückelhoven
Titelbild: Florian Augustin/Shutterstock.com
Druck: ADverts Printing House, Dzelzavas street 124, Riga, LV-1021, Latvia
A001

Vorwort zur 19. Auflage

Jedes Jahr ändert sich das DRG-System auf ein Neues. Für 2026 gab es, wie im Vorjahr, nur wenige klassifikatorische Veränderungen. Im Vordergrund standen erneut die Kalkulation der Hybrid-DRGs sowie Arbeiten des InEK für die Krankenhausreform, sodass relativ wenige klassifikatorische Anpassungen im Katalog erfolgten.

Für die Intensivmedizin gab es 2026 eine grundlegende Überarbeitung der Variablen und Merkmale des TISS/SAPS-Systems zur Berechnung der Aufwandspunkte für die intensivmedizinische Komplexbehandlung. Diese wird zu einer deutlichen Veränderung der Punktzahlen auf Fallebene führen. Ob das InEK daraus folgend die Schwellenwerte in den Fallpauschalen anpasst, wird die Entwicklung zeigen.

Seit 2021 stand die Weiterentwicklung der Weaningkodes im Vordergrund. Für das prolongierte Weaning besteht seit 2021 ein Zusatzentgelt, das bisher jedoch noch wenige Kliniken vereinbaren konnten. In den Coronajahren wurde die Abbildung von COVID-19-Patienten in der Intensivmedizin etabliert, diese ist nun abgeschlossen und wird teilweise wieder zurückgebaut. In der Beatmungsmedizin gab es 2026 vor allem eine Anpassung von Begrifflichkeiten an die internationale Nomenklatur.

Alle diese Änderungen werden im Leitfaden ausführlich erläutert, ebenso wie die Intensivkomplexkodes. Diese stehen seit Jahren im Fokus der MD-Strukturprüfungen, auch darauf geht der Leitfaden ein und zeigt einen Ausblick auf die kommende Leistungsgruppe „Intensivmedizin" nach dem kürzlich verabschiedeten KHVVG. Alle Neuerungen werden im Leitfaden ausführlich dargestellt. Die Erlösrelevanz der Intensivmedizin hat in den letzten Jahren kontinuierlich zugenommen. Inzwischen führen auch wenige Tage Intensivbehandlung in vielen „normalen" operativen oder internistischen DRGs zu Mehrerlösen.

Seit 2014 wurden die Intensivkomplexpunkte mit den Beatmungsstunden kombiniert, um eine der Beatmungs-DRGs anzusteuern.

Dies führte zu einer Aufwertung der Punkte und einer relativen Abwertung der Beatmungsstunden. Das InEK hat in diese Richtung immer wieder Änderungen vorgenommen mit dem Ziel, die ausschließliche Beatmungsdauer als Erlösfaktor weiter abzuwerten und in die Gesamtbehandlung einzubetten.

Erstmals hat der neue Bundesschlichtungsausschuss im Jahr 2020 Entscheidungen getroffen. Die für die Intensivmedizin relevanten Sprüche bis Ende 2025 werden im Leitfaden eingearbeitet.

Auch der G-BA hat sich Ende 2023 mit der Intensivmedizin beschäftigt und eine Richtlinie für intensivmedizinische Zentren verabschiedet. Diese wurde Ende 2025 punktuell überarbeitet und muss nun umgesetzt werden.

Sehr herzlich danken möchten wir erneut Lutz Frankenstein für die Überlassung des Infarktkapitels aus seinem Leitfaden „Kardiologie", den wir zur Vertiefung der kardiologischen Kodierung sehr empfehlen. Ein ausdrücklicher Dank gilt Jannis Radeleff, der diesen Leitfaden begründet hat, inzwischen aber aufgrund beruflicher Neuorientierung die Weiterführung in unseren Händen belassen hat. Wir werden alles tun, uns dieser Verantwortung würdig zu erweisen. Für ihn ist seitdem als Autor und Spezialist für Beatmung Claus-Peter Kreutz im Team.

Nehmen Sie bei Fragen und Verbesserungsvorschlägen wie üblich Kontakt mit den Autoren auf: Nur durch Ihr Feedback lebt dieser Kodierleitfaden und richtet sich an die praktischen Anwender im Krankenhaus. Ein Dank voran an alle Leser für Ihre Kommentare und Hinweise. Ihre Wünsche und Anmerkungen berücksichtigen wir gerne.

Heidelberg, Januar 2026
Die Autoren

Benutzungshinweise:

Verweise auf die Deutschen Kodierrichtlinien (DKR) Literatur, sowie die FoKA- oder MD-Empfehlungen sind jeweils in eckigen Klammern angegeben, z. B. [DKR 0902a].

Die Empfehlungen des Fachausschusses für ordnungsgemäße Kodierung und Abrechnung (FoKA) der DGfM (Stand Ende 2025) finden sie auf folgender Webseite: foka.medizincontroller.de.

Als Grundlage für die MD-Empfehlungen wurden die SEG4-Empfehlungen Stand Ende 2025 benutzt, welche unter www.medizinischerdienst.de einsehbar sind.

Die aktuellsten DKR finden sich immer auf den Webseiten der Selbstverwaltung: www.g-drg.de.

Inhaltsverzeichnis

1 Einleitung

Dieser Kodierleitfaden verzichtet bewusst auf allgemeine Informationen zum DRG-System, da für die Kodierung intensivmedizinischer Fälle umfangreiche Vorkenntnisse mit dem DRG-System erforderlich sind. Bei Bedarf können allgemeine Fragen in entsprechenden Lehrbüchern nachgeschlagen werden. Ein solides Verständnis der Kodierung erleichtert es, diesen Kodierleitfaden direkt praxisnah anzuwenden.

Ähnlich verhält es sich mit dem vorausgesetzten medizinischen Wissen: Es werden nachfolgend keine Erkrankungen oder Maßnahmen erklärt, noch ihre Indikation oder Durchführung, da dies den Rahmen des Leitfadens sprengen würde. Der Kodierleitfaden bietet Hilfe, wie eine Erkrankung oder Maßnahme kodiert werden kann, damit es zu einer korrekten Erstattung des Falles kommt.

In den folgenden Unterkapiteln der Einleitung wird neben einer kurzen Definition der Intensivstation auch auf die Kodierung im Hinblick auf die MD-Begutachtung hingewiesen, da diese eine hohe Bedeutung besitzt.

1.1 Intensivstation

Zur baulichen Gestaltung, Einrichtung und patientenorientierten apparativen Ausstattung von **Intensivbehandlungseinheiten** liegen Empfehlungen verschiedener Fachgesellschaften, u. a. der Deutschen interdisziplinären Vereinigung für Intensiv- und Notfallmedizin (DIVI), vor [DIVI 2022]. Grundlage sind die „Empfehlungen zur Struktur und Ausstattung von Intensivtherapiestationen 2022" der DIVI in der aktuellen Version vom 02.11.2022. Die Empfehlungen gelten nur für Stationen zur Versorgung erwachsener Patienten. Für Kinder gibt es eigene Empfehlungen der Deutschen Gesellschaft für Neonatologie und pädiatrische Intensivmedizin (GNPI).

Die DIVI propagiert in ihrem Konzept, auch aufgrund der Erfahrungen aus der Corona-Pandemie, nun ein dreistufiges Konzept der Intensivmedizin. Dieses folgt einerseits internationalen Entwicklungen, greift andererseits auf nationaler Ebene die Vergütungsstrukturen mit „normaler" und aufwändiger Intensivkomplexbehandlung laut OPS und die Empfehlungen der Regierungskommission zur Reform des Krankenhauswesens auf, in welchen die Intensivmedizin ebenfalls den verschiedenen Leveln angepasst abgebildet werden soll. Die Empfehlungen der Regierungskommission wurden bis Juli 2023 in einer Bund-Länder-Gruppe zu einem Eckpunktepapier weiterentwickelt und sind im KH-Reformgesetz KHVVG (Krankenhaus-Versorgungs-Verbesserungs-Gesetz) im Wesentlichen übernommen worden. Im KHVVG ist als eine von 61 zukünftigen Leistungsgruppen (LG) die Intensivmedizin genannt, allerdings immer noch nicht vollständig ausdefiniert.

Dabei werden Qualitätsanforderungen in drei Stufen benannt, die personeller, apparativer und methodischer Art sind und die sehr stark an die Vorgaben der OPS-Komplexkodes erinnern. Diese Anforderungen wurden 1:1 aus der gleichnamigen Leistungsgruppe in NRW übernommen. Die Stufen lauten „Mindestvoraussetzungen" (eine Art Basisausstattung), „komplex" und „hochkomplex". Jedoch sind die Inhalte bisher noch nicht genau definiert, beispielsweise was die Abgleichung mit anderen Vorgaben wie den OPS-Komplexkodes angeht. Laut Gesetz ist die LG Intensivmedizin in allen Leveln Bestandteil des Leistungsportfolios und für die Erbringung zahlreicher weiterer Leistungsgruppen Voraussetzung am Standort (als sogenannte „verwandte" LG). Bis 31. März 2025 sollten in einer Verordnung durch das BMG weitere Details zu den Leistungsgruppen veröffentlicht werden. Dies ist nicht erfolgt, vielmehr arbeitet der Leistungsgruppenausschuss beim BMG immer noch an der Ausgestaltung der Leistungsgruppen. Möglicherweise werden diese dann als Anlage zum im März 2026 geplanten KHAG veröffentlicht.

Zentren für Intensivmedizin

Ende 2023 hat der G-BA eine weitere Richtlinie verabschiedet, die die Intensivmedizin unmittelbar betrifft, nämlich die Ergänzung der Zentrums-Regelungen um sogenannte „Zentren für Intensivmedizin". Krankenhäuser, die künftig als intensivmedizinische Kompetenz- und Koordinierungszentren neben der Patientenversorgung besondere Aufgaben wahrnehmen, können dafür finanzielle Zuschläge erhalten. Die intensivmedizinischen Zentren wurden in einer neuen Anlage 11 der Zentrums-Regelung ergänzt. Eine wichtige Aufgabe solcher Zentren können Beratung anderer Krankenhäuser, die auch über intensivmedizinische Behandlungsmöglichkeiten verfügen, via telemedizinischer Fallkonferenzen und Visiten, Mentorenfunktion für andere Krankenhäuser mit eigener Intensivmedizin durch regelmäßige fallunabhängige Qualitätszirkel und Fort- und Weiterbildungsangebote für vernetzte Krankenhäuser sein. Für entsprechende Zuschläge geht es also um übergeordnete und koordinierende Tätigkeiten, die nicht unmittelbar mit der Patientenversorgung zusammenhängen. Entsprechend werden nur wenige Großkrankenhäuser diese Zentrumsfunktion wahrnehmen. Diese Häuser müssen besondere Voraussetzungen erfüllen. Das umfasst beispielsweise eine 24-stündige Aufnahmebereitschaft für Akutfälle, Personal mit intensivmedizinischem und -pflegerischem Wissen, das Vorhalten von bestimmten Strukturen wie High-Care-Betten, die Verfügbarkeit von bestimmten bildgebenden Verfahren (CT/MRT), aber auch palliativmedizinische Kompetenzen und psychologische Betreuungsmöglichkeiten für Patientinnen und Patienten, Angehörige und das Zentrumsteam. Von den Zentren wird zudem erwartet, dass telemedizinische Visiten – Audio- und Videoübertragungen in Echtzeit – täglich durchführbar sind. Außerdem sollen diese Zentren über besondere Maßnahmen zur Qualitätssicherung verfügen. Im April 2024 wurden noch einige Klarstellungen in der Richtlinie zur Intensivmedizin vorgenommen, die aber eher redaktionellen Charakter haben. Zuletzt wurden Ende 2025 Details bei den Mindestmengen bestimmter Leistungen, v. a. ECMO, angepasst.

Die Qualitätsanforderungen des G-BA zum ärztlichen Personal nehmen direkt Bezug auf die DIVI-Empfehlungen: *„Die personel-*

le Ausstattung der Intensivstationen des Zentrums mit Ärztinnen und Ärzten und ihre Qualifikationen entsprechen den ‚Empfehlungen zur Struktur und Ausstattung von Intensivstationen' der Deutschen Interdisziplinären Vereinigung für Intensiv- und Notfallmedizin (DIVI) vom 02.11.2022".

In ihrer Empfehlung von November 2022 schlägt die DIVI vor, die intensivmedizinische Versorgung ebenfalls in eine 3-stufige Struktur zu überführen. Die personelle und strukturelle Ausstattung der Intensivstationen soll an die jeweilige Versorgungsstufe adaptiert werden:

Stufe 1: Intensivmedizinische Basisversorgung

Stufe 2: Erweiterte Intensivmedizinische Versorgung

Stufe 3: Umfassende Intensivmedizinische Versorgung

Genaue Definitionen der Stufen siehe Empfehlungspapier der DIVI.

Für jede dieser 3 Stufen sollen Mindeststrukturanforderungen für folgende Kategorien definiert werden:

- Qualifikation und Tätigkeitsdarstellung der ärztlichen Leitung der Intensivstation inkl. Vertretung
- Verfügbarkeit von Fachärzten mit Zusatzweiterbildung „Intensivmedizin"
- Ärztlicher Stellenschlüssel und Präsenz auf der Intensivstation
- Verfügbarkeit von fachärztlichen Konsiliardiensten
- Qualifikation und Tätigkeitsdarstellung der Pflegedienstleitung
- Pflegerischer Stellenschlüssel
- Pflegerische Zusatzqualifikationen (z. B. Fachweiterbildung, Führungsseminare, akademische Qualifikationen)
- Ausstattung mit weiteren Therapeuten (z. B. aus Physiotherapie, Logopädie, Atmungstherapie, Psychologie)
- Verfügbarkeit zusätzlicher Kompetenzen (z. B. Hygiene, Antibiotic Stewardship, Pharmazie, Ethik, Palliativmedizin, Ernährungsmedizin)

- Verfügbarkeit diagnostischer Verfahren
- Verfügbarkeit therapeutischer Verfahren (z.B. Organersatzverfahren)
- IT-Ausstattung z.B. mit einem Patientendatenmanagementsystem (PDMS)

Die meisten dieser Merkmale sind aus den OPS-Kodes für die Intensivmedizin bekannt.

Die klassische Unterteilung in Intensiv- und Intermediate Care Stationen wird verlassen, da der einzelne Patient sehr wohl von Tag zu Tag unterschiedliche Anforderungen an die Versorgung stellt und insbesondere die medizinische Schwere der Intensivbehandlung nicht automatisch auch einer pflegeintensiven Behandlung entspricht. Vielmehr zählen gerade Patienten auf Intermediate Care Stationen mit nicht-invasiver Beatmung oder tetraplegische Patienten zur Gruppe mit deutlich erhöhtem Pflegeaufwand und umgekehrt. Auch folgt der OPS-Katalog nicht einer solchen Einteilung.

Trotzdem sollen hier die bisher gebräuchlichen Definitionen noch angeführt werden, da sie den bestehenden Strukturen vieler Krankenhäuser weiterhin entsprechen. Dennoch sei noch einmal darauf hingewiesen, dass weder Strukturvorgaben noch Abrechnungsregularien oder OPS-Kodes den Begriff der Intermediate Care Station (IMC) kennen, oft wird dieser auch für Normalstationen mit Monitorüberwachung verwendet, ist also kein rechtssicherer Begriff.

Demnach sind Intensivbehandlungseinheiten personell speziell besetzte und ausgestattete Stationen, in denen die medizinische Versorgung kritisch kranker Patienten gewährleistet wird. Der **kritisch kranke Patient** ist charakterisiert durch die lebensbedrohlichen Störungen eines oder mehrerer Organsysteme:

- Herz-Kreislauffunktion
- Atemfunktion
- zentrales Nervensystem

- neuromuskuläre Funktion
- Niere
- Leber
- Gastrointestinaltrakt
- Stoffwechsel
- Störungen der Temperaturregulation
- Gerinnungsstörungen

Die **Bettenzahl** einer Intensivbehandlungseinheit ist abhängig von [DIVI 2012]:

- Größe und Aufgabenbereich des Krankenhauses
- Anzahl vital gefährdeter Patienten bezogen auf die jeweilige Krankenhaus-Abteilung bzw. Spezialabteilung
- Liegedauer

Die einzelne Einheit sollte über 8 bis 12 Behandlungsplätze verfügen, die Gesamtvorhaltung je Stufe und Standort kann von mindestens 10 bis zu 50 Betten und mehr je Standort in der Stufe 3 betragen. Größere Stationen können eine Intensivtherapieeinheit bilden. Die Kodierung einer intensivmedizinischen Behandlung mittels der Kodes für eine Komplexbehandlung wird ab Kapitel 3.7.2 beschrieben. Dort sind vor allem personelle und apparative Voraussetzungen genannt. Wichtig ist, dass für die Kodierung und Abrechnung weiterhin allein die Voraussetzungen der entsprechenden OPS-Kodes gelten! Dies ist zu beachten, da die Definitionen von Intensivstationen der Fachgesellschaften und des OPS nicht deckungsgleich sind und selbst Gutachter hier immer wieder die falschen Empfehlungen zu Grunde legen. Sowohl die Empfehlungen der DIVI und der Regierungskommission als auch das Gesetz zur KH-Reform mit der Leistungsgruppe Intensivmedizin sind noch nicht relevant für die Abrechnung der Patienten im Jahr 2026, sondern Grundlage für weitere Diskussionen und politische Entscheidungen.

Pflegepersonalbemessungsverordnung – PPBV

Eine weitere Definition der Intensivstation brachte die Pflegepersonalbemessungsverordnung (PPBV) im Juni 2024 ein. Ziel der Verordnung ist die Sicherstellung einer bedarfsgerechten Pflege von Patientinnen und Patienten, u. a. durch Ermittlung einer Soll-Personalbesetzung. Sie ergänzt damit weitere Verordnungen und Regelungen zur Personalbemessung im Krankenhaus, teilweise mit sich überschneidenden Vorgaben. Vorerst werden nur Vorgaben zu pädiatrischen Intensivstationen gemacht, definiert als Patientinnen und Patienten, die bei stationärer Aufnahme älter als 27 Tage alt und mindestens 2.500 Gramm schwer sind und das 18. Lebensjahr noch nicht vollendet haben. Eine Ausweitung auf Erwachsene ist vorgesehen und würde durch die aktuelle Definition bereits abgedeckt. Die Definition ist eher allgemein gehalten und ähnelt sehr derjenigen der DIVI.

Eine Station ist Intensivstation im Sinne der PPBV, wenn dort

- Patientinnen und Patienten behandelt werden, bei denen die für das Leben elementaren Funktionen von Kreislauf, Atmung, Homöostase oder Stoffwechsel lebensgefährlich bedroht oder gestört sind und die mit dem Ziel behandelt, überwacht und gepflegt werden, diese Funktionen zu erhalten, wiederherzustellen oder zu ersetzen, um Zeit für die Behandlung des Grundleidens zu gewinnen, und
- wenn die Versorgung auf dieser Station mindestens ein Monitoring von Atmung und Kreislauf und eine akute Behandlungsbereitschaft umfasst, sodass ärztliche und pflegerische Interventionen zur Stabilisierung der Vitalfunktionen unmittelbar möglich sind.

Das Grundleiden, das die intensivmedizinische Behandlung bedingt hat, muss nicht mit der Hauptdiagnose identisch sein.

1.2 Intermediate Care Unit

Durch die Weiterentwicklung der medizinischen Optionen wurde in der Vergangenheit eine weitere Stufe im Behandlungskonzept „zwischen Intensivstation und Normalstation" eingerichtet: die Intermediate Care Unit (IMC). Diese ist meistens der jeweiligen Abteilung thematisch zugeordnet und hat einen fachlich spezialisierten Charakter, wie z. B. eine operative Intermediate-Care-Station, eine Station für Myokardinfarkte (coronary care unit) etc.

Das hat zu den früher in vielen Krankenhäusern etablierten drei Behandlungsstufen geführt:

1. Intensivstation (ICU)
2. Intermediate Care Unit (im anglo-amerikanischen System oft „high dependency unit") (IMC)
3. Normalstation

Die IMC-Station ist geeignet für die Überwachung und Behandlung von Patienten mit mäßiger oder potenziell schwerwiegender Instabilität physiologischer Parameter, die eine apparative Überwachung und Organunterstützung, aber keinen Organersatz benötigen. Dies umfasst Patienten, die weniger als normale Intensivtherapie/pflege benötigen, aber mehr, als auf der Normalpflegestation möglich ist Sie soll nicht eine ITS (englisch ICU) ersetzen. Naturgemäß kann es Überschneidungen mit den anderen Stationsformen geben. Die Intermediate-Care-Stationen (IMC) haben die Aufgabe, Patienten zu versorgen, deren Behandlung so schwerwiegend und/oder aufwändig ist, dass sie eine ständige oder engmaschige Überwachung erfordert. Dabei handelt es sich um Patienten, deren Zustand einen oder mehrere Organausfälle erwarten lassen, oder deren Zustand nach einem oder mehreren Organausfällen zu ernst oder instabil für eine Rückverlegung in eine NPS ist und die deshalb ein kontinuierliches Monitoring benötigen. Die Behandlung umfasst die Prävention, Diagnostik und Behandlung von allen medizinischen und chirurgischen Krankheiten, welche zum Versagen von Vitalfunktionen führen können.

Die Intermediate Care Unit definiert sich über vorhandene personelle Ausstattung und Überwachungsfunktionalitäten [DGAI 2011]. Die DIVI hat 2017 eine Empfehlung zur Ausstattung von Intermediate Care Stationen publiziert [DIVI 2017]. Die DIVI hat in ihren neusten Empfehlungen aus 2022 den Begriff der IMC jedoch verlassen und nicht mehr weiter definiert.

Die Intermediate Care Unit hat eine sinnvolle Betriebsgröße von 8 bis 20 Betten und unterscheidet sich von einer Intensivtherapiestation in der Anzahl der Pflegekräfte pro Patient (Pflegeschlüssel) [DGAI 2011]: die Angaben reichen von 1:3 bis (häufiger) 1:4 oder 1:6. Die Rotation des Pflegepersonals mit der Intensivstation wird empfohlen [DGAI 2011].

QRF-Richtlinie des G-BA

Bisher gab es lediglich für neonatologische Intensivstationen eine verbindliche Empfehlung für die Anzahl der Pflegekräfte pro Patient für die Versorgung von Frühgeborenen: laut der Qualitätssicherungs-Richtlinie Früh- und Reifgeborene (QFR) des G-BA muss bei Früh- und Reifgeborenen je nach Geburtsgewicht, Verweildauer auf der Station und Maßnahmen eine Pflegekraft pro einem bis vier der kleinen Patienten vorhanden sein. Zusätzlich müssen mindestens 40 % des Teams über eine intensivmedizinische Zusatzqualifikation oder eine langjährige Intensiverfahrung mit Neonaten verfügen. Die Personalvorgaben wurden seit 2025 umfassend geändert und beinhalten nun auch stärker die Reifgeborenen, reduzieren den Personaleinsatz bei den sehr kleinen Frühchen über die Zeit aber auch (z. B. 1:1-Betreuung nur noch in den ersten 72 Stunden).

In der Versorgung von allen anderen Patienten wurden die gesetzlichen Grundlagen für Personaluntergrenzen in der Intensivmedizin geschaffen, konkret in der Pflegepersonal-Untergrenzen-Verordnung (PpUGV). Diese wird regelmäßig aktualisiert und ausgeweitet, zuletzt Ende 2022 auf nun 18 Bereiche. Aktuell befindet sich die 5. Verordnung im Umsetzungsverfahren. Dabei gelten Untergrenzen in der Intensivmedizin und seit 2021 in der pädiatrischen Intensivmedizin in der Tagschicht (6 Uhr bis

22 Uhr) von 2:1 und in der Nachtschicht (22 Uhr bis 6 Uhr) von 3:1. Diese Personaluntergrenzen gelten für Intensiv- und Intermediate Care-Stationen gleichermaßen, sofern der OPS-Kode für Intensivmedizinische Komplexbehandlung abgerechnet wird bzw. diese Stationen Intensivmedizin betreiben. Die Nichterfüllung ist mit erheblichen Sanktionen verbunden! Die PpUGV wird jährlich auf mehr Bereiche ausgeweitet, war jedoch aufgrund externer Faktoren (Pandemie, RSV-Epidemie der Kinderkliniken Anfang 2023) und massivem Mangel an Pflegekräften immer wieder ausgesetzt. Mit Einführung der Leistungsgruppen im KHVVG soll die PPUGV auch eine Voraussetzung werden, um viele dieser Leistungsgruppen erbringen und abrechnen zu dürfen. Allerdings sieht es Ende 2025 eher danach aus, dass die PPUGV nicht Bestandteil der LG-Definitionen sein wird, sondern daneben besteht. Somit wären bei Nichterfüllung zwar Sanktionen fällig, ein Ausschluss von der LG würde jedoch nicht erfolgen.

Die ärztliche Leitung einer IMC soll einem ausgewiesenen Intensivmediziner obliegen. Die unmittelbare Verfügbarkeit eines intensivmedizinisch erfahrenen Arztes ist jederzeit zu gewährleisten. Obwohl für die Intermediate Care Unit nicht durchgehend die Präsenz eines Arztes erforderlich scheint, können Patientenaufkommen oder Aufnahme- und Entlassungsprozeduren die ausgedehnte Präsenz eines intensivmedizinisch erfahrenen Arztes erfordern [DGAI 2011]. Der OPS-Katalog gibt hier detaillierte Vorgaben zur ärztlichen Präsenz und zur Qualifikation der Leitung, die weiter hinten in diesem Leitfaden erläutert werden und 2021 im Sinne einer Klarstellung durch das BfArM definiert wurden. Wird eine IMC als Intensivstation abgerechnet, müssen diese strengen OPS-Vorgaben zwingend erfüllt sein. Der OPS-Komplexkode unterscheidet nicht zwischen Intermediate und Intensivstation.

Das Monitoring auf der Intermediate Care Unit unterscheidet sich nur gering von den grundlegenden Monitoringformen einer Intensivstation:

- Arrhythmie/ST-Strecke
- Hypoventilation

- Hypoxie
- Blutdrucküberwachung
- Invasive Messung von zentralem Venendruck bzw. arteriellem Druck
- Bilanzierung
- Neurologische Überwachung

„Letztlich gehören alle Patienten, die einer unmittelbaren therapeutischen Maßnahme bedürfen, auf die Intensivtherapiestation. Ein Patient, der nur einer kontinuierlichen Überwachung bedarf, ist ausreichend auf einer Intermediate Care Unit versorgt" [DGAI 2011].

Allerdings zeigt sich in letzter Zeit in vielen Häusern, dass die Intermediate Care Unit nicht nur überwachen kann. Vielmehr werden bei geeigneter Ausstattung Patienten mit Mono-Organversagen ohne Beatmung erfolgreich versorgt. Mitunter geht man so weit, dass invasive und nicht-invasive Beatmung generell, kontinuierliche extrakorporale Verfahren, erweitertes Monitoring (z. B. Pulmonaliskatheter) und Infusion von mehr als zwei kreislaufstabilisierenden Substanzen der Intensivtherapiestation bedürfen [DGAI 2011].

Die Einstufung einer Intensivstation bzw. Intermediate Care Unit im Hinblick auf das DRG-System und die mögliche Anerkennung als Intensivstation sollte lokal definiert werden. Dabei sollte man sich an die Voraussetzungen für die Kodierung der intensivmedizinischen Komplexbehandlung (8-980 und 8-98f) des OPS-Katalogs halten. Zukünftig wird zusätzlich die Definition der Leistungsgruppe Intensivmedizin zu beachten sein, ggf. anstatt der Strukturvorgaben in den OPS-Kodes. Wenn alle Voraussetzungen des Katalogs erfüllt sind, sind intensivmedizinische Fälle auf IMC-Stationen wie bei Intensivstationen über die entsprechenden Fallpauschalen abzurechnen, sofern auch die patientenseitigen Voraussetzungen erfüllt sind. Die notwendigen Voraussetzungen werden vom MD jährlich in einer Strukturprüfung überprüft und jeweils für das Folgejahr bescheinigt. Diese Überprüfung ist seit

2022 nach dem MDK-Reformgesetz vorgeschrieben, die Regeln dafür wurden im Laufe des Jahres 2021 vom MD in Form einer Richtlinie veröffentlicht und bereits vom BfArM in mehreren Punkten, da über den Text der OPS-Kodes hinausgehend, abgemildert. Eine Strukturprüfung muss für bestehende Intensivstationen im Vorjahr stattgefunden haben, damit das Krankenhaus im laufenden Jahr weiter den Komplexkode abrechnen kann. Für Krankenhäuser entscheidend ist, dass die Vergütung der intensivmedizinischen Leistung ausschließlich über die Erfüllung der entsprechenden OPS-Kodes für die intensivmedizinische Komplexbehandlung definiert wird! Die o.g. Definitionen der Fachgesellschaften für ITS und IMC sind hier nicht maßgeblich. Immer wieder versuchen Kostenträger hierüber die Vergütung zu verweigern, z.B. mit dem Argument, eine IMC-Station dürfe den Kode nicht abrechnen. Gleichzeitig sollten Krankenhäuser ihren Versorgungsauftrag in der Intensivmedizin über den Landeskrankenhausplan absichern. Auch über diese Schiene des formal fehlenden Versorgungsauftrages (weil nicht explizit im Landeskrankenhausplan ausgewiesen) versuchen Krankenkassen eine Zahlungsverweigerung. Da die Ausweisung der Aufgaben und Abteilungen von Bundesland zu Bundesland sehr stark differiert, kann es hier zu Diskussionen kommen. In Zukunft wird dieser Versorgungsauftrag über die LG Intensivmedizin abgebildet sein. Ob dadurch alle Regelungen zu den OPS-Komplexkodes abgeschafft bzw. in den LG integriert werden, ist aber leider noch offen.

Die daraus resultierende Kodierung einer intensivmedizinischen Behandlung mittels der Kodes für eine Komplexbehandlung wird unter Kapitel 3.7.2 beschrieben. Es muss aber in diesem Rahmen darauf hingewiesen werden, dass das BfArM in seiner FAQ-Sammlung eine IMC-Station in Verbindung mit dem OPS-Kode für den PKMS (9-20) einer Normalstation gleichgesetzt hatte [BFARM FAQ 9004]. Dieser Widerspruch ist mit Streichung des OPS 9-20 ab 2021 nicht mehr vorhanden. Trotzdem sollten insbesondere IMC-Stationen vorab mit den Kostenträgern und dem MD hinsichtlich der Abrechnung von Intensivleistungen geklärt und in einer OPS-Strukturprüfung entsprechend bescheinigt werden.

1.3 Weaning Stationen

Mit dem Intensivpflege- und Rehabilitationsstärkungsgesetz (GKV-IPReG) will der Gesetzgeber zukünftig die Versorgung und die Beatmungsentwöhnung von langzeitbeatmeten Patienten verbessern. Die hohe Zahl von Patienten mit außerklinischer Intensivmedizinischer Behandlung wird schon länger als qualitatives und quantitatives Problem angesehen:

- Laut Schätzungen von Fachgesellschaften und Verbänden wurden 2018 bis zu 50.000 Leistungsfälle in der ambulanten Intensivpflege mit Leistungsausgaben nach der GKV-Statistik von rd. 1,8 Mrd. EUR behandelt.
- Die Deutsche Interdisziplinäre Gesellschaft für Außerklinische Beatmung (DIGAB e.V.) geht in einem Positionspapier zusammen mit weiteren medizinischen Fachgesellschaften davon aus, dass die Verordnung einer 24-stündigen ambulanten Intensivpflege wegen eines Tracheostomas mit oder ohne Beatmung in vielen Fällen nicht notwendig ist, da keine Indikation für ein Tracheostoma bzw. eine invasive außerklinische Beatmung besteht (Pneumologie 2017; 71: 204–206).
- Nach Ansicht von Experten wird das Potenzial zur Beatmungsentwöhnung bzw. zur Entfernung des Tracheostomas (Dekanülierung) bei Patienten, die außerklinisch intensivmedizinisch versorgt werden, derzeit nicht ausreichend ausgeschöpft.
- Die hohe Zahl von aus dem Krankenhaus als Beatmungspatienten entlassenen Patienten ist kritisch zu bewerten! Ohne qualifizierte Entwöhnung besteht das Risiko, dass diese Patienten dauerhaft Beatmungspatienten bleiben.

Der Gesetzgeber hat daher mehrere Eingriffe in das stationäre Abrechnungssystem vorgenommen, um durch Anreize und Sanktionen die stationäre Beatmungsentwöhnung zu verbessern. U.a. wurde 2021 ein Zusatzentgelt (ZE20XX-190) zur Abrechnung von Weaning auf speziellen Weaningstationen geschaffen. Dazu ist es aber nun erforderlich, diese Einrichtungen zu definieren und ggf. im Krankenhausplan auszuweisen, um nicht in der Abrechnung dieses ZE neue Diskussionen über die Statthaftigkeit zu erzeugen. Leider fehlt eine solche Definition bisher. Entsprechend haben weiterhin kaum Krankenhäuser eine über den gesetzlichen Mindestwert von 600 EUR hinausgehende ZE-Vergütung vereinbaren können.

Weaningstationen können bereits heute mit einem Fachabteilungsschlüssel (3758 Weaningeinheit) erfasst werden. Vereinzelt gibt es auch Landesvorgaben für die Ausstattung und Struktur einer Weaningstation, so z. B. in Berlin.

Die Deutsche Gesellschaft für Pneumologie und Beatmungsmedizin e. V. (DPG) hat eine Zertifizierung und ein Netzwerk für Weaningeinrichtungen geschaffen. Das „WeanNet" ist ein Netzwerk pneumologisch geführter Weaning-Zentren. Auf die Entwöhnung von mechanischer Beatmung spezialisierte Zentren in Deutschland können sich vom WeanNet zertifizieren lassen. Ziel der Zertifizierung ist, durch klar definierte Strukturen und Prozesse die Versorgungsqualität und das Therapieergebnis bei Patienten im prolongierten Weaning vom Respirator zu verbessern und damit die Anzahl der Patienten mit Weaningversagen zu reduzieren. Die erfassten Kriterien der Zertifizierung betreffen primär die Struktur- und Prozessqualität, in bisher geringem Umfang auch die Ergebnisqualität. Die geforderten Kriterien für die Zertifizierung sind in einem Erhebungsbogen zusammengefasst. Eine der grundsätzlichen Voraussetzungen ist die Teilnahme am Weaning-Register. Die Zulassung zum Zertifizierungsverfahren setzt eine jährliche Mindestzahl von Patienten im prolongierten Weaning voraus, die dokumentiert werden muss.

Vorerst werden für die Abrechnung jedoch die dezidierten Vorgaben des OPS-Kodes 8-718 für die Weaningstationen maßgeblich sein. Für 2022 wurden hier nun erstmal Strukturkriterien für die nicht intensivmedizinische Weaning-Einheit (8-718.9) definiert in Form einer Mindestbettenzahl von 6 und einem auf die prolongierte Beatmungsentwöhnung spezialisierten Team. Die spezialisierte Einheit kann dabei Teil einer Station oder Abteilung sein oder als räumlich abgetrennte eigenständige Beatmungsentwöhnungs-Einheit (nicht intensivmedizinisch) betrieben werden. Es bleibt zu hoffen, dass die Definition von Weaningeinheiten zum Zwecke der Abrechnung rechtzeitig und eindeutig erfolgen wird, um nicht unnötige Abrechnungsstreitigkeiten zu generieren. Stand Ende 2025 haben noch kaum Kliniken das neue Zusatzentgelt vereinbart, sodass noch keine Abrechnungsdiskussionen dazu entstanden sind.

1.4 MD (Medizinischer Dienst)

Seit 2020 gibt es für die Überprüfung der stationären Abrechnung durch den MD (früher MDK) zahlreiche Änderungen, die im MDK-Reformgesetz am 7. November 2019 vom Bundestag verabschiedet wurden. Der MD wird unabhängiger und damit neutraler, die Prüfung selbst durch eine max. Prüfquote gedeckelt, bei Rechnungskürzung müssen die Krankenhäuser zusätzlich eine Strafzahlung in Kauf nehmen. Diese und zahlreiche weitere Änderungen der bisherigen Prüfpraxis werden die Krankenhäuser zu großen Anpassungen zwingen. Dies wird auch die Intensivmedizin betreffen, welche durch die oft hohen Rechnungsbeträge v.a. von der Strafzahlung betroffen ist. Diese lässt sich zukünftig nur durch eine korrekte Primärabrechnung vermeiden, da nachträgliche Rechnungskorrekturen stark eingeschränkt werden.

Die Kodierung von intensivmedizinischen Fällen gerät zunehmend in das Visier der Krankenkassen und wird zum Gegenstand von Prüfungen durch den Medizinischen Dienst (MD). Dies wird sich wegen der hohen Erlösrelevanz der aufwendigen Intensivmedizin („Super-SAPS") noch verstärken. Begründet ist dies in der zum einen sehr hohen Bewertung der abgerechneten DRGs, zum anderen aber auch in der Tatsache, dass bereits geringe Korrekturen bzw. Änderungen in der Kodierung zu erheblichen Anpassungen – aus Sicht der Kassen Reduktionen – des Relativgewichtes führen.

Beispiel

So kann auf einer normalen Intensivstation schon eine Absenkung der Beatmungszeit auf unter 500 Stunden oder ein Rückgang der Intensivkomplexpunkte auf unter 2.208 zu einer Verringerung des DRG-Erlöses um mehr als 4 RG entsprechend über 18.000,- EUR (bei einem angenommenen Basisfallwert von 4.500,- EUR) führen, wenn statt der DRG A09A „nur noch" die DRG A11A angesteuert wird.

Es ist also von großer Bedeutung, dass die Kodierung von intensivmedizinischen Fällen einer Fallprüfung in jeder Hinsicht standhält: sei dies im Hinblick auf die korrekte Anwendung der Deutschen Kodierrichtlinien (DKR), sei es aber auch im Hinblick auf eine vollständige und korrekte Dokumentation der Fälle. Die folgende Liste gibt einen Überblick über Bedeutung und Problematik der DRG-Parameter bezüglich einer MD-Prüfung.

1.4.1 Strukturprüfungen Intensivmedizin

Neben den Einzelfallprüfungen hat das MDK-Reformgesetz nun auch eine systematische Strukturprüfung aller Komplexkodes eingeführt. Ziel war es, die Einzelfallprüfungen an dieser Stelle zu entlasten und zu reduzieren. Dazu wurden in den OPS-Kodes entsprechende Kategorien von Strukturmerkmalen eingeführt, die alle zwei bis drei Jahre durch den MD geprüft werden. Für die intensivmedizinischen Komplexkodes gilt eit Kurzem eine Prüfung alle zwei Jahre. Dies wurde zur Entlastung der Krankenhäuser im KHVVG von einer jährlichen Prüfung auf eine alle 2 Jahre umgestellt. Im Gegensatz zu den Einzelfallprüfungen, bei denen im Nachhinein geprüft wird, ob die Voraussetzungen für bestimmte Behandlungen vorliegen, wurde mit den OPS-Strukturprüfungen die prospektive Überprüfung von Strukturmerkmalen in abrechnungsrelevanten Operationen- und Prozedurenschlüsseln durch den Medizinischen Dienst eingeführt (§ 275d SGB V).

Der MD Bund hat zur Durchführung der Strukturprüfungen eine Richtlinie und ein umfangreiches Formularwerk erstellt, das

Krankenhäusern und Prüfern bei der Durchführung helfen soll. Die Version 2026 wurde bereits am 10. Januar 2026 für das Jahr 2026 veröffentlicht. Krankenhäuser müssen eine OPS-Strukturprüfung bei den zuständigen Medizinischen Diensten in ihren Ländern beantragen. Die Medizinischen Dienste prüfen die Einhaltung von Strukturmerkmalen und stellen dann dem Krankenhaus eine Bescheinigung darüber aus. Diese ist Voraussetzung dafür, dass die Krankenhäuser diese bestimmten OPS-Leistungen im nächsten und übernächsten Jahr bei den Krankenkassen abrechnen können. Achtung: ohne einen solchen Bescheid können Krankenhäuser den entsprechenden OPS-Kode nicht abrechnen! Ein Bescheid muss ggf. auch für jeden Standort vorliegen, an dem die Leistung erbracht wird.

Erste Erfahrungen aus den Jahren 2021 und 2022 haben gezeigt, dass die Prüfungen für Krankenhäuser sehr aufwendig sind und der MD teilweise deutlich über die Inhalte des OPS-Kodes hinaus prüft. Trotz einiger Korrekturen durch BfArM und Gesundheitsministerium ist der Aufwand immer noch sehr hoch, insbesondere wenn kaum sich verändernde Inhalte trotzdem jährlich geprüft werden. Ein weiteres Problem ist, dass zu prüfende Sachverhalte noch nicht definiert oder zwischen den Partnern konsentiert sind. Andere Prüfinhalte sind für die Krankenhäuser schwer abzubilden, da sie arbeitsrechtlich kaum umsetzbar sind oder nur mit einer Personaldecke, die aktuell nicht verfügbar ist (z.B. die Verfügbarkeit vieler (fach)ärztlicher Dienste binnen 30 Minuten). Auch lässt der MD an vielen Stellen die gleichzeitige Abdeckung von Tätigkeiten durch dasselbe Personal nicht zu, obwohl dies praktisch und arbeitsrechtlich möglich ist („Wer das macht, kann nicht gleichzeitig etwas anderes machen“). Das KHVVG hat 2025 einige Erleichterungen gebracht (längere Prüfintervalle, digitale Übermittlung von Dokumenten usw.). Auch wird die Strukturprüfung der OPS-Kodes mit der Prüfung der Leistungsgruppen zusammengelegt, was den Aufwand im Rahmen halten soll.

Die Prüfungsrichtlinie des MDS wurde auch um Verfahren ergänzt, bei denen neue OPS-Kodes in die Versorgung eingeführt werden. Für die intensivmedizinischen Kodes ergab sich jedoch hinsichtlich der Strukturprüfung kaum eine Veränderung seit 2021. Diese Kodes werden nicht nur je Standort, sondern sogar je Station einzeln überprüft.

Der Ablauf der jährlichen Prüfung lässt sich grob in folgende Schritte gliedern:

- Bis 31.05. Anmeldung der Prüfung für das Folgejahr durch das Krankenhaus beim zuständigen MD; dazu muss ein Antrag für jede Intensivstation einzeln gestellt werden. Bei anderen Kodes ist der Aufwand geringer (pro Standort oder pro Krankenhaus).
- Binnen 10 Tagen Mitteilung durch den MD, wie die Prüfung erfolgt (Dokumente, vor Ort, gemischt) und welche Unterlagen dazu benötigt werden.
- Binnen 10 Tagen muss das Krankenhaus dem MD einen Selbstauskunftsbogen pro Intensivstation mit den dazu angeforderten Unterlagen übermitteln. Dies kann hunderte Seiten an Dokumenten beinhalten, erfolgt inzwischen aber meist digital.
- Prüfung (vor Ort und/oder anhand der Unterlagen) und Bescheinigung mit Bescheid durch den MD bis Ende des Jahres, der Bescheid gilt dann für das ganze Folgejahr (also z. B. bei Prüfung einer Intensivstation im Herbst 2025 Bescheid vom 01.01. bis 31.12.2026).

Am Beispiel des Komplexkodes 8-98f (Aufwendige intensivmedizinische Komplexbehandlung – Basisprozedur) soll der Aufwand der Prüfung erläutert werden. Folgende Angaben/Unterlagen werden gefordert bzw. sind zu empfehlen:

- Beschreibung der Intensivstation: u. a. Anzahl Behandlungsplätze, Anzahl Beatmungsplätze, Geräteinventur, Beschreibung des Monitoringsystems, Behandlungsschwerpunkte, bauliche Struktur, Organisation mit Schichten, Übergaben usw.; teilweise werden auch SOPs für Kernleistungen gefordert;
- Behandlungsleitung: Namen der Ärzte und Qualifikationsnachweise, mindestens ein Stellvertreter muss benannt werden!

Erläuterung, dass die Behandlungsleitung den überwiegenden Teil ihrer ärztlichen Tätigkeit auf der Intensivstation ausübt. Nachweise: Facharzturkunden/Qualifikationsnachweise, Arbeitsverträge oder Kooperationsvereinbarungen, Regelungen zu den Anwesenheiten, z.B. SOP, Einsatzpläne, Dienstplan usw.;

- Team von Pflegepersonal und Ärzten in akuter Behandlungsbereitschaft: Namenslisten für das Pflegepersonal; Für den Pflegebereich ist darzulegen, dass im Prüfzeitraum in jeder Schicht eine examinierte Pflegekraft eingesetzt war; Nachweise zusätzlich durch Dienstpläne der Intensivstation und Qualifikationsnachweise Ärzte und Pflege; Namenslisten für Anwesenheit eines Facharztes mit der Zusatzbezeichnung Intensivmedizin werktags 7 Stunden; Erläuterung, wie dieser FA außerhalb der Anwesenheitspflicht binnen 30 Minuten verfügbar ist (Arbeitsvertrag oder Betriebsvereinbarung oder Dienstanweisung); Nachweis, dass ständig ein Arzt auf der Intensivstation anwesend ist (Dienstpläne);
- Beatmung und Monitoring: Gerätelisten, Standorte, Geräteeinweisung durch die Mitarbeiter (dieser Punkt steht nicht im OPS!), Monitoringanlage;
- Kontinuierliche und intermittierende Nierenersatzverfahren: Gerätelisten, Standorte, Geräteeinweisung durch die Mitarbeiter (dieser Punkt steht nicht im OPS!), Organisation der Dialyse, SOPS und durchführende Ärzte/Pflegekräfte; Qualifikationsnachweise dieser Mitarbeiter:innen;
- Endoskopie des Gastrointestinaltraktes und des Tracheobronchialsystems: Dienstpläne, Qualifikationsnachweise der Ärzte, Gerätelisten, Standorte der Geräte usw.;
- Intrakranielle Druckmessung oder Hybrid-Operationssaal für kardiovaskuläre Eingriffe: Behördliche Genehmigung zum Betrieb des Hybrid-OP, Gerätelisten, Gerätepässe; technische Ausstattung für Druckmessung, fachliche Expertise zur Einlage und zum Wechsel der Drucksonden sowie zum Management möglicher Sondenkomplikationen (SOPs);

- Transösophageale Echokardiographie: Dienstpläne, Qualifikationsnachweise der Ärzte, Gerätelisten, Standorte der Geräte usw.;
- 24-stündige Verfügbarkeit radiologische Diagnostik mittels CT und MRT: Standorte der Geräte, Wartungsprotokolle, Dienstpläne und Nachweise der 24-stündigen Verfügbarkeit des Personals inkl. Qualifikationsnachweis (Ärzte und MTRA);
- 24-stündige Verfügbarkeit Interventionelle Kardiologie mit Akut-PTCA: Standorte der Geräte, Wartungsprotokolle, Dienstpläne und Nachweise der 24-stündigen Verfügbarkeit und Qualifikationsnachweise des Personals (Ärzte und MTA);
- 24-stündige Verfügbarkeit Interventionelle (Neuro)Radiologie mit akuter endovaskulärer Therapie von Gefäß- und Organverletzungen und/oder zerebralen Gefäßverschlüssen: Dienstpläne uns Qualifikationsnachweise Ärzte und MTRA;
- 24-stündige Verfügbarkeit von Laborleistungen: Dienstpläne uns Qualifikationsnachweise Ärzte und MTA; Organisationsstruktur, Leistungen des Labors;
- Verfügbarkeit binnen 30 Minuten von mindestens 6 der 8 folgenden Fachgebiete als klinische Konsiliardienste am Standort des Krankenhauses:
  - Kardiologie
  - Gastroenterologie
  - Neurologie
  - Anästhesiologie
  - Viszeralchirurgie
  - Unfallchirurgie
  - Gefäßchirurgie
  - Neurochirurgie
- Nachweis jeweils durch Dienstpläne, Mitarbeiterlisten mit Qualifikationsnachweisen/Facharzturkunden, MA dürfen nicht in weiteren Dienstlinien verplant sein;
- Tägliche Verfügbarkeit (auch am Wochenende) von Leistungen der Physiotherapie: Dienstpläne, Mitarbeiterlisten mit Qualifikationsnachweisen.

Weiterhin kritisch und strittig sind einige Punkte dieser Richtlinie bzw. deren Umsetzung:

- Es werden Nachweise gefordert, die nicht im OPS stehen (z. B. Inventarlisten von Geräten oder Wartungsprotokolle/ Wartungsverträge);
- Forderung nach komplementären Dienstplänen der Fachabteilungen, die die Intensivstation ärztlich besetzen (Dienstpläne, die die Besetzung von z. B. Notaufnahme, Hausdienst, IMC, Narkose, OP, Kreißsaal unabhängig vom Intensivdienst belegen); der MD glaubt den KH nicht, dass die Ärzte im Dienstplan diesen Dienst auch ausüben! Auch werden mehrere Aufgaben in einer Dienstlinie, obwohl arbeitsrechtlich in Ordnung, nicht anerkannt;
- Es wird oft ein Facharztstatus gefordert, obwohl das Krankenhaus auch aus Ausbildungsgründen mit dem Facharztstandard arbeitet; die vom MD geforderte Anzahl an Fachärzten ist aber oft nicht vorhanden; auch eine Klarstellung des BfArM hat das nicht verbessert;
- Die 30-Minuten-Regel ist praktisch nicht umsetzbar, dazu müssten weitere Dienstlinien eingerichtet werden, Ruf- und Präsenzbereitschaft umgewandelt oder Ärzte in der Nähe der Kliniken untergebracht werden.

Die weitere Entwicklung bleibt abzuwarten. Mit immensem Aufwand können die meisten Häuser die Strukturprüfungen bisher überstehen, die o. g. Probleme werden aber über kurz oder lang zu mehr negativen Bescheiden führen. Immer wieder gab es Bestrebungen, im Rahmen von Entbürokratisierungsmaßnahmen die „StrOPS“ bzw. „LOPS“ zu entschärfen, so auch zuletzt im KHVVG durch Verlängerung der Prüfintervalle. Ob dies bei Intensivstationen greift, wird die Zukunft zeigen.

Für 2026 werden alle Prüfergebnisse des MD nun digital übermittelt. Mit dem KHVVG wurde der Medizinische Dienst Bund beauftragt, bis Dezember 2025 eine Datenbank bereitzustellen, in die die Medizinischen Dienste u. a. die Ergebnisse der Leistungsgruppenprüfungen und OPS-Strukturprüfungen übermitteln. Dies wurde entsprechend umgesetzt.

1.5 Intensivmedizinische Fallpauschalen

1.5.1 Hauptdiagnose

In den letzten Jahren bekam die Hauptdiagnose wieder eine stärkere Bedeutung, da einzelne Intensiv-DRGs einen Split nur für die Hauptdiagnose aufweisen, bspw. bezüglich mit und ohne „komplexe Diagnose". Die Liste der Diagnosen, die eine „komplexe Diagnose" darstellen, ist sehr lang und kann hier nicht abschließend aufgelistet werden, besonders erwähnenswert sind aber folgende Diagnosen, die bei Erfüllen der Hauptdiagnosekriterien unbedingt als Hauptdiagnosen (mit vollständiger Dokumentation) kodiert werden sollten:

Sepsis, Meningitis, Tumore, Hirnblutungen, Immundefekte, Vergiftungen, akuter Myokardinfarkt, Lungenembolie, Kardiomyopathien, PAH, Myokarditis, u. a.

Dagegen triggern folgende Diagnosen nicht den Split einer „komplexen Diagnose": Pneumonie, Herzinsuffizienz, COPD, Asthma, ischämischer Schlaganfall, Symptome, u. a.

Im Kapitel 2 Diagnosen sind für besonders häufige intensivmedizinische Hauptdiagnosen die leitliniengetreuen Kriterien für eine korrekte Diagnosestellung erläutert.

1.5.2 Nebendiagnosen

Den Nebendiagnosen kommt eine geringere Bedeutung zu als in Fällen von Normalstationen, da die Schweregradstufen der intensivmedizinischen DRGs nur selten mittels PCCL-Wert getriggert werden, sondern für mittels anderer Parameter wie z. B. der Beatmungszeit und/oder der Intensivkomplexpunkte. Allerdings kamen seit 2014 bei den Basis-DRGs A11 und A13 neue PCCL-getriggerte DRGs dazu. Mit der Erweiterung des PCCL-Systems im Jahr 2016 auf Werte über 4 („Schwerste CC") nimmt die Bedeutung der Nebendiagnosen in der Intensivmedizin weiter zu. Auf die korrekte Erfassung der Nebendiagnosen kommt es also auch bei Beatmungsfällen an. Hier soll nochmals ausdrücklich auf eine Einhaltung der DKR hingewiesen werden, auch wenn diese selten direkt erlösrelevant sind. Neben der Bedeutung im PCCL-System oder als Splitkriterien können Nebendiagnosen auch in Funktionen eine hohe Bedeutung für den Erlös haben, ohne dass sich dies auf den ersten Blick erkennen lässt. So entstehen komplizierende Konstellationen aus einer Kombination von Diagnosen und/oder Prozeduren und verursachen im Einzelfall einen deutlichen Erlössprung. Man sollte daher den Nebendiagnosen auch bei Intensivfällen die notwendige Beachtung schenken. Durch Schaffung von eigenen Funktionen „Komplizierende Konstellation" in einigen Basis-DRGs zu Beatmung ab 2019 hat dieser Punkt noch an Bedeutung gewonnen. So wurden auf Grundlage der seit 15 Jahren bestehenden globalen Funktionen „Komplizierende Konstellation" in 16 Basis-DRGs neue, nur dort gültige KK etabliert, auch in den Basis-DRGs A11 und A13. Damit wächst die Bedeutung bestimmter Nebendiagnosen über deren CCL-Wert hinaus für die Vergütung. In den letzten Jahren betrafen die Änderungen v. a. die Neuberechnung der CCL-Werte von fast 4.000 Nebendiagnosen. Dabei wurden auch etliche in der Intensivbehandlung relevante Kodes abgewertet, z. B. für Sepsis, SIRS oder Lungenembolie. Aufgrund der Coronapandemie und neuer Aufgaben des InEK kam es seit 2022 nur zu wenigen Anpassungen der CCL-Matrix, davon fast alle als Abwertungen, z. B. erneut bei SIRS-Kodes für 2024 und 2025. Für 2024 wurden nun wieder über 500 Diagnosen, für 2025 und 2026 aber nur wenige Nebendiagnosen neu bewertet und überwiegend abgewertet. Für 2026 lag der Fokus des InEK auf der Schweregraddifferenzierung der neu zu schaffenden Hybrid-DRGs, sodass, vom Vorschlagsverfahren abgesehen, nur wenige Nebendiagnosen im vollstationären Setting überarbeitet wurden.

1.5.3 Beatmungszeit

Die Anzahl der angegebenen Beatmungsstunden hat eine direkte proportionale Beziehung zum DRG-Erlös. Da diese jedoch nicht linear, sondern in Sprüngen erfolgt, können, wie im Beispiel weiter oben gezeigt, bereits geringe Veränderungen in der Beatmungsdauer zu erheblichen Auswirkungen im Relativgewicht führen. Neben der Einhaltung der neuen Kodierrichtlinien (DKR 1001) zur Ermittlung der Beatmungsdauer sollte daher auch immer eine sorgfältige Dokumentation der Beatmungsstunden stattfinden, da ansonsten die kodierte Dauer bei einer Fallprüfung nicht aufrechterhalten werden kann, was letztendlich zu Erlösverlusten führen wird. Wegen ihrer Bedeutung in der Kodierung, ist der Ermittlung der Beatmungsdauer ein eigenes Kapitel (3.1) im vorliegenden Buch gewidmet. 2014 konnte das InEK durch Kombination von Beatmungsdauer mit Intensivkomplexpunkten eine noch bessere Abbildung der Beatmungsfälle erreichen. Daher kann ein Fall auch bei etwas kürzerer Beatmungsdauer bei gleichzeitigem Vorhandensein hoher Intensivkomplexpunkte oder bei Vorhandensein komplizierender Konstellationen in eine höher bewertete DRG führen. Dies gilt für die Basis-DRGs A07 bis A13. Diese Abwertung der Beatmungszeit zugunsten der Verweildauer auf einer Intensivstation (widergespiegelt durch die Höhe der Intensivkomplexpunkte) wurde in den letzten Jahren fortgesetzt, u. a. durch die weitere Streichung reiner Beatmungs-DRGs wie z. B. A06C. Für 2019 bis 2021 erfolgte im Wesentlichen ein „Feintuning" in A07 und A11 durch Absenkung bzw. Anhebung der TISS/SAPS-Punkte zum Erreichen eines bestimmten Splits. Ferner kam es zu mehreren Verschiebungen innerhalb der Beatmungs-DRGs, insbesondere auch durch die Abwertung von Nierenersatzverfahren als komplizierende Konstellationen. 2021 wurden weitere Basis-DRGs mit einem Split für TISS/SAPS-Punkte versehen, so z. B. T63 und T64. Dies half ab 2021 bei der Abrechnung teurer COVID-19-Fälle, die nur eine kurze Intensivbehandlung benötigen und daher nicht in klassische Beatmungs-DRGs führten. Für 2022 und 2023 konnte das InEK diese Fälle mit Kostendaten aus 2020 kalkulieren und neu zuordnen (siehe Kapitel COVID-19 bei Infektionen). Nach Abflauen der Pandemie erfolgte für 2025 nur noch eine klassifikatorische

Routineanpassung bei den Beatmungs-DRGs in Form der Kondensation (Zusammenlegung) der DRGs A07D und A07E, da die Kostenunterschiede in den Daten aus 2023 nicht mehr nachweisbar waren. Für die bisherigen Kostentrenner höhere SAPS-Punkte und Z. n. Organtransplantation konnten auch keine Ersatzkriterien gefunden werden.

1.5.4 „SAPS"-DRGs

Neben den Beatmungs-DRGs innerhalb der Prä-MDC haben auch sog. „SAPS"-DRGs für die Vergütung intensivmedizinischer Fälle zunehmend Bedeutung. In diesen DRGs werden im Wesentlichen aufwändige Fälle mit langer Verweildauer auf einer Intensivstation, aber ohne Beatmungsnotwendigkeit gebündelt. Die Definition dieser DRGs erfolgt über die TISS/SAPS-Punkte, daher auch der Name. Über Jahre wurden in den meisten MDCs jeweils solche SAPS-DRGs geschaffen: 2019 wurde erstmal mit R36 eine SAPS-DRG gestrichen und die Fälle umsortiert, im Wesentlichen in die entsprechende DRG A36 im Sinne einer Aufwertung. 2026 wurden die beiden DRGs in L36 zusammengefasst, da nach der COVID-Pandemie der Kostentrenner weggefallen war, sodass noch folgende auch „36er-DRGs" (nach der häufigsten Nummer) genannte Fallpauschalen verbleiben:

ADRG	Beschreibung
A36	Intensivmedizinische Komplexbehandlung > 588 / 552 / 552 Aufwandspunkte [...] bei Versagen und Abstoßung eines Transplantates hämatopoetischer Zellen
B36	Intensivmedizinische Komplexbehandlung > 1176 / 1104 / 1104 Aufwandspunkte [...] bei Krankheiten und Störungen des Nervensystems
B45	Intensivmedizinische Komplexbehandlung > 392 / 368 / 828 Aufwandspunkte bei Krankheiten und Störungen des Nervensystems

ADRG	Beschreibung
E36	Intensivmedizinische Komplexbehandlung > 588 / 552 / 552 Aufwandspunkte [...] bei Krankheiten und Störungen der Atmungsorgane
F36	Intensivmedizinische Komplexbehandlung > 588 / 552 / 552 P., mit best. OR-Proz. [...] bei Krankheiten und Störungen des Kreislaufsystems
F43	Beatmung > 24 Stunden oder intensivmedizinische Komplexbehandlung > 392 / 368 / 552 Aufwandspunkte bei Krankheiten und Störungen des Kreislaufsystems
G36	Intensivmedizinische Komplexbehandlung > 392 / 552 / 1104 Aufwandspunkte [...] bei Krankheiten und Störungen der Verdauungsorgane
H36	Intensivmedizinische Komplexbehandlung > 588 / 552 / – Aufwandspunkte bei Krankheiten und Störungen an hepatobiliärem System und Pankreas
I26	Intensivmedizinische Komplexbehandlung > 588 / 552 / 552 Aufwandspunkte bei Krankheiten und Störungen an Muskel-Skelett-System [...]
L36	Intensivmedizinische Komplexbehandlung > 588 / 552 / 552 Aufwandspunkte bei Krankheiten und Störungen der Harnorgane [kondensiert in 2026]
T36	Intensivmedizinische Komplexbehandlung > 588 / 552 / 552 Aufwandspunkte bei infektiösen und parasitären Krankheiten [...]
W36	Intensivmedizinische Komplexbehandlung > 784 / 828 / 828 Aufwandspunkte bei Polytrauma [...]
Y02	Andere Verbrennungen mit Eingriff oder intensivmedizinische Komplexbehandlung > 588 / 552 / 552 Aufwandspunkte

Daneben existiert inzwischen eine Vielzahl formal nicht intensivmedizinischer Fallpauschalen, in deren Splitsystem ein (oft nur kurzer) Intensivaufenthalt in Form von Komplexpunkten eingebaut wurde. Bei Erreichen der entsprechenden Anzahl von Punkten wird ein höherer Erlös ausgelöst. Damit werden Intensivkosten in einem Fall auch bei kurzen Aufenthalten diesen DRGs zugeordnet. Insbesondere für COVID-19-Fälle war dies relevant.

2026 erfolgte neben der Kondensation in L36 keine wesentliche Änderung in den intensivmedizinisch relevanten Fallpauschalen. Allerdings wurden vom BfArM die Variablen der Berechnung der Aufwandspunkte im TISS/SAPS-System komplett überarbeitet. Dies wird wahrscheinlich in den Folgejahren zu einer Anpassung der jeweiligen Punkte-Schwellen in den Fallpauschalen führen. Je nachdem, ob sich durch die Neudefinition der Aufwandspunkte mehr oder weniger Punkte in den Fallpauschalen ergeben, wird die Schwelle (bei Annahme etwa stabiler Kosten) abgesenkt oder angehoben werden. Für 2026 ist das System noch unverändert zum Vorjahr.

1.5.5 Komplexpauschalen

Seit der Erlösrelevanz der intensivmedizinischen Komplexbehandlung unterliegt diese ebenfalls einer vermehrten Kontrolle durch den MD, insbesondere in Einzelfällen ohne längere Beatmungszeiten wie z.B. auf einer IMC-Station. Hier ist die sorgfältige Dokumentation der täglich ermittelten Werte ungleich aufwändiger als bei der Beatmungszeit, da gleichzeitig mehrere Parameter in ihren Ausprägungen erfasst werden müssen. Lücken und gar Fehler in der Dokumentation und Umsetzung in den korrekten Scores schlagen sich hier unmittelbar mit Erlösminderungen nieder. Da seit 2014 eine Komplexbehandlung in Kombination mit der Beatmungsdauer Split relevant ist (siehe Abschnitt Beatmungszeit in diesem Kapitel), wird der Prüfdruck anhalten. Durch den Kode 8-98f für die aufwändige Intensivkomplexbehandlung wird seit 2015 ein höheres Entgelt als mit dem „normalen“ Intensivkode ausgelöst, sodass sich Kliniken, deren Intensivstationen die geforderten Bedingungen erfüllen, darauf vorbereiten sollten. Die Anzahl der Basis-DRGs, die auch mittels Intensivpunkten gesplittet werden, nimmt jedes Jahr zu. So wurden allein 2017 in weiteren 15 Basis-DRGs in 7 MDC SAPS als Splitkriterien eingeführt. Diese DRGs vergüten Fälle besser, deren Behandlungsfokus nicht die

Intensivmedizin oder die Beatmung war, die aber einen kurzen Intensivaufenthalt (meist von wenigen Tagen) hatten. So führen TISS/SAPS-Punkte bei einer Stammzelltransplantation in einen höheren Split, seit 2021 auch in den Basis-DRGs T63 und T64 bei Infektionsfällen (Corona-bedingt). Für 2022 und 2023 wurden COVID-19-Fälle in mehreren Fallpauschalen auch mittels Intensivkomplexpunkten aufgewertet, darunter auch bei hochwertigen Beatmungs-DRGs. 2024 gab es dagegen Abwertungen der COVID-Fälle in den intensivmedizinisch relevanten Fallpauschalen A06A, A07A und G36A/B durch Veränderung der Intensivpunkte oder Isolationstage. 2026 erfolgte eine Abwertung der COVID-Fälle aus L36A wegen nicht mehr vorhandener Mehrkosten

Auswahl der für COVID-Fälle relevanten DRGs:

DRG	Definitionskriterium der Fälle mit COVID-19
A07A	COVID-19, Virus nachgewiesen und intensivmedizinische Komplexbehandlung > 3920 / 3680 / – Aufwandspunkte
A07E	COVID-19, Virus nachgewiesen und Komplexbehandlung bei nonMRE, mindestens 15 Behandlungstage
A11G	COVID-19, Virus nachgewiesen und Komplexbehandlung bei nonMRE, mindestens 20 Behandlungstage
A13D	COVID-19, Virus nachgewiesen und Komplexbehandlung bei nonMRE, mindestens 20 Behandlungstage
B20A	COVID-19, Virus nachgewiesen und intensivmedizinische Komplexbehandlung > 197 / 185 / – Aufwandspunkte und Komplexbehandlung bei nonMRE, mindestens 10 Behandlungstage
E01A	COVID-19, Virus nachgewiesen und Komplexbehandlung bei nonMRE, mindestens 15 Behandlungstage oder intensivmedizinischer Komplexbehandlung > 393 /369 / 369 Aufwandspunkte
E01B	COVID-19, Virus nachgewiesen und Komplexbehandlung bei nonMRE, mindestens 15 Behandlungstage oder intensivmedizinischer Komplexbehandlung > 393 /369 / 369 Aufwandspunkte

DRG	Definitionskriterium der Fälle mit COVID-19
E65A	COVID-19, Virus nachgewiesen und intensivmedizinische Komplexbehandlung > 197 / 185 / 185 Aufwandspunkte und Komplexbehandlung bei nonMRE, mindestens 15 Behandlungstage
E77A	COVID-19, Virus nachgewiesen und intensivmedizinische Komplexbehandlung > 392 / 368 / – Aufwandspunkte oder Komplexbehandlung bei nonMRE, mindestens 20 Behandlungstage
E77B	COVID-19, Virus nachgewiesen und intensivmedizinische Komplexbehandlung > 197 / 185 / 369 Aufwandspunkte oder Komplexbehandlung bei nonMRE, mindestens 20 Behandlungstage
E77C	COVID-19, Virus nachgewiesen und intensivmedizinische Komplexbehandlung > 1 /185 / 185 Aufwandspunkte oder Komplexbehandlung bei nonMRE, mindestens 10 Behandlungstage
E79A	COVID-19, Virus nachgewiesen und intensivmedizinische Komplexbehandlung > 196 / 184 / 184 Aufwandspunkte oder Infektion mit nonMRE, mindestens 10 Belegungstage
F36B	COVID-19, Virus nachgewiesen und intensivmedizinische Komplexbehandlung > – / 553 / – Aufwandspunkte
F62B	COVID-19, Virus nachgewiesen und intensivmedizinische Komplexbehandlung > 0 / 0 / – Aufwandspunkte
G36A/B	COVID-19 und Komplexbehandlung bei NonMRE, mindestens 15 Behandlungstage
I08D	COVID-19, Virus nachgewiesen und Komplexbehandlung bei nonMRE, mindestens 15 Behandlungstage oder intensivmedizinische Komplexbehandlung > 185 / 197 / – Aufwandspunkte
F26A	COVID-19, Virus nachgewiesen und intensivmedizinische Komplexbehandlung > 588 / 828 / - Aufwandspunkte oder Infektion mit nonMRE, mindestens 15 Belegungstage
L60A	COVID-19, Virus nachgewiesen und intensivmedizinische Komplexbehandlung > 196 / 184 / - Aufwandspunkte

Insgesamt hat das InEK so über 125 DRGs neu geschaffen oder aufgewertet (Listen siehe Homepage des InEK unter g-drg.de), um COVID-19-Fälle sachgerecht abzubilden. Wie in der Tabelle erkennbar, wurden dazu meist verschiedene Splitkriterien kombiniert. Weitere Details siehe Kapitel Infektionen – COVID-19. Seit 2025 kommt es nach Abflauen der Pandemie nun wieder zu einem schrittweisen Rückbau der „COVID-Splits".

Der Pflegekomplexmaßnahmen-Score (PKMS) ist seit 2021 gestrichen worden, seine Bedeutung nahm schon mit der Ausgliederung der Pflegepersonalkosten aus dem DRG-System 2020 massiv ab. Damit besteht keine Abgrenzungsproblematik mehr zwischen PKMS und Intensivmedizin.

1.5.6 Zusatzentgelte und NUBs

Da Zusatzentgelte (ZE) und neue Untersuchungs- und Behandlungsmethoden (NUB) direkt einen – entweder bereits vom InEK bundesweit kalkulierten oder krankenhausindividuell zu vereinbarenden – zusätzlichen Erlös zur DRG triggern, ist eine Überprüfung durch den MD konsequent und auch statthaft. Einige ZE/NUB sind dabei bereits durch Vorhandensein ihres OPS-Kodes erlösrelevant, andere Zusatzentgelte – insbesondere bei den Medikamenten – verlangen eine Dosis-genaue Kodierung, zum Teil im Milligramm-Bereich. So genügt es nicht, die Gabe eines Medikaments in der Patientendokumentation zu vermerken, sondern es muss genau dokumentiert sein, wie viel Substanz in Milligramm tatsächlich dem Patienten verabreicht wurde. Ist zusätzlich eine spezielle Dokumentation gesetzlich vorgeschrieben, wie z. B. bei den Blutbegleitscheinen einer Erythrozytenkonzentratgabe, so muss diese ebenfalls einer späteren Fallprüfung zugänglich sein, da ansonsten nicht von der tatsächlichen Verabreichung der Blutprodukte ausgegangen werden kann.

1.6 Literatur

Müller, T.: DRG-Basiswissen für Ärzte und Kodierer. 2. Aufl. Oldenburg 2009.

DIVI – Deutsche interdisziplinäre Vereinigung für Intensiv- und Notfallmedizin: DIVI Jahrbuch 2011/2012. 6. Aufl. Berlin 2012. Aktuelle Empfehlung vom 07.03.2017 unter www.divi.de.

DIVI – Deutsche interdisziplinäre Vereinigung für Intensiv- und Notfallmedizin: „Voraussetzungen für eine Zusatzvergütung intensivmedizinischer Komplexbehandlungen". Beschluss der DIVI (November 2003). In: Anästh. Intensivmed. 45/2004, S. 230–231.

DIVI – Deutsche interdisziplinäre Vereinigung für Intensiv- und Notfallmedizin: DIVI - Empfehlung zur Struktur und Ausstattung von Intensivstationen 2022 (Version 2. November 2022).

DGAI und BDA (Hrsg.): „Entschließungen – Empfehlungen – Vereinbarungen". 5. Aufl. Ebelsbach 2011.

DPG e.V. zu WeanNet und Zertifizierung Weaningzentren: https://www.pneumologie.de/aktuelles-service/zertifizierte-zentren/?L=0%27%20aND%20BeNChMaRK(2999999,Md5(NoW()))%20AnD%20%271.

Nasraway, S. A. et al.: Guidelines on admission and discharge for adult intermediate care units – Society of Critical Care Medicine. In: Crit Care Med. 26/1998, S. 1626–1632.

QFR-RL: Richtlinie des Gemeinsamen Bundesausschusses über Maßnahmen zur Qualitätssicherung der Versorgung von Früh- und Reifgeborenen. gemäß § 137 ABS. 1 Nr. 2 SGB V in Verbindung mit § 95 Abs. 1 Satz 2 Nr. 13 SGB V in der jeweils aktuellen Fassung (www.g-ba.de).

PpUGV Pflegepersonaluntergrenzen-Verordnung „Verordnung zur Festlegung von Pflegepersonaluntergrenzen in pflegesensitiven Bereichen in Krankenhäusern" https://www.gesetze-im-internet.de/ppugv/PpUGV.pdf.

Regelungen des Gemeinsamen Bundesausschusses zu einem gestuften System von Notfallstrukturen in Krankenhäusern gemäß § 136c Absatz 4 SGB V. 2020. Aktuelle Version siehe: https://www.g-ba.de.

Waydhas, C., et al., Intermediate care units : Recommendations on facilities and structure. Med Klin Intensivmed Notfmed 113/2018, S. 33–44.

MD Bund – Richtlinie des Medizinischen Dienstes Bund „Prüfungen zur Erfüllung der Qualitätskriterien der Leistungsgruppen und OPS-Strukturmerkmalen nach § 275a Absatz 1 Absatz 1 Nummer 1 und 2 SGB V (LOPS-RL) (OPS-Version 2026) unter https://md-bund.de/themen/krankenhaus/leistungsgruppenpruefung-und-ops-strukturpruefung.html.

PPBV Verordnung über die Grundsätze der Personalbedarfsbemessung in der stationären Krankenpflege (Pflegepersonalbemessungsverordnung – PPBV) BGBl. 2024 I Nr. 188 vom 14.06.2024 https://www.recht.bund.de/bgbl/1/2024/188/VO.html

2 Diagnosen

Nachfolgend sind die häufigsten Erkrankungen mit ihrer Kodierung aufgelistet. Durch ihre zunehmende Relevanz im Hinblick auf den Hauptdiagnose-Split innerhalb der Beatmungs-DRGs erklären die zitierten Leitlinien jeweils die Diagnosekriterien.

2.1 Infektionen

2.1.1 Allgemeine Bemerkungen

Bei Infektionen sollte immer versucht werden, Keim und Fokus genau zu kodieren, da in der Regel eine umso höhere Bewertung der DRG erfolgt, je genauer die Diagnosen angegeben werden.

Für einige wichtige und häufige Infektionen steht eine Ziffer zur Verfügung, die Ort und Ursache der Infektion zugleich beschreibt (z. B. *B37.1 Candidose der Lunge*). In aller Regel muss der Kodierende allerdings für die genaue Erfassung jeweils einen Kode für die Lokalisation (z. B. Pneumonie) und zusätzlich für den Keim eingeben („Kreuz-Ausrufezeichen-Systematik"). Diese Zusatz-Diagnosen B95.-! bis B98.-!, in denen man die meisten Bakterien und Viren findet, dienen der ergänzenden Verschlüsselung der Erreger. Kodes für resistente Keime befinden sich im Kapitel U. Seit 2017 lassen sich 3- und 4-MRGN endlich direkt kodieren, seit 2023 auch Pilzresistenzen.

Achtung: Die Kodes aus B95.- bis B98.- und aus U80.- bis U85 können meist kombiniert werden! Es finden sich weder bei den Schlüsseln unter B noch unter U entsprechende Exklusiva. Dies ist erlösrelevant, da beide Kodegruppen CCL-relevant sind. Siehe Kodier-Empfehlung Nr. 310 und 337 der SEG-4. Sollte ein resistenter Keim also unter U80–85 nicht so genau kodierbar sein wie unter B95–98, werden beide Kodes erfasst und mit der Infektion verknüpft. Ausnahmen sind die Infektionskodes, bei denen laut ICD-10 die Kodes B95-98 mittels Exklusivum ausgeschlossen sind

(z. B. bei den Kodes aus A49, die seit 2025 an 5. Stelle die Keime benennen).

In den Kapiteln A und B des ICD-10 sind die Infektionskrankheiten nach Erregern zusammengefasst. Außerdem sind unter den Kapiteln der einzelnen Organsysteme Manifestationskodes gelistet (z. B. die Pneumonien unter Krankheiten des Atmungssystems).

Um den Rahmen dieses intensivmedizinisch orientierten Leitfadens nicht zu sprengen, werden hier nur wichtige Tipps und Kodes zur Verschlüsselung von Infektionen angegeben. Für detaillierte Informationen verweisen wir auf andere Werke.

Die gängigen Prozedurenkodes im Rahmen der Infektdiagnostik befinden sich im Kapitel 3 Prozeduren.

2.1.2 Kodierung von Keimbesiedlung ohne Infektion

Durch eine Entscheidung des Bundesschlichtungsausschusses im Sommer 2022 können die Zusatzkodes unter B95!, B96! und B98! auch mit nicht infektiologischen Kodes verknüpft werden, um eine Aufwand verursachende Besiedlung chronischer Wunden (z.B. von Dekubitalulzera) zu verschlüsseln (siehe DKR D012v). Details siehe weiter unten in diesem Kapitel. Hier gab es aufgrund sehr formalistischer Sichtweise des MD eine Kodierlücke: zwar konnten Infektionen der Haut und offener Wunden mit einem Zusatzkode aus B95! folgende verknüpft werden. Dies wurde vom MD jedoch für Nicht-Infektionskodes abgelehnt, da in der Überschrift des Kapitels auf Infektionen verwiesen wird. Dies verhinderte auch eine alternative Kodierung mit Z22 (Keimträgerschaft).

Um die massenhafte Kodierung physiologischer Keimbesiedlungen ohne Aufwand einzudämmen, hat der SAB eine Risikoadjustierung gefordert, z. B. durch Anwendung eines Risikoscores wie dem W.A.R.-Score, sowie einen entsprechenden Aufwand der Behandlung und ein Antibiogramm:

„Im Falle einer chronischen offenen Wunde ohne klare Zeichen einer Infektion kann eine nachgewiesene pathologische Besiedlung (nachgewiesen durch ein anerkanntes Scoring-Instrument zum Infektionsrisiko) mit Bakterien über die Kombination eines geeigneten Kodes für die Wunde (z. B. L89.- Dekubitalgeschwür und Druckzone) und der Kodes B95.-!, B96.-!, B98.-! kodiert werden, falls eine diesbezüglich resistenzgerechte Arzneimitteltherapie erfolgt. In diesem Fall ist der Terminus ‚als Ursache von Krankheiten' zu den Kodes B95.-!, B96.-! und B98.-! sowohl als primärursächliche Kausalität als auch im Sinne einer sekundär aggravierenden bzw. krankheitsunterhaltenden Ursache zu werten."

W.A.R. Score

Der W.A.R. Score („wound-at-risk") stellt eine Anleitung zur Definition des Infektionsrisikos von Wunden und der Notwendigkeit einer antimikrobiellen Behandlung dar und ist einfach zu dokumentieren:

Nach dem W.A.R. Score werden mit Blick auf den Hintergrund des Patienten Risikopunkte aus drei verschiedenen Kategorien vergeben, welche anschließend addiert werden:

1 Risikopunkt
- Vorbelastungen wie immunsuppressive Erkrankungen oder hämatologische Systemerkrankungen
- sehr hohes oder sehr geringes Lebensalter
- Wundgröße über 10 cm^2
- problematische hygienische Bedingung während der Wundheilung

2 Risikopunkte
- stark verschmutzte Wunden
- Biss-, Stich- oder Schusswunden zwischen 1,5 und 3,5 cm Tiefe
- schwere Immundefekte (z. B. durch HIV-Infektion)

3 Risikopunkte
- Biss-, Stich- oder Schusswunden mit mehr als 3,5 cm Tiefe
- Wunden mit direkter Verbindung zu Organen
- großflächige Verbrennungen

Erhält die Wunde insgesamt 3 oder mehr Risikopunkte, ist die Verwendung von antimikrobiellen Produkten angemessen. Damit besteht Aufwand und auch die Möglichkeit, entsprechend die Wunde plus einen Kode für den Keim auch ohne Infektion zu verschlüsseln.

2.1.3 Definition und Formen von Fieber

Definition von Fieber

Fieber ist nach Definition eine Körperkerntemperatur von ≥ 38,3 °C (O'Grady et al. 2008), dabei mindestens eine Stunde anhaltend oder zweimal innerhalb von 12 h gemessen. Achtung, die Messmethode weicht von der bisherigen Empfehlung der Deutschen Sepsisgesellschaft ab, die eine Messung rektal oder invasiv zur Erfüllung der SIRS-Kriterien vorgibt. Erste Gerichtsurteile haben dies jedoch als unverhältnismäßig beurteilt, obwohl MD-Gutachter weiterhin darauf beharren. Die SIRS-Kriterien sind seit 2017 für die Definition der Sepsis nicht mehr relevant.

Im Zusammenhang mit der Beurteilung von Fieber müssen dabei mögliche nichtinfektiöse Gründe (z. B. eine Transfusionsreaktion, Medikamentenfieber usw.) berücksichtigt werden.

Für das Symptom Fieber gibt es folgende Kodes:

R50.2	Medikamenten induziertes Fieber [Drug fever]
R50.80	Fieber unbekannter Ursache
R50.88	Sonstiges näher bezeichnetes Fieber Anhaltendes Fieber, Fieber mit Schüttelfrost
R50.9	Fieber, nicht näher bezeichnet

Formen von Fieber

Bei der Kodierung von Fieber gilt es, mehrere Situationen zu beachten:

Fieber als Symptom: Das Fieber ist zwar ein Symptom einer Erkrankung, wird aber gemäß DKR D003u eigens kodiert, sofern es die Nebendiagnose-Kriterien erfüllt. Ohne Aufwand wird Fieber nicht kodiert, da es als Symptom in der verursachenden Erkrankung enthalten ist.

Fieber bei bekannter Infektionskrankheit: Das Fieber wird als Symptom einer Erkrankung gemäß DKR D003u nur dann kodiert, wenn es die Nebendiagnose-Kriterien erfüllt.

Unklares Fieber, keine Behandlung einer Verdachtsdiagnose: Das Fieber wird als Symptom kodiert, da es diagnostischen Aufwand verursacht. War das Fieber der Grund der stationären Abklärung, ist der Kode als HD zu verwenden.

Beispiel

Eine Patientin wird wegen seit Monaten bestehender unklarer Fieberschübe mit Schüttelfrost stationär eingewiesen, es kann trotz umfangreicher Diagnostik keine Fieberursache gefunden werden:

HD: R50.80	Fieber unbekannter Ursache
ND:	[falls vorhanden]

Unklares Fieber, Behandlung einer Verdachtsdiagnose: Wird trotz Diagnostik keine definitive Ursache für das Fieber gefunden, aber eine Verdachtsdiagnose adäquat behandelt, so ist diese Verdachtsdiagnose zu kodieren, das Fieber wird als Symptom zusätzlich verschlüsselt, sofern es die Nebendiagnose-Kriterien erfüllt. Der Behandlungserfolg ist irrelevant.

Beispiel

Ein Patient wird wegen Fiebers stationär aufgenommen. In der Diagnostik findet sich kein wegweisender Befund, aufgrund der Gesamtbeurteilung wird ein bakterieller Infekt vermutet und antibiotisch behandelt:

HD: A49.9	Bakterielle Infektion nicht näher bezeichneter Lokalisation
ND:	[falls vorhanden]

2.1.4 Fieber in der Aplasie

Dieser Fall ist der häufigste bei hämatologisch-onkologischen Patienten. Da Fieber in der Aplasie nach den gültigen Leitlinien immer therapiert wird, wird der Symptom-Kode für Fieber nicht eingesetzt.

Hier gilt es, vier Situationen zu unterscheiden:

- Nachweis von Keim und Fokus
- Nachweis von Keim, kein Fokus (positive Blutkultur bei Fieber)
- Nachweis eines Fokus, kein Keim
- Weder Keim noch Fokus werden gefunden

Nachweis von Keim und Fokus

A00-B89 Infektionskrankheit [oder Infektionskode aus Organkapitel]

B95-B98 Erreger, falls nicht schon im Kode der Erkrankung erfasst

und/oder

U80–U85 Erreger mit Resistenzen, falls vorhanden

D70.- Kode für die Aplasie/Neutropenie (siehe Definitionen)

Nachweis von Keim, kein Fokus

A49.- Bakterielle Infektion, nicht näher bezeichneter Lokalisation

oder

sonstige Infektionskodes mit der Bezeichnung: [Erreger]-Infektion, nicht näher bezeichnet(er Lokalisation)

B95–B98 Erreger, falls nicht schon im Infektionskode erfasst (nicht bei A49!)

und/oder

U80–U85 Erreger mit Resistenzen, falls vorhanden (nicht bei A49!)

D70.- Kode für die Aplasie/Neutropenie (siehe Definitionen)

Einzige Ausnahme: bei Nachweis von Meningokokken wird sofort der Sepsis-Kode

A39.4 Meningokokkensepsis, nicht näher bezeichnet

verwendet.

Für Infektionen nicht näher bezeichneter Lokalisation und Bakteriämie gibt es Kodes unter A49. Da es bezüglich der Definition und des Aufwands der Bakteriämie und der gleichzeitigen Kodierung der A49 zusammen mit weiteren lokalisierten Infektkodes Dissens mit dem MD gab (siehe Kodierempfehlung 615), befasste sich der Bundesschlichtungsausschuss zum Jahreswechsel 2024/2025 mit diesem Thema und begrenzte die gleichzeitige Verwendung beider Kodes auf eng definierte Situationen. Die Kodes für A49 wurden für 2025 deutlich überarbeitet (Ergänzung einer 5. Stelle zur Angabe der Erreger) und die dazu gehörige Passage aus der DKR 0103 gestrichen, da hier keine zusätzlichen Informationen enthalten waren. Entsprechend folgte 2026 eine Abwertung der Kodes durch das InEK in der CCL-Matrix.

Die Kodes zu Bakteriämie lauten:

Kode	Bezeichnung
A49.-	Bakterielle Infektion nicht näher bez. Lokalisation
A49.0-	Staphylokokkeninfektion, nicht näher bez. Lokalisation Bakteriämie durch Staphylokokken
.00	Staphylococcus aureus
.08	Sonstige Staphylokokken koagulasenegative Staphylokokken
.09	n. n. bez. Staphylokokken
A49.1-	Streptokokken- und Enterokokkeninfektion nicht näher bez. Lokalisation Bakteriämie durch Streptokokken oder Enterokokken
.10	Streptokokken, Gruppe A
.11	Streptokokken, Gruppe B
.12	Streptokokken, Gruppe C
.13	Streptokokken, Gruppe D, und Enterokokken
.14	Streptokokken, Gruppe G
.15	Streptococcus pneumoniae, Pneumokokken

Kode	Bezeichnung
.18	sonstige Streptokokken
.19	n. n. bez. Streptokokken
A49.2	Infektion durch Haemophilus influenzae, nicht näher bez. Lokalisation Bakteriämie durch Haemophilus influenzae
A49.3	Mykoplasmeninfektion, nicht näher bez. Lokalisation Bakteriämie durch Mycoplasma pneumoniae
A49.8	Sonstige bakterielle Infektion, nicht näher bez. Lokalisation
.80	Bacteroides fragilis [B. fragilis] und andere gramnegative Anaerobier, auch Bakteriämie
.81	Vibrio vulnificus
.82	Escherichia coli [E. coli] und andere Enterobacterales Bakteriämie durch: Enterobacter, Klebsiella, Morganella, Proteus, Serratia
.83	Haemophilus und Moraxella Erreger der HACEK-Gruppe [Haemophilus parainfluenzae, Aggregatibacter, Cardiobacterium, Eikenella, Kingella]
.84	Clostridium perfringens [C. perfringens] und andere grampositive, sporenbildende Anaerobier [nicht Gasbrand (A48.0)]
.85	Pseudomonas und andere Nonfermenter Bakteriämie durch: Acinetobacter, Burkholderia, Pseudomonas aeruginosa, Stenotrophomonas
.86	sonstige näher bezeichnete grampositive aerobe Erreger- Bakteriämie durch Corynebakterien
.87	sonstige näher bezeichnete grampositive anaerobe, nicht sporenbildende Erreger Bakteriämie durch: Cutibacterium, Peptostreptokokken, Propionibakterien
.88	sonstige Bakterien nicht näher bezeichneter Lokalisation
A49.9	Bakterielle Infektion, nicht näher bez. Bakteriämie o. n. A.

Kode	Bezeichnung
Weitere nicht näher bezeichnete Infektionskodes	
A02.9	Salmonelleninfektion, nicht näher bez.
A04.9	Bakterielle Darminfektion, nicht näher bez.
A31.9	Infektion durch Mykobakterien, nicht näher bez.
A39.9	Meningokokkeninfektion, nicht näher bez.
A74.9	Chlamydieninfektion, nicht näher bez.

Nachweis von Fokus, kein Keim

Wird eine Infektion in der Aplasie diagnostiziert und/oder behandelt, es gelingt aber kein Keimnachweis, dann wird die entsprechende Infektion kodiert. Teils existieren spezifische Kodes, teils muss man sich mit Kodes „nicht näher bezeichnet" behelfen.

Beispiel

Ein Patient entwickelt klinisch und radiologisch eine Lobärpneumonie in der Aplasie, ein Keim lässt sich weder in der BAL noch in der Blutkultur anzüchten:

J18.1 *Lobärpneumonie, nicht näher bezeichnet*
D70.-: *Kode für die Aplasie/Neutropenie (siehe Definitionen)*

Kein Nachweis von Keim und Fokus

Für die nicht seltene Kombination, dass man bei einem fiebernden Patienten in der Aplasie weder einen Keim noch einen Fokus finden kann, muss man sich behelfen mit:

B99 *Sonstige und nicht näher bezeichnete Infektionskrankheiten*
D70.- Kode für die Aplasie/Neutropenie (siehe Definitionen)

Alternativ kann auch der Kode

A49.9 *Bakterielle Infektion, nicht näher bezeichnet*
Bakteriämie o. n. A

verwendet werden, insbesondere, wenn es zu keiner Eskalation der antiinfektiven Therapie in Richtung Antimykotika kommt.

Bei empirischer Behandlung mit Antimykotika käme

B49 *Nicht näher bezeichnete Mykose*

bei Behandlung einer unklaren, vermuteten Virusinfektion

B34.9 *Virusinfektion, nicht näher bezeichnet*

infrage (frühere Empfehlung des MD-BW). Dies ist sehr unpraktisch, aber machbar. In der Regel reicht die Kodierung mit B99 aus.

2.1.5 Sepsis

Definition der Sepsis

Hinw.: WICHTIGE VORBEMERKUNG!

Die Kodierung der Sepsis wurde in den letzten Jahren vollständig überarbeitet und der neuen Definition der Sepsis-3-Kriterien angepasst. Die Kodierung von SIRS hat aber weiterhin CCL- und Erlösrelevanz, auch wenn in den letzten Jahren wiederholt eine Abwertung in der CCL-Matrix erfolgte, auch wieder deutlich für 2024 und 2025. Auf der Homepage der Deutschen Sepsisgesellschaft wird seit 2020 SIRS nicht mehr als Bestandteil der Sepsis-Kodierung betrachtet: „Die Angleichung an die WHO-Fassung [der Sepsis-Definition] trägt dem Umstand Rechnung, dass die R65.0! und R65.1! für eine Unterscheidung unterschiedlich schwerer Fälle der Sepsis [...] nicht mehr zweckdienlich sind. Damit werden die Kodes unter R65.-! von den originären Sepsiskodes (z. B. A40.-, A41.- etc.) entkoppelt. Das Inklusivum ‚Schwere Sepsis', welches sich aktuell in der WHO-Fassung findet, wurde in der ICD-10-GM 2020 bewusst gestrichen, da die neuen Kriterien nicht mehr nach ‚schwer' bzw. ‚nicht schwer' unterscheiden und für jede ‚Sepsis' nun eine oder mehrere ‚Organkomplikation(en)' gefordert werden. [...] Die SIRS-Kriterien können erfasst und anhand der Kodes R65.0! bzw. R65.1! weiter dokumentiert werden, sind jedoch nicht mehr die conditio sine qua non für die Kodierung einer Sepsis." (www.sepsis-gesellschaft.de/sepsisdefinition-und-kodierung). Somit bestand die Situation, dass SIRS für die Kodierung der Sepsis nicht mehr galt, trotzdem weiterhin eine hohe Erlösrelevanz in entsprechenden DRGs besitzt. Diese Situation wurde 2022 gelöst, indem die SIRS-Kodes ohne Komplikation nicht mehr mit Sepsiskodes verknüpft werden dürfen (siehe neue Regelung in DKR 0103x). Für 2024 erfolgte die endgültige Trennung von Sepsis und SIRS, indem die Kodierregeln geteilt und die Sepsisregel neu formuliert wurde. Das InEK wird die ökonomische Bewertung dieser Änderung im System abbilden, was zu einer Aufwertung „echter" Sepsisfälle zulasten eher formal definierter Sepsisfälle bei deutlichem Rückgang von Sepsiskodierungen führen dürfte.

Im März 2016 wurde von einer internationalen Task Force im Auftrag der beiden führenden Fachgesellschaften Society of Care Medicine und European Society of Intensive Care Medicine die Definition von Sepsis überarbeitet. Im Zentrum steht jetzt der SOFA-Score, der das Organversagen in den Mittelpunkt rückt. Die SIRS-Kriterien zu der systematischen Entzündungsreaktion des Körpers wurden gestrichen.

Die erste internationale Sepsis-Definition mit den SIRS-Kriterien (s. u.) wurde 1912 veröffentlicht. Sie basiert auf dem gleichzeitigen Vorliegen einer vermuteten oder bestätigten Infektion und zumindest zwei von vier Kriterien für ein „Systemic Inflammatory Response Syndrome" (SIRS). Die Kriterien waren zwar sehr sensitiv, aber nicht sehr spezifisch, weshalb die Definition 2001 um klinische Symptome und Laborparameter ergänzt wurde.

Die alte Definition unterschied zwischen schwerer Sepsis (bei Vorliegen von Organversagen) und einem septischen Schock (beim Abfall des Blutdrucks). Neue Erkenntnisse zur Pathophysiologie machten aus Sicht der beiden Fachgesellschaften eine neue Definition erforderlich, die als „Sepsis 3" bezeichnet wird.

Definition der Sepsis

Die Sepsis wird jetzt als „lebensbedrohliche Organdysfunktion, hervorgerufen durch eine inadäquate Wirtsantwort auf eine Infektion", definiert. Die wichtigste prinzipielle Veränderung ist der Verzicht auf die SIRS-Kriterien. Die SIRS-Kriterien sind laut Task

Force zu unspezifisch und von geringem klinischem Nutzen. Die SIRS-Kriterien seien auch bei einfachen nicht-komplizierten Infektionen erfüllt, fehlten andererseits bei bis zu 15 % schwerer Sepsisverläufe. Dies deckt sich mit der Beobachtung des InEK, dass es 1-Tagesfälle mit Sepsis gibt, was darauf hinweist, dass die alte ICD-Klassifikation der Sepsis mit den vorhandenen Kodiermöglichkeiten nicht trennscharf genug war. Anstatt der SIRS-Kriterien ist nun für eine Sepsis bei Erwachsenen zwingend das Vorhandensein einer Organdysfunktion erforderlich, gemessen am Anstieg des SOFA-Scores um mindestens 2 Punkte.

SOFA Score

Es werden in einem Score-System namens Sequential Organ Failure Assessment (SOFA) jeweils bis zu 4 Punkte für die Funktionseinschränkung der folgenden Organsysteme vergeben:

4. Atmung (Horovitz-Quotient, PaO_2/FiO_2)
5. Gerinnung (Thrombozytenzahl)
6. Leber (Bilirubinwert)
7. Herzkreislauf (Blutdruck bzw. Katecholaminbedarf)
8. Gehirn (Glasgow Coma Scale)
9. Niere (Kreatininwert bzw. Urinmenge)

			Punkte			
Organ	**Parameter**	**Einheit**	**1**	**2**	**3**	**4**
Lunge	PaO_2 / FiO_2	mmHg	< 400	< 300	< 200 mit Beatmung	< 100 mit Beatmung
Niere	Kreatinin oder Ausfuhrmenge	mg/dL	1,2-1,9	2,0-3,4	3,5-4,9	≥ 5,0
		ml/Tag	-	-	< 500	< 200
Leber	Bilirubin	mg/dL	1,2-1,9	2,0-5,9	6,0-11,9	≥ 12.0
Herz / Kreislauf	Blutdruck und Katecholamine	mmHg	MAP < 70	Katechol. **niedrig** *	Katechol. **mittel** *	Katechol. **hoch** *
Blut	Thrombozyten	$1000/mm^3$	< 150	< 100	< 50	< 20
ZNS	Glasgow Coma Scale	Punkte	14-13	12-10	9-6	< 6

* Katecholamindosis

niedrig = Dopamin ≤5 oder Dubutamin (jede Dosis) für mind. 1 Stunde
mittel = Dopamin > 5 oder Adrenalin / Noradrenalin ≤0,1 mg/kg*min
hoch = Dopamin > 15 oder Adrenalin / Noradrenalin >0,1 mg/kg*min

Berechnung des SOFA-Scores

Zur Ermittlung des SOFA-Scores werden die Punkte für die verschiedenen Organsysteme addiert. Die Bewertungspunkte reichen jeweils von 0 bis 4 (siehe Tabelle). Der schlechteste Parameterwert jedes einzelnen Tages wird jeweils in die Wertung eingebracht. Das Nicht-Vorliegen eines Parameters geht mit 0 Punkten in die Berechnung ein. Wenn ein Patient also mit intakter Nierenfunktion aufgenommen wird und im Rahmen einer Sepsis diese auch unverändert bestehen bleibt, zählt dieser Parameter mit 0 Punkten im Score, sowohl als Ausgangs- als auch als Verlaufswert.

Organdysfunktionen, die offensichtlich nicht durch die Sepsis verursacht sind, dürfen nicht als Kriterium für die Diagnose einer sepsisassoziierten Organdysfunktion verwendet werden. Dies ist ein wichtiger Punkt, da hier Streit mit dem MD entstehen könnte. Daher sind Ausgangswerte vor „Beginn“ einer Sepsis auch gut zu dokumentieren.

Beispiel:

Eine Patientin wird wegen einer akuten Leukämie behandelt und hat aufgrund der Leukämie und der Chemotherapie bereits Thrombozytenwerte von unter 20/nl. Nun entwickelt sie eine schwere Infektion. Für die Bewertung, ob eine Sepsis vorliegen könnte, dürfen diese Thrombozytenwerte aber nicht verwendet werden, da sie nicht durch die Infektion/Sepsis erniedrigt sind.

Bei Patienten, bei denen vor Eintritt der Sepsis offensichtlich keine Begleiterkrankungen im Sinne einer Organdysfunktion vorliegen, wird von einem Ausgangswert des SOFA-Scores von 0 ausgegangen. Bei vorbekannten Organdysfunktionen sind bei der Berechnung des SOFA-Scores die Punkte für die chronische(n) Grundkrankheit(en) zu berücksichtigen. In diesem Fall wird der Ausgangswert des SOFA-Scores durch die vorbestehende(n) Organdysfunktion(en) definiert und es ist nur der akute Anstieg zum (anzunehmenden) Grundwert zu berücksichtigen.

Beispiel:

Ein Patient hat seit Jahren eine chronische Niereninsuffizienz mit einem Kreatininwert von 1,5 mg/dl (entsprechend SOFA-Score 1 Punkt). Im Rahmen der Sepsisprüfung steigt das Kreatinin auf 3,0 mg/dl (entsprechend SOFA-Score 2 Punkte) an. Gezählt werden darf dann nur die Differenz von einem Punkt Anstieg, da der Patient bei Aufnahme schon einen SOFA-Punkt hatte. Siehe auch Beispiel 1 in DKR 0103x.

Wichtig: die Veränderung des SOFA-Scores gilt auch umgekehrt, also wenn bei klinischer Sepsis mit Komplikationen nach entsprechender Sepsis-Therapie der Score um mindestens 2 Punkte fällt (siehe Beispiel 2 in DKR 0103x). Dies ist wichtig für eine entsprechende Dokumentation, die dann keine fiktiven oder externen Werte als Ausgangsparameter benötigt, sondern die Differenz hoher Ausgangs- zu niedrigeren Endwerten im Sinne eines fallenden SOFA-Scores. In der Regel wird man aber mit steigenden Punkten die Definition der Sepsis nachweisen. Im Extremfall darf man dann sogar von Ausgangswerten von Null ausgehen, wenn keine gegenteiligen Informationen vorhanden sind (Beispiel 3 der DKR 0103x).

Eine Besonderheit stellt der SOFA-Parameter für die Atmung dar. Der hier erhobene Horowitzquotient aus PaO_2 und FiO_2 sollte zwar möglichst aus arteriellem oder kapillärem Blut ermittelt werden, kann bei fehlender invasiver Messung aber auch mittels Konversionstabellen in der DKR 0103x ermittelt werden. Achtung: Für die Berechnung des Horovitz Index für die Aufwandspunkte der intensivmedizinischen Komplexbehandlung sind die Konversionstabellen aus DKR 0103x nicht anzuwenden.

Bei Patienten ohne arterielle oder kapilläre Blutgasanalyse und somit fehlendem arteriellen Sauerstoffpartialdruck (PaO_2), kann alternativ die periphere Sauerstoffsättigung durch Pulsoximetrie (SpO_2) unter Nutzung der nachfolgenden Konversionstabellen gemäß der Deutschen Sepsisgesellschaft (www.sepsis-gesellschaft.de/Kodierleitfaden_23_05-002.pdf) verwendet werden:

SO_2 (%)	80	81	82	83	84	85	86	87	88	89
Kalkulierter PaO_2 (mmHG)	44	45	46	47	49	50	52	53	55	57

SO_2 (%)	90	91	92	93	94	95	96	97	98	99
Kalkulierter PaO_2 (mmHG)	60	62	65	69	73	79	86	96	112	145

Entsprechend kann bei nicht beatmeten Patienten die inspiratorische Sauerstofffraktion (FiO_2) nicht bestimmt werden. Zur Abschätzung der FiO_2 gelten dann die geschätzten Werte aus der folgenden Tabelle:

Methode	O_2-Flow (l/min)	Geschätzter FiO_2
Nasensonde, Nasenbrille	1	0,24
	2	0,28
	3	0,32
	4	0,36
	5	0,40
	6	0,44
Nasopharyngealer Katheter	4	0,40
	5	0,50
	6	0,60
Gesichtsmaske	5	0,40
	6–7	0,50
	7–8	0,60
Gesichtsmaske mit Reservoir	6	0,60
	7	0,70
	8	0,80
	9	0,90
	10	0,95

Quick SOFA-Score

Zusätzlich wurde ein vereinfachter quick SOFA (qSOFA) mit nur drei Kriterien eingeführt, der helfen soll, auch ohne Labortest die

Patienten zu identifizieren, die eine besonders hohe Sterblichkeit im Rahmen einer Sepsis aufweisen. Dabei werden die drei folgenden Kriterien herangezogen:

1. Atemfrequenz ≥ 22/min
2. eingeschränktes Bewusstsein
3. systolischer Blutdruck ≤ 100 mm Hg

Wenn mindestens 2 dieser Kriterien bei einer Infektion zutreffen, leidet der Patient unter einer Sepsis mit einer um das Dreifache erhöhten Sterblichkeit. Bei Vorliegen von 3 Kriterien erhöht sich die Sterblichkeit um das 14-Fache. Für die Kodierung spielt dieser Quick SOFA-Score jedoch keine Rolle! Hier gilt ausschließlich der offizielle SOFA-Score wie oben beschrieben.

Definition Septischer Schock
Ein septischer Schock (R57.2) liegt dann vor, wenn trotz ausreichender Flüssigkeitszufuhr zusätzlich zur Aufrechterhaltung eines Blutdrucks von 65 mm/Hg Vasopressoren eingesetzt werden müssen sowie das Serumlaktat auf über 2 mmol/l (> 18 mg/dl) ansteigt.

Bisher hatte die Selbstverwaltung auf diese neue Definition nur zögerlich reagiert. Der Umbau des DRG-Systems in Richtung der neuen Sepsiskriterien ist aufwändig, die Folgen in Form von Verschiebungen von Bewertungsrelationen nicht vollständig vorherzusehen. Durch eine Ergänzung in den DKR 0103 für 2022 wurde klargestellt, dass die neuen Sepsis-3-Kriterien auch in der Kodierung gelten. Erst mit der Neufassung der DKR 0103 für 2024 ist die neue Sepsis-Definition vollumfänglich in der Kodierung anzuwenden.

SIRS-Kriterien
Die SIRS-Kodes sind zwar nicht mehr bei Sepsis, aber bei anderen klinischen Konstellationen zu verwenden. Daher wurden sie 2024 in eine eigene DKR 0105 abgespalten, aber unverändert belassen und werden auch in diesem Leitfaden belassen.

SIRS-Kriterien (Definition der ACCP/SCCM, Quelle Homepage der Dt. Sepsis-Gesellschaft, aktuell nicht mehr bei der Sepsis gültig):

- Körpertemperatur ≥ 38 °C oder < 36 °C (invasive oder rektale Messung!)
- Herzfrequenz ≥ 90/min
- Atemfrequenz ≥ 20/min oder pCO_2 ≤ 33 mmHg (4,3 kPa) und/oder maschinelle Beatmung
- Leukozyten ≥ 12/nl oder ≤ 4/nl oder ≥ 10 % unreife Neutrophile

Der ICD-Kode SIRS kann nur bei Patienten ab dem vollendeten 16. Lebensjahr verschlüsselt werden, wenn

- bei SIRS infektiöser Genese ohne Organkomplikationen (R65.0!) mindestens 2 Blutkulturpärchen abgenommen wurden [Achtung: darf nicht mehr mit einem Sepsis-Kode, aber z. B. mit einem Infektionskode verknüpft werden]
  und
  bei positiver Blutkultur mindestens 2 SIRS-Kriterien erfüllt sind
  oder
  bei negativer Blutkultur alle 4 SIRS-Kriterien erfüllt sind.
- bei allen anderen SIRS-Kodes (R65.1! bis R65.9!) mindestens 2 der 4 SIRS-Kriterien erfüllt sind. Dies gilt nicht mehr für die Sepsis.

Kode	Bezeichnung
R65.0!	SIRS infektiöser Genese ohne Organkomplikationen
R65.1!	SIRS infektiöser Genese mit Organkomplikationen
R65.2!	SIRS nichtinfektiöser Genese ohne Organkomplikationen
R65.3!	SIRS nichtinfektiöser Genese mit Organkomplikationen
R65.9!	SIRS nicht näher bezeichnet

Die SIRS-Kriterien sind nur bei Patienten ab dem vollendeten 16. Lebensjahr anwendbar.

Die DIVI und die Deutsche Sepsisgesellschaft hatten die Organkomplikationen bei „schwerer" Sepsis definiert. Obwohl die schwere Sepsis als Begriff in der Kodierung gestrichen wurde, gelten die folgenden Komplikationen weiter für das Vorliegen einer Sepsis nach den neuen Sepsis-3-Kriterien. Eine Sepsis ist demnach per Definition an eine dieser lebensbedrohlichen Organdysfunktionen gekoppelt, darf aber nur bei Anstieg des SOFA-Scores um mindestens 2 Punkte kodiert werden. Die entsprechenden klinischen Manifestationen der folgenden Komplikationen können dann zusätzlich zur Sepsis kodiert werden. Dazu gehören u. a.:

- **Akute Encephalopathie:** eingeschränkte Vigilanz, Desorientiertheit, Unruhe, Delirium
- **Hypotension, Schock:** systolischer Blutdruck 90 mmHg oder weniger oder mittlerer arterieller Druck 70 mmHg oder weniger für mind. 1 Stunde trotz adäquater Volumenzufuhr; andere Schockursachen ausgeschlossen oder für wenigstens 2 Stunden systolischer arterieller Blutdruck bei mind. 90 mmHg bzw. mittlerer arterieller Blutdruck 70 mmHg oder weniger oder notwendiger Einsatz von Vasopressoren, um den systolischen arteriellen Blutdruck mind. 90 mmHg oder den arteriellen Mitteldruck mind. 70 mmHg zu halten. Die Hypotonie besteht trotzt adäquater Volumenzufuhr und ist nicht durch eine andere Schockform zu erklären.
- Relative oder absolute **Thrombozytopenie:** Abfall der Thrombozyten um mehr als 30 % innerhalb von 24 Stunden oder Thrombozytenzahl 100 000/mm^3 oder weniger. Eine Thrombozytopenie durch akute Blutung oder andere Ursachen (Leukämie, Chemotherapie!) muss ausgeschlossen sein.
- **Arterielle Hpoxämie:** PaO_2 10 kPa od. weniger (75 mmHg od. weniger) unter Raumluft oder ein PaO_2/FiO_2-Verhältnis von 33 kPa od. weniger (250 mmHg od. weniger) unter Sauerstoffapplikation. Eine manifeste Herz- oder Lungenerkrankung muss als Ursache der Hypoxämie ausgeschlossen sein.
- **Renale Dysfunktion:** Diurese von 0,5 ml/kg/h oder weniger für wenigstens 2 Stunden trotz ausreichender Volumen-

substitution und / oder ein Anstieg des Serumkreatinins auf mehr als 2 × oberhalb des lokal üblichen Referenzbereiches.

- **Metabolische Azidose:** Base Excess -5 mmol/l oder weniger oder eine Laktatkonzentration über 1,5 × oberhalb des lokal üblichen Referenzbereiches.

Aber auch andere Komplikationen wie weitere Gerinnungsstörungen oder respiratorische Insuffizienz können infolge einer Sepsis auftreten und entsprechend kodiert werden. Für die Kodierung der Organkomplikation(en) können z. B. eine oder mehrere der unten aufgeführten Schlüsselnummern verwendet werden (Auswahl):

- R57.2 Septischer Schock
- N17* Akutes Nierenversagen
- J80.0* Atemnotsyndrom des Erwachsenen (ARDS)
- J96.0* Akutes respiratorisches Versagen
- D65 Disseminierte intravasale Gerinnungsstörung
- E87.2 Azidose
- G93.4 Enzephalopathie, nicht näher bezeichnet
- G94.3* Septische Enzephalopathie
- K72.0 Leberversagen

Die Organdysfunktion bzw. -komplikation kann dabei gemäß den SOFA-Score-Variablen (siehe oben) identifiziert und definiert werden.

Hinw.: Im Alltag bereitete die Abgrenzung der Sepsis von der banalen Bakteriämie bei aplastischen Patienten mit Fieber in der Vergangenheit Probleme. So erfüllte der Patient mit febriler Neutropenie fast automatisch die SIRS-Kriterien, obwohl er sonst klinisch unauffällig sein konnte. Trotzdem handelte es sich klinisch nicht um eine Sepsis. Daher wurden die SIRS-Kriterien 2016 abgeschafft. Nach neuer Sepsis-3-Empfehlung darf bei o. g. Beispiel keine Sepsis mehr kodiert werden, da eine die Sepsis definierende Organkomplikation fehlt (Anstieg des SOFA-Scores).

Kodierung der Sepsis

Ist eine Sepsis diagnostiziert worden, müssen folgende Kodes eingegeben werden:

- Kode für Sepsis (siehe Liste unten)
- Kode(s) für den zeitlichen Bezug der Sepsis zur stationären Krankenhausaufnahme (U69.80!–U69.82!)
- Kode für Infektionen
- Kode für Infektfokus und Erreger und/oder
- Kode für Resistenz des Erregers, falls vorhanden
- Kode für Organkomplikationen, zwingend erforderlich
- Kode(s) für den septischen Schock (R57.2), falls vorliegend, und für den zeitlichen Bezug des septischen Schocks zur stationären Krankenhausaufnahme (U69.83!–U69.85!)
- Kode für Neutropenie, falls vorhanden (immer **nach** dem Sepsis-Kode!) [DKR 0103x, MD 200, MD 223, FoKA A/B-002]

Siehe hierzu MD-Empfehlungen Nr. 200 (Sepsis und Pneumonie) und 223 (Harnwegsinfekt und Sepsis).

Für 2023 wurden etliche Kodes für disseminierte oder generalisierte Infektionserkrankungen durch Viren, Protozoen und Pilze an 5. Stelle differenziert, um zusätzlich spezifische Sepsiskodes zu schaffen. Daher müssen die bisher für Sepsis verwendeten Schlüssel nicht mehr angewandt werden, bleiben aber für nicht septisch, aber disseminiert bzw. generalisiert verlaufende Infektionen bestehen.

Folgende Sepsiskodes stehen zur Verfügung (Auswahl):

Kode	Bezeichnung
A02.1	Salmonellensepsis
A32.7	Listeriensepsis
A39.2	Akute Meningokokkensepsis
A39.3	Chronische Meningokokkensepsis
A40.0	Sepsis durch Streptokokken Gruppe A

Kode	Bezeichnung
A40.1	Sepsis durch Streptokokken Gruppe B
A40.2	Sepsis durch Streptokokken Gruppe D und Enterokokken
A40.3	Sepsis durch Streptococcus pneumoniae (Pneumokokken)
A40.8	Sepsis durch sonstige Streptokokken
A41.0	Sepsis durch Staphylococcus aureus
A41.1	Sepsis durch sonstige näher bez. Staphylokokken
A41.2	Sepsis durch nicht näher bez. Staphylokokken
A41.3	Sepsis durch Haemophilus influenzae
A41.4	Sepsis durch Anaerobier
A41.51	Sepsis durch Escherichia coli
A41.52	Sepsis durch Pseudomonas
A41.58	Sepsis durch sonstige gramnegative Erreger
A41.8	Sonstige näher bez. Sepsis
A41.9	Sepsis, nicht näher bez., Sepsis bei unbekanntem Erreger
R57.2	Septischer Schock
B00.70	Sepsis durch Herpesviren
B34.80	Sepsis durch Viren, anderenorts nicht klassifiziert
B37.7	Candida-Sepsis
B38.70	Sepsis durch Coccidioides
B39.30	Sepsis durch Histoplasma capsulatum
B40.70	Sepsis durch Blastomyces
B41.70	Sepsis durch Paracoccidioides
B42.70	Sepsis durch Sporothrix
B44.70	Aspergillus-Sepsis [nicht mehr disseminierte Aspergillose, generalisierte Aspergillose (B44.78)!]
B45.70	Sepsis durch Cryptococcus
B46.40	Sepsis durch Mucorales

Kode	Bezeichnung
B48.80	Sepsis durch Pilze, anderenorts nicht klassifiziert
B58.90	Sepsis durch Toxoplasmen
B60.80	Sepsis durch Protozoen, anderenorts nicht klassifiziert
T80.2	Sepsis nach Infusion, Transfusion oder Injektion zu therapeutischen Zwecken
T81.4	Sepsis nach medizinischen Maßnahmen
T88.0	Sepsis nach Impfung

Gegebenenfalls ist ein weiterer Kode für den Erreger einzugeben. Sepsis bei Schwangerschaft, Geburt und Neugeborenen hat eigene Kodes. Die Kodierregeln in DKR 0103 zur Sepsis sind seit 2024 unverändert.

Anmerkung: Der irreführende Kode J95.0 für eine „Sepsis des Tracheostomas" wurde 2025 geändert, da er nicht mit den neuen Kodierregeln in Einklang steht, und 2026 um eine 6. Stelle ergänzt. Stattdessen wird nun mit dem Kode J95.01 eine Infektion des Tracheostomas verschlüsselt (weitere Kodes für andere Störungen eines Tracheostomas, z. B. Blutung oder Obstruktion). Sollte aus einer Infektion des Tracheostomas eine Sepsis entstehen, wären erst dann die hier beschriebenen Kodierregeln anzuwenden.

Die Diagnose **Sepsis** hat nicht nur einen hohen CCL-Wert, sondern führt als Nebendiagnose in einigen Basis-DRGs (R61, R63, T01, Y02) meist in eine höher bewertete DRG. Als Hauptdiagnose triggert Sepsis in die Basis-DRG T60. Daher sollten die Kodes für Sepsis streng nach gültiger Definition und bei entsprechender Therapie, mindestens auf einer IMC-Station, verwendet werden. Seit 2011 führt eine unspezifische Sepsis mit R65.0, also ohne Organkomplikationen, in eine DRG ohne Sepsis. Dies entspricht bereits der neuen Sepsis-Definition der WHO seit 2017.

Dagegen werden schwere Sepsisformen mit Organkomplikationen in Fallpauschalen mit Sepsis und höherem Erlös münden und unterliegen daher einem verstärkten Prüfungsdruck. Insbesondere in hämatologischen DRGs wurden Sepsis-Kodes in den letzten Jahren wiederholt als Splitkriterien massiv abgewertet und sollten bei Sepsis bald keine Bedeutung mehr haben. Für 2025 erfolgte eine erneute deutliche Abwertung aller SIRS-Kodes systemweit, nicht mehr aber der Sepsiskodes.

Für die **schwere Sepsis** gibt es keinen eigenen Kode und keine Definition, die Fallschwere wird zusätzlich über Eingabe der lebensbedrohlichen Organdysfunktionen erfasst und definiert die Sepsis nach neuer Definition per se.

Für den **septischen Schock** gibt es einen spezifischen Kode. Hier erfolgt die Kodierung gemäß o. g. Definition über

R57.2 Septischer Schock

und ggf. weitere Diagnosen für Infektionen, Erreger, Resistenzen, Zeitpunkt des Auftretens, Komplikationen und Prozeduren, z. B. Nierenversagen, Dialyse, Beatmung usw.

Es besteht definitionsgemäß eine **volumenrefraktäre Hypotonie** oder es sind **Katecholamine** zur Aufrechterhaltung des Kreislaufs notwendig. Die Definition der Hypotonie nach der Arbeitsgruppe Sepsis der European Society of Intensive Care Medicine lautet: Systolischer Blutdruck < 90 mmHg oder mittlerer arterieller Blutdruck < 70 mmHg für mind. 2 Stunden bzw. Einsatz von Vasopressoren (Dopamin > 5 µg/kg/min bzw. Noradrenalin, Adrenalin, Phenylephrin oder Vasopressin in jeder Dosierung) erforderlich, um den systolischen Blutdruck > 90 mmHg oder den arteriellen Mitteldruck > 70 mmHg zu halten. Entscheidend ist ab 2024 die Definition der DKR 0103x, die der Definition der Sepsis-3-Konsensuskonferenz entspricht:

Hinw.: Es liegt ein septischer Schock vor, wenn trotz ausreichender Flüssigkeitszufuhr zusätzlich zur Aufrechterhaltung eines Blutdrucks von 65 mm/HG Vasopressoren eingesetzt werden müssen sowie das Serumlaktat auf über 2 mmol/l ansteigt.

Beispiel

Bronchopneumonie ohne septisches Kreislaufversagen, erfüllt aber die SIRS-Kriterien nur nach alter Definition:

J18.0 Bronchopneumonie, nicht näher bezeichnet
R65.0! SIRS infektiöser Genese ohne Organkomplikationen

Sepsis darf hier nicht kodiert werden, da keine Organkomplikation vorliegt!

Bronchopneumonie mit septischer Kreislaufreaktion, ohne Schock oder Organversagen, ausgelöst durch unbekannten Erreger:

J18.0 Bronchopneumonie, nicht näher bezeichnet
A41.9 Sepsis, nicht näher bezeichnet mit

Die septische Kreislaufreaktion ist im Kode A41.9 bereits enthalten (siehe Kommentare zu R57.2) und wird nicht kodiert.

Pneumonie mit septischer Kreislaufreaktion, mit Schock (katecholaminpflichtig), ausgelöst durch Pseudomonas:

J15.1 Pneumonie durch Pseudomonas
A41.52+ Sepsis durch Pseudomonas
R57.2 Septischer Schock

(zusätzlich ggf. OPS Kodes für Intensivtherapie, Kodes für Auftreten der Sepsis in Bezug auf die stationäre Aufnahme). Ggf. Sepsis auch als HD (siehe nächster Abschnitt). SIRS wird nicht mehr kodiert.

2.1.6 Sepsis als Hauptdiagnose

Immer wieder gibt es Diskussionen über die Verwendung der Sepsis als Hauptdiagnose, da in den meisten Fällen ein Patient nicht mit einer manifesten Sepsis aufgenommen wird, sondern sich diese oft während des Aufenthaltes erst entwickelt. Daher hier eine einfache Regel zur Klärung, ob der Sepsiskode die Hauptdiagnose darstellt:

Sepsis ist die Hauptdiagnose, wenn der Patient

a) mit einer Sepsis nach Abrechnungsdefinition aufgenommen wird und diese als HD den höchsten Ressourcenverbrauch darstellt.

b) der Patient mit einer Infektion aufgenommen wird, aus der sich kontinuierlich das Vollbild der Sepsis entwickelt.

Dagegen ist Sepsis nicht die Hauptdiagnose, wenn der Patient bei Aufnahme weder Sepsis- noch Infektionszeichen hatte, sondern sich diese erst im Laufe des Aufenthaltes entwickelt haben. Dann ist die entsprechende Diagnose, die die Veranlassung für die stationäre Behandlung darstellte, die HD, auch wenn diese ggf. einen geringeren Ressourcenverbrauch als die Sepsis hatte.

2.1.7 Zusatzkode für nosokomial erworbene Sepsis

2023 wurde ein neuer Zusatzkode eingeführt, der analog dem Zusatzkode bei Pneumonie für Qualitätssicherungszwecke den Zeitpunkt des Auftretens der Sepsis in Bezug auf die stationäre Aufnahme erfassen soll. Dieser Kode muss zu jeder Sepsis ergänzend kodiert werden.

Unter einer im Krankenhaus erworbenen (nosokomialen) Sepsis versteht man laut KISS-Definitionen (Definitionen nosokomialer Infektionen für die Surveillance im Krankenhaus-Infektions-Surveillance-System) eine Sepsis, welche frühestens ab dem 3. Kalendertag (= Tag mit dem ersten Symptom der Sepsis) des Krankenhausaufenthaltes auftritt. Zur Vereinfachung wird vorgeschlagen, analog der Regeln bei Pneumonie die 48-Stunden-Grenze ab Aufnahme zu verwenden.

Die Einstufung als im Krankenhaus erworbene Sepsis bedeutet wie auch bei den Pneumonien nicht automatisch, dass ein kausaler Zusammenhang zwischen der medizinischen Behandlung und dem Auftreten der Infektion existiert, es ist auch kein Synonym für ärztliches oder pflegerisches Verschulden.

Die Schlüsselnummern sind nur für vollstationär im Krankenhaus behandelte, erwachsene Personen (18 Jahre und älter) anzugeben.

Die Kodes differenzieren nach Sepsis und septischem Schock sowie nach Zeitpunkt des Auftretens:

U69.80! Nicht-nosokomiale Sepsis
Sepsis, vor dem dritten Kalendertag der Krankenhausaufnahme auftretend

U69.81! Nosokomiale Sepsis
Sepsis, ab dem dritten Kalendertag der Krankenhausaufnahme auftretend

U69.82! Sepsis mit unklarem Zeitpunkt des Beginns mit Bezug zur Krankenhausaufnahme

U69.83! Nicht-nosokomialer septischer Schock
Septischer Schock, vor dem dritten Kalendertag der Krankenhausaufnahme auftretend

U69.84! Nosokomialer septischer Schock
Septischer Schock, ab dem dritten Kalendertag der Krankenhausaufnahme auftretend

U69.85! Septischer Schock mit unklarem Zeitpunkt des Beginns mit Bezug zur Krankenhausaufnahme

2.1.8 Zusatzkode für Zustand nach Sepsis

2026 wurde als weiterer Zusatzkode U70.1! für einen Zustand nach Sepsis eingeführt. Diese Schlüsselnummer ist zusätzlich zu verwenden, wenn bei neu aufgetretenen, anderenorts klassifizierten somatischen Zuständen, kognitiven oder psychischen Störungen angegeben werden soll, dass diese nach einer Sepsis als Manifestation des Post-Sepsis-Syndroms (PSS) auftreten. Der Kode kann ab einem Lebensalter von 1 Jahr angegeben werden.

Manifestationen eines PSS sind von Zuständen zu unterscheiden, die maßgeblich auf eine chronische Grunderkrankung zurückzuführen sind.

Die Schlüsselnummer dient somit in der Qualitätssicherung zur Darstellung des Zusammenhangs möglicher Folgezustände einer Sepsis. Analog wurde auch mit U70.0! ein neuer Schlüssel für den Zustand nach intensivmedizinischer Behandlung geschaffen.

2.1.9 Bakterielle und virale Infektionen (außer Atemwege)

Aufgrund der Vielzahl an Kodes für bakterielle Infektionen sollen hier nur einige häufige Kodes, die intensivmedizinisch relevant sind, aufgelistet werden. Angaben zu Pneumonien folgen im Kapitel 2.1.10.

Auch hier gilt: Immer Keim und Fokus kodieren!

Kode	Bezeichnung
Magen-Darminfektionen	
A02.0	Salmonellenenteritis
A04.0	Darminfektion durch enteropathogene E. coli
A04.1	Darminfektion durch enterotoxinbildende E. coli
A04.2	Darminfektion durch enteroinvasive E. coli
A04.3	Darminfektion durch enterohaemorrhagische E. coli (EHEC)
A04.4	Sonstige Darminfektion durch E. coli
A04.5	Enteritis durch Campylobacter
A04.6	Enteritis durch Yersinia enterocolitica
A04.7-	Enterokolitis oder Lebensmittelvergiftung durch Clostridium difficile, Pseudomembranöse Kolitis
A04.70	Enterokolitis durch Clostridium difficile ohne Megakolon, ohne sonstige Organkomplikationen
A04.71	Enterokolitis durch Clostridium difficile ohne Megakolon, mit sonstigen Organkomplikationen

Kode	Bezeichnung
A04.72	Enterokolitis durch Clostridium difficile mit Megakolon, ohne sonstige Organkomplikationen
A04.73	Enterokolitis durch Clostridium difficile mit Megakolon, mit sonstigen Organkomplikationen
A04.79	Enterokolitis durch Clostridium difficile, nicht näher bezeichnet
A04.8	Sonstige näher bezeichnete bakterielle Darminfektionen
A06.0	Akute Amöbenruhr
A07.1	Giardiasis (Lambliasis)
A08.0	Enteritis durch Rotaviren
A08.1	Enteritis durch Norwalkviren
A08.2	Enteritis durch Adenoviren
A08.2	Enteritis durch sonstige Viren
A08.5	Sonstige näher bez. Darminfektion
A09.0	Sonstige und nicht näher bezeichnete Gastroenteritis und Kolitis infektiösen Ursprungs
A09.9	Sonstige und nicht näher bezeichnete Gastroenteritis und Kolitis nicht näher bezeichneten Ursprungs, neonatale Diarrhoe o.n.A.
K65.0	Akute Peritonitis (plus Erregerkode aus B95–B97)
K35.0	Akute Appendizitis mit diffuser Peritonitis (plus Erregerkode aus B95–B97)
K35.1	Akute Appendizitis mit Peritonealabszess (plus Erregerkode aus B95–B97)
Hepatitis Nur akute Verlaufsformen, für chronische Hepatitis, Folgezustände und Keimträger gibt es eigene Kodes	
B00.8	Hepatitis durch Herpesviren (HSV) (mit K77.0*)
B25.1	Hepatitis durch CMV (mit K77.0*)
B15.0	Akute Virushepatitis A mit Coma hepaticum
B15.9	Akute Virushepatitis A ohne Coma hepaticum
B16.0	Akute Virushepatitis B mit Deltavirus mit Coma hepaticum

Kode	Bezeichnung
B16.1	Akute Virushepatitis B mit Deltavirus ohne Coma hepaticum
B16.2	Akute Virushepatitis B ohne Deltavirus mit Coma hepaticum
B16.9	Akute Virushepatitis B ohne Deltavirus ohne Coma hepaticum
B17.1	Akute Virushepatitis C
B17.2	Akute Virushepatitis E
B58.1	Hepatitis durch Toxoplasmen (mit K77.0*)
Urogenitale Infektionen	
N30.0	Akute Zystitis (plus Keim aus B95–B97)
T83.5	Harnwegsinfekt durch Dauerkatheter (plus Keim aus B95–B97)
N10	Akute tubulointerstitielle Nephritis (plus Keim aus B95–B97)
N20.9	Pyelonephritis bei Harnsteinen (plus Keim aus B95–B97)
N15.10	Nierenabszess
N15.11	Perinephritischer Abszess
N30.0	Akute Zystitis (plus Keim aus B95–B97)
N34.0	Harnröhrenabszess (plus Keim aus B95–B97)
Haut- und Weichteilinfekte (ohne Pilze, siehe dort)	
Wundinfekte (alle plus Erreger aus B95–B97)	
L00.0	SSS-Syndrom bis 30 % KOF
L00.1	SSS-Syndrom 30 % KOF oder mehr
L02.0	Hautabszess Gesichtshaut
L02.1	Hautabszess Hals
L02.2	Hautabszess Rumpf
L02.3	Hautabszess Gesäß
L02.4	Hautabszess Extremitäten, Schulter, Hüfte, Achselhöhle
L02.8	Hautabszess sonstige (Kopf außer Gesicht)
L03.01	Phlegmone an Fingern
L03.02	Phlegmone an Zehen
L03.10	Phlegmone an oberer Extremität

Kode	Bezeichnung
L03.11	Phlegmone an unterer Extremität
L03.2	Phlegmone im Gesicht
L03.3	Phlegmone am Rumpf
A46	Erysipel
T79.3	Posttraumatische Wundinfektion
T80.2	Infektion nach Infusion, Injektion, Transfusion
T81.4	Infektion nach Eingriff
T82.6	Infektion einer Herzklappenprothese
T82.74	ZVK-Infekt
T82.75	PORT-Infektion
T83.5	Harnwegsinfekt durch Dauerkatheter
T84.5	Infektion durch Gelenkendoprothese
T84.6	Infektion durch interne Osteosynthesevorrichtung
T85.71	Infektion und entzündliche Reaktion durch Katheter zur Peritonealdialyse
T85.72	Infektion und entzündliche Reaktion durch interne Prothesen, Implantate oder Transplantate im Nervensystem
T85.78	Infektion und entzündliche Reaktion durch sonstige interne Prothesen, Implantate oder Transplantate
T89.02	Infektion einer offenen Wunde (Trauma) 6. Stelle jeweils Lokalisation [0–9]
M86.0-	Akute hämatogene Osteomyelitis
M86.1-	Akute sonstige Osteomyelitis
M60.0-	Infektiöse Myositis
M00.0-	Eitrige Arthritis durch Staphylokokken
M00.1-	Eitrige Arthritis durch Pneumokokken
M00.2-	Eitrige Arthritis durch sonstige Streptokokken
M00.8-	Eitrige Arthritis durch sonstige näher bez. bakt. Erreger
M72.6-	Nekrotisierende Fasciitis

Kode	Bezeichnung
Sonstige Infektionen, Infektionen am Herzen	
A48.3	Syndrom des toxischen Schocks
B26.8†	Mumps-Myokarditis
B27.0	Mononukleose durch EBV
B27.1	Mononukleose durch CMV
I30.1	Infektiöse Perikarditis
I32.0*	Perikarditis bei andernorts klassifizierten bakt. Erkrankungen
I32.1*	Perikarditis bei sonstigen andernorts klassifizierten infektiösen und parasitären Erkrankungen
I33.0	Akute infektiöse Endokarditis
I39.-*	Endokarditis bei andernorts klassifizierten Erkrankungen 4. Stelle: Herzklappe [0–8]
T82.6	Infektion einer Herzklappenprothese
I40.0	Infektiöse (septische) Myokarditis
I41.0*	Myokarditis bei andernorts klassifizierten bakt. Erkrankungen
I41.1*	Myokarditis bei andernorts klassifizierten Viruskrankheiten
I41.2*	Myokarditis bei andernorts klassifizierten infektiösen und parasitären Erkrankungen
J09†	Myokarditis (akut): zoonotisch oder pandemisch, Virus nachgewiesen
J10.8†	Myokarditis (akut): saisonale Influenzaviren nachgewiesen
J11.8†	Myokarditis (akut): nicht näher bezeichnet oder spezifische Viren nicht nachgewiesen
ZNS-Infektionen	
	Meningitis-Kodes siehe Kapitel 2.7
G04.0	Akute disseminierte Enzephalitis
G04.2	Bakterielle Meningoenzephalitis
G05.0*	Enzephalitis, Myelitis und Myeloenzephalitis bei andernorts klassifizierten bakt. Erkrankungen

Kode	Bezeichnung
G05.1*	Enzephalitis, Myelitis und Myeloenzephalitis bei andernorts klassifizierten Viruskrankheiten
G05.2*	Enzephalitis, Myelitis und Myeloenzephalitis bei andernorts klassifizierten infektiösen und parasitären Erkrankungen
G06.0	Intrakranieller Abszess
G06.1	Intraspinaler Abszess
G06.2	Extraduraler und subduraler Abszess
G07*	Hirnabszesse bei andernorts klassifizierten Erkrankungen
T85.78	Shuntinfektion

2.1.10 Bakterielle und virale Pneumonie, Atemwegserkrankungen

Bakterielle Pneumonie

Kode	Bezeichnung
A31.0	Infektionen der Lunge durch sonstige Mykobakterien
A42.0+	Aktinomykose der Lunge (mit J17.0*)
A48.1	Legionellose mit Pneumonie, Legionellenpneumonie
J13	Pneumonie durch Streptokokkus pneumoniae
J14	Pneumonie durch Haemophilus influenzae
J15.0	Pneumonie durch Klebsiella pneumoniae
J15.1	Pneumonie durch Pseudomonas
J15.2	Pneumonie durch Staphylokokken
J15.3	Pneumonie durch Streptokokken Gruppe B
J15.4	Pneumonie durch sonstige Streptokokken
J15.5	Pneumonie durch E. coli
J15.6	Pneumonie durch andere aerobe gramnegative Bakterien
J15.7	Pneumonie durch Mykoplasma pneumoniae
J15.8	Sonstige bakterielle Pneumonie (plus Keim aus B95–B97)
J16.0	Pneumonie durch Clamydien
J16.8	Pneumonie durch sonstige näher bez. Infektionserreger
J18.0	Bronchopneumonie, nicht näher bez.

Kode	Bezeichnung
J18.1	Lobärpneumonie, nicht näher bez.
J18.8	Atypische Pneumonie, nicht näher bez., Interstit. Pneumonie, nicht näher bez.
J18.9	Pneumonie, nicht näher bez.
J85.0	Gangrän und Nekrose der Lunge
J85.1	Lungenabszess mit Pneumonie (plus Keim aus B95–B97)
J85.2	Lungenabszess ohne Pneumonie (plus Keim aus B95–B97)
J85.3	Abszess des Mediastinums (plus Keim aus B95–B97)
J86.0	Pyothorax mit Fistel (plus Keim aus B95–B97)
J86.1	Pyothorax ohne Fistel (plus Keim aus B95–B97)
J44.0-	COPD mit akuter Infektion der unteren Atemwege 6. Stelle: FEV1 in % des Sollwertes
J69.0	Aspirationspneumonie

Gegebenenfalls muss noch ein zusätzlicher Kode für den Erreger und/oder eine Resistenz eingegeben werden.

Pneumonie durch virale und andere Erreger

Kode	Bezeichnung
B01.2+	Varizellen-Pneumonie (mit J17.1*)
B05.2+	Pneumonie bei Masern (mit J17.1*)
B25.0+	Pneumonie durch CMV (mit J17.1*)
B58.3+	Toxoplasmose der Lunge (mit J17.3*)
B48.5+	Pneumonie durch PC (mit J17.2*)[1)] Pneumozystose (mit J17.2*) Plasmazelluläre interstitielle Pneumonie Pneumonie durch Pneumocystis carinii bzw. Pneumocystis jirovecii
J09	Grippe durch zoonotische oder pandemische nachgewiesene Influenzaviren [zusätzliche Schlüsselnummer aus U69.22!-24! zur Angabe des Influenzavirus]

Kode	Bezeichnung
J10.0	Grippe mit Pneumonie, saisonale Influenzaviren nachgewiesen
J11.0	Grippe mit Pneumonie, Viren nicht nachgewiesen
J12.0	Pneumonie durch Adenoviren
J12.1	Pneumonie durch RS-Viren
J12.2	Pneumonie durch Parainfluenzaviren
J12.8	Pneumonie durch sonstige Viren (auch im Rahmen von COVID-19, dann mit U07.1!)

1) Die Pneumozystose wurde klassifikatorisch 2019 zu den Mykosen verschoben, weshalb auch der entsprechende Sternkode von J17.3 zu J17.2 verschoben werden musste.

Gegebenenfalls muss noch ein zusätzlicher Kode für den Erreger und/oder eine Resistenz eingegeben werden.

Bei den Kodes für Pneumonien ist die Ateminsuffizienz noch nicht enthalten. Kommt es also zu einer Ateminsuffizienz, welche therapeutische Maßnahmen erfordert (mind. Sauerstoffgabe), kann zusätzlich

J96.0.- Akute respiratorische Insuffizienz, andernorts nicht klassifiziert
5. Ziffer 0: Typ I [hypoxisch]
5. Ziffer 1: Typ II [hyperkapnisch]
5. Ziffer 9: Typ nicht näher bezeichnet

kodiert werden (siehe MD-Empfehlung Nr. 37). Dagegen sind alle sonstigen Symptome der Pneumonie wie Husten, Fieber oder Auswurf bereits enthalten und dürfen nicht mehr eigens kodiert werden.

Ab wann genau der Kode J96.0* zusätzlich zu einer Pneumonie kodiert werden darf, wurde am 30.09.2020 durch den Bundesschlichtungsausschuss entschieden: Eine respiratorische Insuffizienz (J96.-) kann kodiert werden, wenn bei Vorliegen diesbezüglich bestehender klinischer Zeichen (ein oder mehrere) unter

Raumluft (sofern der Zustand des Patienten eine Messung unter Raumluft zulässt):

- eine pathologisch veränderte arterielle oder kapilläre Blutgasanalyse (z. B. Sauerstoffsättigung oder eine Hyperkapnie oder Hypoxämie (gemäß den Normwerten des verwendeten Analysegerätes) vorliegt oder
- eine erniedrigte Sauerstoffsättigung ≤ 92 % (nur bei Messung durch eine periphere Pulsoxymetrie) gemessen wurde.
- Weiterhin gibt es ein Urteil des SG Koblenz, welches die Kodierung bereits ab einer Sauerstoffsättigung von 89 %, die auf einen erniedrigten Sauerstoffpartialdruck zurückzuführen ist, bejaht (AZ S 12 KR 598/15). Dieses Urteil ist durch die SAB-Entscheidung nun jedoch obsolet.

Die Kodes aus J96.0 und J96.1 wurden 2026 in der CCL-Matrix abgewertet.

Weitere Atemwegsinfekte

Kode	Bezeichnung
Jeweils plus Keim aus B95–B97 und bei Resistenzen U80-U85	
J02.0	Akute Streptokokkenpharyngitis
J02.8	Akute Pharyngitis durch sonstige näher bez. Erreger
J03.0	Akute Streptokokkentonsillitis Inkl.: Rezidivierende Tonsillitis mit bestehender akut-entzündlicher Episode
J03.8	Akute Tonsillitis durch sonstige näher bez. Erreger
J04.0	Akute Laryngitis
J04.1	Akute Tracheitis
J04.2	Akute Laryngotracheitis
J06.0	Akute Laryngopharyngitis
J05.1	Akute Epiglottitis
J20.-	Akute Bronchitis 5. Stelle: Erreger

Kode	Bezeichnung
J21.0	Akute Bronchiolitis durch RS-Viren
J21.8	Akute Bronchiolitis, sonst. näher bez. Erreger
J36	Peritonsillarabszess
J95.01	Infektion des Tracheostomas

2.1.11 Pilzinfektionen

Die Diagnostik einer invasiven Pilzinfektion ist schwierig und gelingt nur in seltenen Fällen. Für die Kodierung ist v.a. der betriebene therapeutische Aufwand relevant. Daher kann eine Pilzinfektion auch dann kodiert werden, wenn kein definitiver Nachweis gelingt (Kodierregel D008b bei Behandlung von Verdachtsfällen).

Aspergillose

Im Gegensatz zu bakteriellen Infektionen gibt es für Pilzinfektionen verschiedene Evidenzniveaus, aber selten einen gesicherten Nachweis:

1. Gesicherte Pilzinfektion (proven) mit histologischem Nachweis aus der Lunge oder Biopsie mit Nachweis aus normalerweise sterilem Gewebe; dies gelingt bei hämatoonkologischen Patienten nur in ca. 5 % der Fälle.
2. Wahrscheinliche (Probable) invasive Pilzinfektion. Dazu braucht es
   a) das klinische Risiko (z.B. Immunsuppression, meist vorhanden)
   b) eine entsprechende Bildgebung mit V.a. Pilzinfektion (häufige Verdachtsdiagnose der Radiologie)
   c) einen mikrobiologischen Hinweis, z.B. einen positiven Galaktomannan-Test, einen zytologischen Hinweis auf Aspergillen aus der BAL o.ä.
3. Mögliche (Possible) invasive Pilzinfektion, wie unter 2. beschrieben aber nur die Punkte a) und b) erfüllend.

Meist werden auch schon mögliche Pilzinfektionen wie eine gesicherte Infektion therapiert, sodass nach Verdachtsdiagnoseregelung die Kodierung erfolgen kann. Diskussionen mit dem MD sind trotzdem wahrscheinlich.

Bisher ist Konsens, bei Risikopatienten mit positiver Bildgebung für eine Pilzpneumonie und einer entsprechenden Therapie auch einen Kode für Pilzpneumonie zu verwenden.

Um eine gewisse Abstufung der Diagnosensicherheit auch jetzt schon zu gewährleisten, hat sich entsprechend folgendes Vorgehen etabliert:

Bei *nachgewiesener invasiver Aspergillose* (histologisch Gewebsinvasion durch Pilzhyphen oder kulturell Aspergillen in Material, das durch eine invasive diagnostische Maßnahme gewonnen wurde) werden die Kodes

B44.0 *Invasive Aspergillose der Lunge*
*J17.2** *Pneumonie bei Mykosen*

benutzt.

Bei einer *wahrscheinlichen invasiven Aspergillose*

Nachweis von neuen Rundherden oder Kavernen in einem Röntgen-Thorax

- HR-CT passend zum Bild einer Aspergillose (z. B. Halo-Zeichen) bei Patient mit Risikofaktoren (z. B. Neutropenie) wird

B44.1 *Sonstige Aspergillose der Lunge*
*J17.2** *Pneumonie bei Mykosen*

kodiert. Zusäzlich sollte ein mikrobiologisches Kriterium vorhanden sein (zytologischer, mikroskopischer oder kultureller Nachweis eines Schimmelpilzes), oder erhöhtes Galaktomannan oder ß-D-Glucan.

Disseminierte und septische Verläufe mit klinischem Befall mehrerer Organe und Antigen-Nachweis bzw. positiver Histologie oder Anzucht von Aspergillen aus der Blutkultur werden mit

B44.70 Aspergillus-Sepsis

B44.78 Disseminierte Aspergillose, generalisierte Aspergillose

kodiert.

Die normale antiinfektive Eskalation bei länger dauerndem neutropenischem Fieber ohne klinischen und/oder laborchemischen/radiologischen Hinweis auf Pilzinfektion wird diagnoseseitig **nicht** kodiert. Allenfalls kann der Kode B49 verwendet werden. Erfahrungsgemäß kommen in dieser Situation Antimykotika empirisch nur sehr kurz zur Anwendung, da mit Rekonstitution oft eine Entfieberung erfolgt. Für die teuren Antimykotika können Zusatzentgelte als Prozeduren kodiert werden.

Hitliste Pilzinfektionen

Die Mykosen werden mit Ziffern aus den Kapiteln B35 bis B49 kodiert. Dabei sind für die stationäre Behandlung hauptsächlich hämatologischer und onkologischer Patienten v.a. die Kodes für Aspergillosen und Candidosen relevant. Bei Vorliegen einer Pilzinfektion ist immer auch zu prüfen, ob zusätzlich Ziffern für Immunkompromittierung, Neutropenie, Antikörpermangel u.ä. zu kodieren sind.

Folgende Kodes sind relevant:

Kode	Bezeichnung
Candidosen	
B37.0	Candida-Stomatitis, Mundsoor
B37.1+	Candidose der Lunge mit J17.2* Pneumonie bei Mykosen
B37.2	Candidose der Haut und Nägel
B37.3+	Candidose der Vulva und Vagina, Vaginal-Soor mit N77.1* Vaginitis/Vulvitis bei andernorts klassifizierten Krankheiten

Kode	Bezeichnung
B37.4+	Candida-Balanitis mit N51.2* Balanitis bei andernorts klassifizierten Krankheiten
B37.4+	Candida-Urethritis mit N37.0* Urethritis
B37.5+	Candida-Meningitis mit G02.1* Meningitis bei andernorts klassifizierten Mykosen
B37.6+	Candida-Endokarditis mit I39.-* Endokarditis bei andernorts klassifizierten Krankheiten [Klappen]
B37.7	Candida-Sepsis
B37.81	Candida-Ösophagitis
B37.88	Candidose an sonstigen Lokalisationen
B37.88+	Candida-Arthritis mit M01.6-* Arthritis bei Mykosen
Aspergillosen	
B44.0+	Invasive Aspergillose der Lunge mit J17.2* Pneumonie bei Mykosen
B44.1+	Sonstige Aspergillose der Lunge mit J17.2* Pneumonie bei Mykosen
B44.2	Aspergillose der Tonsillen
B44.70	Aspergillus-Sepsis
B44.78	Disseminierte Aspergillose, generalisierte Aspergillose
B44.8	Sonstige Formen der Aspergillose
B44.8+	Aspergillose äußerer Gehörgang mit H62.2* Otitis externa bei andernorts klassifizierten Mykosen
B44.8+	Aspergillus-Meningitis mit G02.1* Meningitis bei andernorts klassifizierten Mykosen
B44.8+	Aspergillus-Arthritis mit M01.6-* Arthritis bei Mykosen

Kode	Bezeichnung
Sonstige	
B48.7	Mykosen durch opportunistisch-pathogene Pilze [zur Kodierung seltener Pilzinfekte unter Immunsuppression, in längerer Aplasie nach Chemo- oder Strahlentherapie]
B46.0	Mukormykose der Lunge
B46.1	Rhinozerebrale Mukormykose
B46.3	Mukormykose der Haut
B46.48	Disseminierte Mukormykose [nicht Sepsis (B46.40)]
B45.0	Kryptokokkose der Lunge
B45.1	Kryptokokkose der Hirnhäute und des Gehirns
B45.1+	Meningitis durch Kryptokokkosen (mit G02.1*)
B45.2	Kryptokokkose der Haut
B45.78	Disseminierte Kryptokokkose [nicht Sepsis (B45.70)]

Hinw.: Bei Z. n. Organ- oder Stammzell-Transplantation wird bei entsprechender Kodierung eine besser vergütete DRG bei Pilzinfekten der Lunge erreicht (Kodierung siehe Kapitel 2.1.10).

2.1.12 CMV-Infekte

Für die exakte Erfassung von CMV-Infektionen fehlen v. a. im Bereich der allogenen Transplantation einige Kodes (z. B. CMV-Retinitis). Kodes für spezifische Infektionen des GI-Traktes wurden 2008 veröffentlicht. Diese sind ab 2011 auch mit CC-Wert versehen und damit unter Umständen erlösrelevant.

Kode	Bezeichnung
Zytomegalie	
B25.0+	Pneumonie durch Zytomegalieviren mit J17.1* Pneumonie bei andernorts klassifizierten Viruskrankheiten

Kode	Bezeichnung
J20.8	CMV-Bronchitis
B25.1+	Hepatitis durch Zytomegalieviren mit K77.0* Leberkrankheiten bei andernorts klassifizierten infektiösen und parasitären Krankheiten
B25.2+	Pankreatitis durch Zytomegalieviren mit K87.1* Leberkrankheiten bei andernorts klassifizierten Krankheiten
B25.80+	CMV-Ösophagitis mit K23.8* Krankheiten des Ösophagus bei sonstigen andernorts klassifizierten Krankheiten
B25.80+	CMV-Gastritis, CMV-Ileitis, CMV-Kolitis mit K93.8* Krankheiten sonstiger näher bez. Verdauungsorgane bei andernorts klassifizierten Krankheiten
B25.88	Sonstige Zytomegalie [auch die therapiebedürftige symptomlose Reaktivierung nach allogener TPL]
B25.88	CMV-Retinitis mit H32.0* Chorioretinitis bei andernorts klassifizierten infektiösen und parasitären Krankheiten
B25.8+	CMV-Enzephalitis, -Myelitis und -Enzephalomyelitis mit G05.1* Enzephalitis, Myelitis und Enzephalomyelitis bei andernorts klassifizierten Viruskrankheiten

Hinw.: Bei Z. n. Organ- oder Stammzell-Transplantation wird bei entsprechender Kodierung eine besser vergütete DRG bei Virusinfekten erreicht (Kodierung siehe Kapitel 2.1.10).

2.1.13 Infektionen bei Zustand nach Transplantation

Stationäre Behandlungen werden wegen Infektkomplikationen bei Zustand nach Organtransplantation deutlich besser vergütet. Es handelt sich um folgende (Basis)-DRGs:

A07D, A09E, A11G, A13C/F	[Beatmungs- und Intensiv-DRGs]
E77	Andere Infektionen und Entzündungen der Atmungsorgane bei Zustand nach Organtransplantation
E79A	Infektionen und Entzündungen der Atmungsorgane
F61A	Infektiöse Endokarditis mit komplizierender Diagnose
G02, G03, G16, G18, G38	[Diverse GI-Eingriffe]
G48A	Koloskopie mit äußerst schweren oder schweren CC [...] bei Zustand nach Organtransplantation
G67A	Ösophagitis, Gastroenteritis
K62	Verschiedene Stoffwechselerkrankungen
T01	OR-Prozedur bei infektiösen und parasitären Krankheiten bei Zustand nach Organtransplantation
T60A-C	Sepsis mit komplizierender Konstellation oder bei Zustand nach Organtransplantation
T63A	Virale Erkrankung bei Zustand nach Organtransplantation
T64	Andere infektiöse und parasitäre Krankheiten

Diese DRGs werden angesteuert durch Eingabe einer passenden (Infektions-)Diagnose als Hauptdiagnose und die Eingabe von einem der Nebendiagnose-Kodes.

Z94.0	*Zustand nach Nierentransplantation*
Z94.1	*Zustand nach Herztransplantation*
Z94.2	*Zustand nach Lungentransplantation*
Z94.3	*Zustand nach Herz-Lungentransplantation*
Z94.4	*Zustand nach Lebertransplantation*
Z94.5	*Zustand nach Hauttransplantation*
Z94.6	*Zustand nach Knochentransplantation*
Z94.80	*Zustand nach hämatopoetischer Stammzelltransplantation ohne gegenwärtige Immunsuppression*

Z94.81 Zustand nach hämatopoetischer Stammzelltransplantation mit gegenwärtiger Immunsuppression
Z94.88 Zustand nach sonstiger Organ- oder Gewebetransplantation als Nebendiagnose.

2.1.14 Erreger-Resistenzen

Auf Wunsch der Anwender hat dasBfArM eine Kodiermöglichkeit für resistente Keime geschaffen. 2013 wurden die Kodes weiter differenziert, entsprechend den neuen Resistenzspektren der Keime. 2-, 3- und 4-MRGN entsprechend der KRINKO-Empfehlungen (Bundesgesundheitsblatt 2012, 55:1311-1354 bzw. Epidemiologisches Bulletin 2013:423 (2MRGN NeoPäd) lassen sich seit 2017 nun endlich genau verschlüsseln. Daneben wurden weitere Keime in die Liste aufgenommen und die Liste neu sortiert. In U80 sind nun ausschließlich grampositive, in U81 gramnegative Keime zu verschlüsseln. 2023 wurden die Kodes für Pilzresistenzen (U83.-!) komplett überarbeitet.

Diese Kodes dürfen nur ergänzend zu Infektionen kodiert werden. Die Kodes aus B95–B97 werden zusätzlich verwendet, wenn sie eine weitere beschreibende Information beisteuern.

Kode	Bezeichnung
Erreger mit bestimmten Resistenzen (Auswahl)	
U80!	**Grampositive Erreger**
U80.00!	Staphylococcus aureus mit Resistenz gegen Oxacillin oder Methicillin [MRSA Staphylococcus aureus mit Resistenz gegen Oxacillin oder Methicillin und ggf. gegen Glykopeptid-Antibiotika, Chinolone, Streptogramine oder Oxazolidinone
U80.01!	Staphylococcus aureus mit Resistenz gegen Glykopeptid-Antibiotika, Chinolone, Streptogramine oder Oxazolidinone und ohne Resistenz gegen Oxacillin oder Methicillin

Kode	Bezeichnung
U80.10!	Streptococcus pneumoniae mit Resistenz gegen Penicillin oder Oxacillin Streptococcus pneumoniae mit Resistenz gegen Penicillin oder Oxacillin und ggf. gegen Makrolid-Antibiotika, Oxazolidinone oder Streptogramine
U80.11!	Streptococcus pneumoniae mit Resistenz gegen Makrolid-Antibiotika, Oxazolidinone oder Streptogramine und ohne Resistenz gegen Penicillin oder Oxacillin
U80.20!	Enterococcus faecalis mit Resistenz gegen Glykopeptid-Antibiotika Enterococcus faecalis mit Resistenz gegen Glykopeptid-Antibiotika und gegen Oxazolidinone oder Streptogramine Enterococcus faecalis mit Resistenz gegen Glykopeptid-Antibiotika und mit High-Level-Aminoglykosid-Resistenz
U80.21!	Enterococcus faecalis mit Resistenz gegen Oxazolidinone oder mit High-Level-Aminoglykosid-Resistenz und ohne Resistenz gegen Glykopeptid-Antibiotika
U80.30!	Enterococcus faecium mit Resistenz gegen Glykopeptid-Antibiotika Enterococcus faecium mit Resistenz gegen Glykopeptid-Antibiotika und gegen Oxazolidinone oder Streptogramine Enterococcus faecium mit Resistenz gegen Glykopeptid-Antibiotika und mit High-Level-Aminoglykosid-Resistenz
U80.31!	Enterococcus faecium mit Resistenz gegen Oxazolidinone oder Streptogramine oder mit High-Level-Aminoglykosid-Resistenz und ohne Resistenz gegen Glykopeptid-Antibiotika
U80.8!	Sonstige grampositive Bakterien mit Multiresistenz gegen Antibiotika Hinweis: Es ist nur noch eine Sensitivität gegen nicht mehr als zwei der Antibiotika-Substanzgruppen nachweisbar, gegen die die Erreger typischerweise empfindlich sind.
U81!	**Gramnegative Erreger**
U81.0	**Enterobacterales mit Multiresistenz 2MRGN NeoPäd [nur bei Patienten bis Vollendung 14. Lebensjahr kodierbar]**
U81.00!	Escherichia coli mit Multiresistenz 2MRGN NeoPäd

Kode	Bezeichnung
U81.01!	Klebsiella pneumoniae mit Mulitresistenz 2MRGN NeoPäd
U81.02!	Klebsiella oxytoca mit Multiresistenz 2MRGN NeoPäd
U81.03!	Sonstige Klebsiellen mit Multiresistenz 2MRGN NeoPäd
U81.04!	Enterobacter-cloacae-Komplex mit Multiresistenz 2MRGN NeoPäd
U81.05!	Citrobacter-freundii-Komplex mit mit Multiresistenz 2MRGN NeoPäd
U81.06!	Serratia marcescens mit Multiresistenz 2MRGN NeoPäd
U81.07!	Proteus mirabilis
U81.08!	Sonstige Enterobacterales mit Multiresistenz 2MRGN NeoPäd
U81.1	**Pseudomonas und Acinetobacter mit Multiresistenz 2MRGN NeoPäd [nur bei Patienten bis Vollendung 14. Lebensjahr]**
U81.10!	Pseudomonas aeruginosa mit Multiresistenz 2MRGN NeoPäd
U81.11!	Acinetobacter-baumannii-Gruppe mit Multiresistenz 2MRGN NeoPäd
U81.2	**Enterobacterales mit Multiresistenz 3MRGN**
U81.20!	Escherichia coli mit Multiresistenz 3MRGN
U81.21!	Klebsiella pneumoniae mit Multiresistenz 3MRGN
U81.22!	Klebsiella oxytoca mit Multiresistenz 3MRGN
U81.23!	Sonstige Klebsiella mit Multiresistenz 3MRGN
U81.24!	Enterobacter-cloacae-Komplex mit Multiresistenz 3MRGN
U81.25!	Citrobacter-freundii-Komplex mit Multiresistenz 3MRGN
U81.26!	Serratia marcescens mit Multiresistenz 3MRGN
U81.27!	Proteusmirabilis mit Multiresistenz 3MRGN
U81.28!	Sonstige Enterobacterales mit Multiresistenz 3MRGN
U81.3	**Pseudomonas und Acinetobacter mit Multiresistenz 3MRGN**
U81.30!	Pseudomonas aeruginosa mit Multiresistenz 3MRGN

Kode	Bezeichnung
U81.31!	Acinetobacter baumannii-Gruppe mit Multiresistenz 3MRGN
U81.4	**Enterobacterales mit Multiresistenz 4MRGN**
U81.40!	Eschericha coli mit Multiresistenz 4MRGN
U81.41!	Klebsiella pneumoniae mit Multiresistenz 4MRGN
U81.42!	Klebsiella oxytoca mit Multiresistenz 4MRGN
U81.43!	Sonstige Klebsiellen mit Multiresistenz 4MRGN
U81.44!	Enterobacter-cloacae-Komplex mit Multiresistenz 4MRGN
U81.45!	Citrobacter-freundii-Komplex mit Multiresistenz 4MRGN
U81.46!	Serratia marcescens mit Multiresistenz 4MRGN
U81.47!	Proteus mirabilis mit Multiresistenz 4MRGN
U81.48!	Sonstige Enterobacterales mit Multiresistenz 4MRGN
U81.5	**Pseudomonas und Acinetobacter mit Multiresistenz 4MRGN**
U81.50!	Pseudomonas aeruginosa mit Multiresistenz 4MRGN
U81.50!	Acinetobacter-baumannii-Gruppe mit Multiresistenz 4MRGN
U81.6!	Burkholderia, Stenotrophomonas, und andere Nonfermenter mit Resistenz gegen Chinolone, Amikacin, Ceftazidim, Piperacillin/Tazobactam oder Cotrimoxazol
U81.8!	Sonstige gramnegative Bakterien mit Mulitresistenz gegen Antibiotika Hinweis: Es ist nur noch eine Sensitivität gegen nicht mehr als zwei der Antibiotika-Substanzgruppen nachweisbar, gegen die die Erreger typischerweise empfindlich sind.
U83!	**Humanpathogene Pilze mit Resistenz gegen Antimykotika**
U83.0!	Candida albicans mit Resistenz gegen Antimykotika aus der Gruppe der Triazole Candida albicans mit Resistenz gegen Fluconazol oder Voriconazol
U83.1!	Candida glabrata mit Resistenz gegen Echinocandine Candida glabrata mit Resistenz gegen Caspofungin, Micafungin oder Anidulafungin

Kode	Bezeichnung
U83.20!	Candida auris mit Resistenz gegen Antimykotika aus der Gruppe der Echinocandine, ohne Resistenz gegen Triazole
U83.21!	Candida auris mit Resistenz gegen Antimykotika aus der Gruppe der Echinocandine und Triazole, mit Resistenz gegen Fluconazol
U83.22!	Candida auris mit Resistenz gegen Fluconazol und weitere Antimykotika aus der Gruppe der Triazole, ohne Resistenz gegen Echinocandine
U83.3!	Aspergillus fumigatus mit Resistenz gegen Antimykotika aus der Gruppe der Triazole, außer mit Resistenz nur gegen Fluconazol Aspergillus fumigatus mit Resistenz gegen Isavuconazol, Posaconazol oder Voriconazol Aktualisierungsliste
U84!	Herpesviren mit Resistenz gegen Virostatika
U85!	Humanes Immundefizienz-Virus mit Resistenz gegen Virustatika oder Proteinaseinhibitoren [HIV 1, HIV 2]

Für immer wiederkehrende Clostridium difficile Infektionen wurde der Kode *U69.40! Rekurrente Infektion mit Clostridium difficile* geschaffen. Er kann ergänzend zu einem Kode aus A04.7- verschlüsselt werden.

Weitere Kodes siehe ICD-10.

Bei Benutzung der Kodes sollte auch die üblicherweise notwendige Isolierung mit verschlüsselt werden:

Z29.0 Isolierung als prophylaktische Maßnahme

2.1.15 MRSA und MRE

Der Kode

Z11 Spezielle Verfahren zur Untersuchung auf infektiöse und parasitäre Erkrankungen kann bei MRE-Abstrichen angegeben werden, z. B. auch als einzigen Kode bei Kontrolle gesunder Zimmernachbarn betroffener Patienten.

Generell wird zwischen Keimträgerschaft und Infektion unterschieden:

Asymptomatischer Keimträger

Z22.3 *Gesunder Keimträger anderer näher bezeichneter bakterieller Krankheiten*

U80–U82! *[Kode für Bakterium mit Resistenz]*

Z29.0 *Isolierung als prophylaktische Maßnahme [MD 17, FoKA Z-001]*

Bei MRSA-Kodierung wird der Kode B95.6! für Staphylokokkus aureus nicht zusätzlich angegeben, da es sich nicht um eine Krankheit handelt. Siehe MD-Kodierempfehlung Nr. 17. Diese Sicht der SEG 4 wurde am 29.07.2020 durch eine Entscheidung des Bundesschlichtungsausschusses bestätigt:

Der asymptomatische Keimträger mit Erregernachweis MRSA ohne diesbezügliche Erkrankung ist folglich mit folgenden Kodes zu kodieren:

Z22.3 *Keimträger anderer näher bezeichneter bakterieller Krankheiten*

U80.00! *Staphylococcus aureus mit Resistenz gegen Oxacillin oder Methicillin [MRSA]*

Infektion mit MRSA

J15.2 *Pneumonie durch Staphylokokken*

oder

A41.0 *Sepsis durch Staphylococcus aureus*

oder

A49.00 *Infektion durch Staphylococcus aureus nicht näher bezeichneter Lokalisation* kombiniert mit

U80.0! *Staphylococcus aureus mit Resistenz gegen Oxacillin, Glykopeptid-Antibiotika, Chinolone, Streptogramine und Oxazolidinone*
Z29.0 *Isolierung als prophylaktische Maßnahme*

Der Kode B95.6! für Staphylokokkus aureus wird nicht angegeben. Auch besteht hier ein Exklusivum zu A49.00.

Entsprechende Regeln gelten für die Kodierung von Infektionen mit anderen multiresistenten Erregern.

Komplexbehandlung bei MRE

Seit 2006 wird ein OPS-Kode 8-987.-- Komplexbehandlung bei Besiedlung oder Infektion mit multiresistenten Erregern (MRE) definiert. Die Mindestmerkmale, die vorliegen müssen, um diesen Kode verwenden zu können, sind u. a.:

- Speziell eingewiesenes Personal plus Hygienefachkraft plus Krankenhaushygieniker
- Durchführung spezieller Keimnachweise
- Strikte Isolierung, bis an drei Tagen Abstriche/Proben negativ waren [MD 395]

Weitere Details siehe OPS-Katalog.

Ferner muss ein dokumentierter Mehraufwand von durchschnittlich mindestens 2 Stunden täglich während der Behandlungstage mit strikter Isolierung vorliegen. Das heißt, es können auch Tage mit weniger zeitlicher Bindung durch andere mit höherem Aufwand ausgeglichen werden, solange die Gesamtbehandlungdauer geteilt durch die Behandlungstage im Mittel mindestens 120 Minuten täglich ergibt. Siehe MD-Empfehlung Nr. 567. Der Kode unterscheidet an der 5. Stelle zwischen einer Behandlung auf einer speziellen Isoliereinheit (8-987.0-) oder einer Behandlung nicht auf einer speziellen Isolierstation. An 6. Stelle wird die Dauer der Komplexbehandlung kodiert. Falls der Patient vor Erreichen der drei negativen Abstriche direkt aus der Isolation entlassen wird, kann der Kode trotzdem verwendet werden, sofern alle übrigen Merkmale erfüllt sind [MD 395].

Komplexbehandlung auf spezieller Isoliereinheit
Eine spezielle Isoliereinheit (eigenständige Infekt-Isolierstation) ist räumlich und organisatorisch von den restlichen Pflegeeinheiten des Krankenhauses getrennt. Jedes Zimmer ist über eine eigene Schleuse zu betreten.

8-987 Komplexbehandlung bei Besiedelung oder Infektion mit multiresistenten Erregern	
Behandlung auf einer speziellen Isoliereinheit	**Kode**
Bis zu 6 Behandlungstage	8-987.00
Mindestens 7 bis höchstens 13 Behandlungstage	8-987.01
Mindestens 14 bis höchstens 20 Behandlungstage	8-987.02
Mindestens 21 Behandlungstage	8-987.03
Behandlung nicht auf einer speziellen Isolierstation	**Kode**
Bis zu 6 Behandlungstage	8-987.10
Mindestens 7 bis höchstens 13 Behandlungstage	8-987.11
Mindestens 14 bis höchstens 20 Behandlungstage	8-987.12
Mindestens 21 Behandlungstage	8-987.13

Seit 2016 wurde die Behandlung von MRE im DRG-System deutlich besser abgebildet und differenziert. Die Mindestdauer der gruppierungsrelevanten MRE-Komplexbehandlung beträgt nicht mehr generell 7 Behandlungstage, sondern differiert zwischen 1, 7, 14 und 21 Behandlungstagen als Erlösschwelle. Auch ist die Behandlung inzwischen in zahlreichen MDC erlösrelevant und in einzelnen DRGs bei Behandlung auf Isolationsstationen besser vergütet. Die Liste wurde für 2023 erneut erweitert. Intensivmedizinische DRGs sind jedoch nicht betroffen, da in diesen DRGs die Pflegekosten schon so hoch abgebildet sind, dass der Mehraufwand für MRE-Betreuung nicht weiter erlössteigernd wirken kann.

Behandlung nicht multiresistenter, aber isolationspflichtiger Erreger

Ein schon länger bestehendes Problem wurde im DRG-System 2016 angegangen: Bestimmte Erreger sind zwar nicht multiresistent, verursachen aufgrund ihrer hohen Infektiosität jedoch einen ähnlich hohen Aufwand wie multiresistente Keime inklusive Umkehrisolation, Bettensperrung und Pflegemehraufwand. Per Definition waren diese Fälle jedoch von einer Mehrvergütung im MRE-Komplexkode ausgeschlossen, da sie keine Resistenz besitzen. Daher hat das DIMDI einen neuen Komplexkode geschaffen:

8-98g Komplexbehandlung bei Besiedelung oder Infektion mit isolationspflichtigen nicht multiresistenten Erregern

Der Kode ist ähnlich wie der MRE-Komplexkode aufgebaut, definiert Mindestmerkmale und differenziert zwischen spezieller Isolierstation und Normalstation sowie zwischen Behandlungsdauern. Er ist gedacht für die Isolation von Fällen mit folgenden Erregern (keine abschließende Liste!):

- Infektionen durch Adeno-, Noro- und Rotaviren
- Kolitis durch Clostridium difficile
- respiratorische Infektionen durch Corona-, Influenzaviren, RSV (Respiratory Syncytial Virus) oder Parainfluenzaviren
- Tuberkulose

Der Komplexkode ist nicht nur bei Infektionen kodierbar, sondern auch bei Isolation wegen Keimbesiedlung ohne Infektion (siehe Überschrift). Er gilt jedoch nicht bei Verdachtsdiagnosen, die sich später wegen negativen Befunds nicht bestätigen. Leider hat der Kode eine Schwachstelle: er definiert keine Mindestdauer an pflegerischem Mehraufwand in Minuten pro Tag, weshalb die Kodierung unterschiedlich angewandt wird und dadurch zu vielen Diskussionen führen kann. Nach Vorliegen der Kostendaten aus 2016 konnte das InEK 2018 erste erlösrelevante DRGs kalkulieren. So führt dieser Kode ab einer Mindestbehandlungsdauer von 10 Tagen in den (Basis-)DRGs B18A, E65B, E69, E77, E79B, F67B, G77 sowie I09D zu einem Mehrerlös, in der Neugeborenen-DRG P67D sogar bereits ab dem ersten Behandlungstag. Im Rahmen der Coronapandemie konnten nun weitere DRGs identifiziert werden, in denen seit 2021 auch ein Mehrerlös bei Komplexbehandlung Non-MRE anfällt: so wurden die spezifischen MRE-DRGs I87Z, H77Z, K77Z, T77Z und F77Z um den Non-MRE-Kode ergänzt. Hierfür müssen aber mehr Behandlungstage erbracht werden als bei MRE, typischerweise 10 Tage bei spezifischer Isolierstation und 15 Tage bei Isolation auf einer normalen Station. In den Basis-DRGs R60 (AML), R61 (Lymphome) und L63 (Infektionen Harnorgane) wurde Non-MRE als Splitkriterium ergänzt. Für hämatologische Fälle wurde sogar eine hoch vergütete neue DRG R77Z geschaffen (Details siehe unten). Somit findet nun die ähnlich aufwändige Isolation bei Non-MRE-Keimen (v. a. Viren) endlich eine adäquate Abbildung in mehreren DRGs.

Seit 2022 hat das InEK Fälle mit COVID-19-Erkrankung deutlich aufgewertet und erweitert, u. a. durch Nutzung der o. g. Isolationskodes als Kostentrenner. Damit gewinnen die Kodes noch mehr an Erlös-Relevanz. Details siehe Kapitel zu COVID-19. Nach Abflauen der Pandemie werden diese Splitkriterien nun vereinzelt wieder „zurückgebaut" (so in B74Z, I34Z, R60B und der Basis-DRG I66).

Intensiv-DRGs sind auch hier aufgrund der schon hohen Vergütungen für diese Leistungen nicht betroffen.

8-98g Komplexbehandlung bei Besiedelung oder Infektion mit isolationspflichtigen nicht multiresistenten Erregern	
Behandlung auf einer speziellen Isoliereinheit	**Kode**
Bis zu 4 Behandlungstage	8-98g.00
Mindestens 5 bis höchstens 9 Behandlungstage	8-98g.01
Mindestens 10 bis höchstens 14 Behandlungstage	8-98g.02
Mindestens 15 bis höchstens 19 Behandlungstage	8-98g.03
Mindestens 20 Behandlungstage	8-98g.04
Behandlung nicht auf einer speziellen Isoliereinheit	**Kode**
Bis zu 4 Behandlungstage	8-98g.10

8-98g Komplexbehandlung bei Besiedelung oder Infektion mit isolationspflichtigen nicht multiresistenten Erregern	
Mindestens 5 bis höchstens 9 Behandlungstage	8-98g.11
Mindestens 10 bis höchstens 14 Behandlungstage	8-98g.12
Mindestens 15 bis höchstens 19 Behandlungstage	8-98g.13
Mindestens 20 Behandlungstage	8-98g.14

2.1.16 Katheter- und PORT-Infektionen

Folgende Kodes stehen zur Verfügung:

T83.5 *Harnwegsinfekt durch Dauerkatheter*
T82.74 *Katheter-Infektion, Infektion Hickman-Katheter, Infektion Pulmonaliskatheter*
T82.75 *PORT-Infektion*
T85.71 *Infektion eines Katheters zur Peritoneal-Dialyse*

Zusätzlich müssen der Keim und ggf. Resistenzen kodiert werden (siehe oben).

Bei **Sepsis**, die von einem Katheterinfekt ausgeht, werden **zusätzlich** die Sepsisziffern kodiert.

Ist bei Sepsis der Keim nicht bekannt, wird **zusätzlich**

A41.9 *Nicht näher bezeichnete Sepsis*

kodiert. Weiteres zur Sepsis siehe Abschnitt Sepsis unter 2.1.5 in diesem Kapitel.

2.1.17 Im Krankenhaus erworbene Pneumonie, nosokomiale Pneumonie

Seit 2008 werden mit dem zusätzlichen Kode aus U69.0-! Pneumonien ergänzend kodiert, welche von über 18-jährigen Patienten im Krankenhaus erworben wurden. Diese Kodierung dient nicht zu Abrechnungszwecken, sondern im Rahmen der externen Qualitätssicherung zur Differenzierung von ambulanten und Hospitalinfektionen. Die Definition und damit die Kodierung wurden 2023 geändert:

Definitionsgemäß versteht man unter einer im Krankenhaus erworbenen Pneumonie eine Pneumonie, deren Symptome und Befunde die KISS-Definitionen (Definitionen nosokomialer Infektionen für die Surveillance im Krankenhaus-Infektions-Surveillance-System) erfüllen (nicht mehr der Definition des US-amerikanischen CDC). Die Einstufung als im Krankenhaus erworbene Pneumonie bedeutet nicht automatisch, dass ein kausaler Zusammenhang zwischen der medizinischen Behandlung und dem Auftreten der Infektion existiert, es ist auch kein Synonym für ärztliches oder pflegerisches Verschulden. Die Schlüsselnummern sind nur von Krankenhäusern, die zur externen Qualitätssicherung nach § 137 SGB V verpflichtet sind, und nur für vollstationär behandelte erwachsene Patienten (18 Jahre und älter) anzugeben. Geändert für 2023 ist die Unterscheidung der Pneumonien in

- solche, die mehr als 48 Stunden nach Aufnahme auftreten;
- die entweder bei Aufnahme bestehen oder innerhalb von 48 Stunden nach Aufnahme auftreten

Die Unterscheidung nach bekannter, bis zu 28 Tage zurückliegender Hospitalisierung wegen Pneumonie und bei bekannter, 29 bis zu 90 Tage zurückliegender Hospitalisierung wurde aufgegeben, da sie nicht praktikabel war.

Für die Kodierung genügt also nun der Blick in die eigene Akte, nicht mehr die mögliche Wiederaufnahme in ein Krankenhaus wegen Lungenentzündung bis 3 Monate zurück, was die korrekte Kodierung vereinfacht.

Die Kodierung erfolgt wie bisher für die Pneumonie (also Pneumoniekode, ggf. ergänzt um Erregerkode), ergänzt um den Zusatzkode

U69.0 Sekundäre Schlüsselnummern zur Spezifizierung des zeitlichen Bezugs einer anderenorts klassifizierten Pneumonie zur stationären Krankenhausaufnahme

U69.01! Andernorts klassifizierte Pneumonie, die mehr als 48 Stunden nach Aufnahme auftritt

*U69.04! Andernorts klassifizierte Pneumonie, die entweder bei Aufnahme besteht oder
innerhalb von 48 Stunden nach Aufnahme auftritt*

Dieser wird mit dem Pneumoniekode verknüpft.

2.1.18 Kodierung von COVID-19-Fällen

Diagnosekodes

Für die verschiedenen Konstellationen der COVID-19-Erkrankung und ihrer Folgen stehen verschiedene Kodes zur Verfügung, welche die WHO nach und nach seit Beginn der Pandemie eingeführt hat:

ICD-10-Kode	Bezeichnung
U07.1!	COVID19, Virus nachgewiesen (Direkter Virusnachweis labordiagnostisch bestätigt)
U07.2!	COVID19, Virus nicht nachgewiesen (Virus labordiagnostisch nicht nachgewiesen, aber klinisch epidemiologisch bestätigt)
U99.0!	Spezielle Verfahren zur Untersuchung auf SARS-CoV-2
U08.9	COVID-19 in der Eigenanamnese, n. n. bez. (frühere bestätigte COVID-19, die den Gesundheitszustand beeinflusst oder zur Inanspruchnahme des Gesundheitswesens führt)
U09.9!	Post-COVID-19-Zustand, n. n. bez. (wenn bei andernorts klassifizierter Störung angegeben werden soll, dass sie in Zusammenhang mit einer vorausgeg. COVID-19 steht)

ICD-10-Kode	Bezeichnung
U10.90	Multisystemisches Entzündungssyndrom bei Kindern und Jugendlichen in Verbindung mit COVID-19 Multisystem inflammatory syndrome in children (MIS-C) Paediatric inflammatory multisystem syndrome (PIMS) jeweils zeitlich assoziiert mit COVID-19
U10.91	Multisystemisches Entzündungssyndrom bei Erwachsenen in Verbindung mit COVID-19 Multisystem inflammatory syndrome in adults (MIS-A) zeitlich assoziiert mit COVID-19
U11.9	Notwendigkeit der Impfung gegen COVID-19, n. n. bez.
U12.9!	Unerwünschte Nebenwirkungen bei der Anwendung von COVID-19-Impfstoffen, nicht näher bezeichnet

Von den 3 Kodes zum Virusnachweis dürfte U07.2! keine Rolle mehr spielen. Dieser Kode war insbesondere am Anfang der Pandemie mit fehlenden Testmöglichkeiten und -kapazitäten für klinische Verdachtsdiagnosen relevant. Inzwischen werden in Deutschland flächendeckend PCR-Tests zur Bestätigung einer Infektion gemacht, für welche der Kode U07.1! zu verwenden ist.

U99.0 ist für Screeningmaßnahmen asymptomatischer Patienten zu verwenden und identifiziert Fälle, in denen das Zusatzentgelt für die Testung abgerechnet wird.

Ende 2020 wurden weitere 3 Kodes eingeführt, die Erkrankungszustände beschreiben. Insbesondere die bei Intensivpatienten beobachtete teils heftige Immunreaktion, die das Virus auslösen kann, kann nun spezifisch mit U10.9 kodiert werden. Diese Erkrankung wird auch als „Kawasaki-like"-Syndrom bezeichnet und tritt ganz überwiegend bei Kindern auf. Der Kode wurde für 2023 systemweit im CCL-System neu aufgenommen und ist u.a. in der Basis-DRG I66 erlösrelevant. 2026 erfolgte eine Differenzierung des Kodes an der 6. Stelle zwischen Kindern/Jugendlichen (die überwiegend betroffen sind) und Erwachsenen.

Zuletzt wurden noch 2 Kodes im Kontext der Coronaimpfung eingeführt. Während der eigentliche Impfkode stationär keine wesentliche Rolle spielen dürfte, ist der Kode U12.9! für die Beschreibung von Impfreaktionen sicher relevant, da diese Patienten deswegen oft stationär aufgenommen werden müssen. Als Ausrufezeichenkode wird er mit dem Kode für die eigentliche Reaktion (z. B. T88.6 für eine anaphylaktische Reaktion oder I40.8 für eine akute Myokarditis) kombiniert.

Y59.9! sollte hier, obwohl ebenfalls passend, nicht verwendet werden, da die neuen Kodes spezifischer auf Coronaimpfstoffe abzielen.

Seit 2023 zeigt sich eine deutlich rückläufige Anzahl von Corona-assoziierten Nebendiagnosen. Dies ist sicherlich dem Ende der Pandemie geschuldet, trotzdem sollten weiter vorkommende COVID-19-Infektionen sorgfältig kodiert werden.

2.1.19 Abbildung der COVID-Fälle im DRG-System

2021 hatte das InEK ohne Kostendaten als Grundlage erste Vergütungen im DRG-System für COVID-Fälle implementiert. Diese erwiesen sich nach Kenntnis der Kostendaten von mehreren 10.000 COVID-Fällen aus dem Kalkulationsjahr 2020 als weitgehend sachgerecht. Für 2023 konnte das InEK die Abbildung nun auf Grundlage der Leistungs- und Kostendaten von etwa 385.000 COVID-Fällen aus 2021 weiter verbessern und ausweiten. Für 2024 wurden mit den Daten aus 2022 nur noch vergleichsweise wenige Anpassungen vorgenommen, 2025 keine mehr. Ab 2026 erfolgt bereits ein „Rückbau" der Abbildung von COVID-19-Fällen im DRG-System, da keine Kostenunterschiede mehr zu finden und/oder die Fallzahlen deutlich rückläufig sind. Die nun entwickelte Abbildung von COVID-19 im DRG-System wird in dieser Form also im Wesentlichen Bestand haben oder perspektivisch wieder zurückgebaut werden können.

COVID-19-Fälle verteilten sich 2021 über den kompletten DRG-Katalog und wurden in 558 Basis-DRGs identifiziert. Trotzdem gab es deutliche Cluster mit etwa zwei Dritteln der Fälle in den TOP12-DRGs. Deutlich führend war die Basis-DRG E79 (Infektionen und Entzündungen der Atmungsorgane) mit einem Drittel der Fälle, gefolgt von A13 (4,6%) und E65 und E77 mit ebenfalls jeweils über 4 % Anteil.

Das InEK konnte mehrere Kostentreiber für COVID-19-Fälle identifizieren und diese als Splitkriterien in insgesamt über 120 DRGs nutzen (dabei Einbau in 120 vorhandene und Schaffung von 3 neuen DRGs):

- Komplexbehandlung bei Besiedelung oder Infektion mit isolationspflichtigen nicht multiresistenten Erregern (bzw. längerer Verweildauer)
- Intensivmedizinische Komplexbehandlung bzw. Beatmung
- Pneumonie
- Höherer PCCL

Für die Intensivmedizin wurden 2023 und 2024 weitere 7 DRGs bezüglich COVID-19 aufgewertet, z.T. bei gleichzeitigem Vorliegen weiterer Parameter (v.a. Non-MRE-Isolation). Gleichzeitig erfolgten 2024 Abwertungen von COVID-Fällen z.B. in den DRGs A06A und G36A/B.

Eine Liste der 2022 geänderten 84 DRGs mit den jeweiligen Kriterien ist auf der Homepage des InEK unter DRG-System 2022 zu finden, die der 31 DRGs für 2023 unter dem Katalog 2023. 2024 kamen weitere 8 DRGs dazu, 2025 dann keine mehr, 2026 kam es bereits wieder zu einer Streichung. Das wichtigste Einzelkriterium ist die Komplexbehandlung bei NonMRE, aber auch Kombinationen von den o.g. Splitkriterien sind zu finden (z.B. intensivmed. Komplexpunkte mit NonMRE oder Pneumonie mit NonMRE). Die Aufwertung der Intensivfälle geschieht u.a. dadurch, dass diese Fälle höhere Splits bereits mit weniger Intensivkomplexpunkten erreichen.

Weitere Aufwertungen von COVID-19-Fällen gelangen durch Verschiebung von einer Basis-DRG in eine andere innerhalb einer MDC. So wurden 2022 Fälle mit U07.1 aus der DRG *B80 Andere*

Kopfverletzungen passend zu ihren höheren Kosten in die DRG B79 Schädelfraktur verschoben und damit aufgewertet.

Auch die Aufwertung der Diagnose U07.1! in der CCL-Matrix in 42 Basis-DRGs von 2 auf 3 führt zu einer Aufwertung von COVID-Fällen (2023 erneut Aufwertung in 13 und Abwertung in 9 Basis-DRGs, für 2024 entsprechend 20 Ab- und 11 Aufwertungen). 2025 erfolgte nun eine großflächige Abwertung dieser Nebendiagnose.

2023 erfolgte die systemweite Neuaufnahme der Diagnose für das Multisystemische Entzündungssyndrom in Verbindung mit COVID-19 (U10.9) mit einem CCL-Wert von 2, für 2024 dann die Aufnahme des Chronischen Fatigue-Syndroms im Kontext mit COVID-19. Zuletzt wurden MDC-übergreifend Hauptdiagnosen aus MDC23 in andere verschoben, um COVID-19-Fälle besser abzubilden.

Insgesamt konnten damit zahlreiche COVID-19-Fälle aufgewertet und den richtigen DRGs zugeordnet werden. Im Ergebnis wurden 2023 so knapp 11 % der COVID-19-Fälle aufgrund der klassifikatorischen Weiterentwicklung in eine andere DRG eingruppiert und so überwiegend aufgewertet.

Für 2024 erfolgen mit einigen Auf- und Abwertungen dann klassifikatorische Anpassungen im Rahmen der „Routine", u. a. mit Aufwertungen in 8 DRGs, aber auch Abwertungen von NonMRE-Isolationen, die nun mit längeren Isolationszeiten in die gleiche DRG führen.

2026 kam es nun wegen fehlender Kostenunterschiede und nur noch wenigen Fällen mit COVID-19 zu ersten Abwertungen dieser Fälle (z. B. in B74Z, I34Z, R60B und I66) sowie zu einer ersten Kondensation: E77A und E77B werden zu E77Z, da COVID-19 keinen Trenner mehr darstellt.

Eine spezielle Anpassung führte das InEK im Nachgang zu einer Entscheidung des Bundesschlichtungsausschusses im Jahr 2023 durch. Dort war die Sicht des BfArM bestätigt worden, dass die

Hauptdiagnose *B34.2 Infektion durch Coronaviren nicht näher bezeichneter Lokalisation* nicht im Zusammenhang mit COVID-Fällen, sondern nur bei anderen Corona-Infektionen verwendet werden darf. Vorher hatten viele Krankenhäuser diese ganz offensichtlich naheliegende Kodierung für COVID-Fälle mit eher unspezifischen Symptomen genutzt. Das BfArM hatte diese Kodierung jedoch schon Ende 2022 in einer Klarstellung untersagt.

Das InEK hat diese SAB-Entscheidung, dass die Kodierung der ICD-Kodes *B34.2, B34.88 Sonstige Virusinfektionen nicht näher bezeichneter Lokalisation und B34.9 Virusinfektion, nicht näher bezeichnet* in Verbindung mit einem Kode aus *U07.1! COVID-19, Virus nachgewiesen* oder *U07.2! COVID-19, Virus nicht nachgewiesen* ausgeschlossen ist, dadurch unterstützt, dass solche Fälle mit der untersagten Kodierung nicht mehr in die MDC 18B und die DRG T63 führen, sondern in die MDC 04 Krankheiten und Störungen der Atmungsorgane umgeleitet werden. Dort sind diese Fälle aus Sicht des InEK in gleich mehreren Basis-DRGs sachgerecht abgebildet. Die Fälle führen also auch bei „falscher" Kodierung in die „richtige" MDC bzw. DRG.

2.1.20 Reserveantibiotika

Seit 2024 sind nun endlich auch Reserveantibiotika mit einem spezifischen OPS-Kode aus Kapitel 6 zu verschlüsseln. Dies ist noch nicht erlösrelevant, sondern dient der Qualitätssicherung. Dedoch besteht nun die Chance, zukünftig mit diesen Daten für besonders aufwändige Fälle eine Vergügung zu schaffen. Dies muss jedoch mit aller Vorsicht geschehen, um keinen Fehlanreiz zum Einsatz dieser Antibiotika zu schaffen, welche aus Resistenzgründen möglichst selten zum Einsatz kommen sollten. Andererseits besteht die Gefahr, bei Untervergütung auch den Fällen die Reserveantibiotika vorzuenthalten, die sie benötigen würden.

Die Kodes wurden für solche Medikamente geschaffen, welche vom G-BA bis Herbst 2023 nach § 35a SGB V als Reserveantibiotika eingestuft wurden. Begleitend hat der G-BA qualitätssichernde Maßnahmen für deren Einsatz beschlossen, welche zu beachten sind. Kodiert werden darf nur der Einsatz bei Infektionen (nicht zur Prophylaxe oder zur präemptiven Gabe) durch Erreger mit Resistenz gegen bestimmte Antibiotika aus der Kategorie U81.-! (gramnegative Keime) des ICD-10-Katalogs (Liste siehe oben). Die Kodes erfassen semiquantitativ mehrere Dosisstufen, die eine übliche Behandlung abdecken.

Folgende Kodes wurden geschaffen:

OPS-Kode	Bezeichnung
6-00g.0-	Cefiderocol, parenteral
6-00g.1-	Ceftazidim-Avibactam, parenteral
6-00g.2-	Ceftolozan-Tazobactam, parenteral
6-00g.3-	Dalbavancin, parenteral
6-00g.4-	Eravacyclin, parenteral
6-00g.5-	Imipenem-Cilastatin-Relebactam, parenteral
6-00g.6-	Aztreonam-Avibactam, parenteral
6-00g.7-	Cefepim-Enmetazobactam, parenteral
6-00g.8-	Meropenem-Vaborbactam, parenteral

2.2 Schockformen

2.2.1 Anaphylaktischer Schock

Dem anaphylaktischen Schock liegt eine akute Verteilungsstörung des intravasalen Blutvolumens im Sinne eines distributiven Schocks vor. Dem anaphylaktischen Schock können sowohl eine IgE-vermittelte, Typ-I-allergische, klassisch-anaphylaktische Überempfindlichkeitsreaktion, als auch eine physikalische, chemische oder osmotische, IgE-unabhängige anaphylaktoide Überempfindlichkeitsreaktion zugrunde liegen. [Adams, 2005]

In der Regel können IgE-abhängige und IgE-unabhängige anaphylaktische Reaktionen klinisch nicht unterschieden werden und werden in der Literatur mitunter uneinheitlich eingesetzt.

Neben Blutdruckabfall treten typischerweise noch Hauterscheinungen, abdominelle und respiratorische Beschwerden (z. B. Übelkeit, Atemwegsobstruktion) auf.

2.2.2 Hypovolämischer Schock

Beim hypovolämischen Schock sind durch intravasalen Volumenmangel mit kritisch verminderter kardialer Vorlast die vitalen Organe unzureichend durchblutet. Dies führt zu einem Missverhältnis zwischen Sauerstoffangebot und Sauerstoffverbrauch [Adams et al. 2005].

Die speziellen Formen des hypovolämischen Schocks sind:

- **hypovolämischer Schock im engeren Sinne**, infolge kritischer Abnahme des zirkulierenden Plasmavolumens ohne akute Blutung.
- **hämorrhagischer** Schock, infolge einer akuten Blutung ohne relevante Schädigung von Organgewebe.
- **traumatisch-hämorrhagischer** Schock, durch akute Blutung mit gleichzeitiger ausgedehnter Gewebeschädigung und Freisetzung von Mediatoren.
- **traumatisch-hypovolämischer** Schock, durch kritische Reduktion des zirkulierenden Plasmavolumens ohne akute Blutung, aber mit ausgedehnter Gewebeschädigung und Freisetzung von Mediatoren.

2.2.3 Kardialer und kardiogener Schock

Begriffsbestimmung:
Die Bezeichnung kardialer Schock fasst alle kardialen und extrakardialen Erkrankungen, die zu einer unmittelbaren Störung der kardialen Funktion mit konsekutivem Schock führen, zusammen. [Adams, 2005]

Der häufig benutzte Begriff „kardiogener" Schock bezeichnet im engeren Sinne nur primäre kardiale Funktionsstörungen.

Dem kardialen Schock liegt eine primäre kritische Verminderung der kardialen Pumpleistung mit nachfolgender inadäquater Sauerstoffversorgung der peripheren Organe zugrunde. Für die Diagnosestellung sind die nachfolgenden klinischen und/oder hämodynamischen Kriterien entscheidend.

Klinik:
- Agitiertheit und/der Somnolenz
- blasse, kaltschweißige Haut
- Oligurie

Hämodynamik:
- systemischer Blutdruck systolisch < 90 mmHg und
- Cardiac index < 2,2 $l/min/m^2$
- häufig ist der pulmonalkapilläre Verschlussdruck erhöht auf > 18 mmHg, im Sonderfall des Rechtsherzinfarktes auch normal.

Andere korrigierbare Ursachen (z. B. Hypovolämie oder arterielle Hypoxie) liegen nicht vor.

2.2.4 Neurogener Schock

Der neurogene Schock ist ein distributiver Schock. Es liegt ein Missverhältnis zwischen sympathischer und parasympathischer Tonusregulation der glatten Gefäßmuskulatur vor. Daraus folgt eine generalisierte Vasodilatation (v. a. Splanchnikusvenen und/oder Skelettmuskulatur) mit relativer Hypovolämie bei erhaltenem Blutvolumen.

Die typischen Befunde beim neurogenen Schock umfassen [Adams, 2005]:

- plötzlicher Blutdruckabfall
- Bradykardie

- Somnolenz, schlagartiger Beginn bei Bulbärläsion
- Haut: warm, blass und trocken
- Verlust der spinalen Reflexe und Sensibilität bei hoher medullärer Läsion.

N. B.: Der sog „spinale Schock" gehört nicht zu den Herzkreislaufschockformen, sondern bezeichnet einen Funktionszustand des Rückenmarks (z. B. nach Trauma), bei dem schlaffe Paresen, Areflexie und Verlust der Sensibilität auftreten.

2.2.5 Septisch-toxischer Schock

Durch eine Sepsis kann es zu einer Verteilungsstörung des zirkulierenden Blutvolumens mit hämodynamischem Schock kommen. Dieser distributive Schock entsteht infolge der Einschwemmung pathogener Mikroorganismen, deren toxischer Produkte oder körpereigener Mediatoren (z. B. Zytokine). Der septische Schock (R57.2) ist 2016 neu definiert worden, die Definition ist inzwischen in der DKR 0301 aufgenommen worden. Ein septischer Schock liegt dann vor, wenn trotz ausreichender Flüssigkeitszufuhr zusätzlich zur Aufrechterhaltung eines Blutdrucks von 65 mm/Hg Vasopressoren eingesetzt werden müssen sowie das Serumlaktatauf über 2 mmol/l ansteigt. Die alte Definition mit Nachweis einer Infektion, Nachweis eines SIRS (siehe Kapitel 2.1.5) und einem systolischen arteriellen Blutdruck ≤ 90 mmHg, bzw. mittleren arteriellen Blutdruck ≤ 65 mmHg für mindestens eine Stunde, oder notwendiger Vasopressoreinsatz um die besagten Druckwerte zu überschreiten [Reinhardt et al., 2010] wird dadurch abgelöst.

Unauffällige Inflammationsparameter (Körpertemperatur, Leukozyten, negative Blutkultur) schließen eine Sepsis nicht aus. Vielmehr ist der Nachweis einer Infektion oder der entsprechende Verdacht für die Diagnose Sepsis bei Vorhandensein von Organsysfunktion und Anstieg des SOFA-Scores um mindestens 2 Punkte ausreichend. Zur Definition der Sepsis siehe Kapitel 2.1.5.

2.2.6 Übersicht Kodierung: Schockarten

Die einzelnen Schockarten lassen sich mit folgenden Kodes verschlüsseln:

T78.0 *Anaphylaktischer Schock durch Nahrungsmittelunverträglichkeit*
T78.2 *Anaphylaktischer Schock*
T88.6 *Anaphylaktischer Schock durch Arzneimittel (korrekt gegeben)*
T80.5 *Anaphylaktischer Schock durch Serum*
R57.1 *Hypovolämischer Schock*
T79.4 *Hypovolämischer Schock, traumatisch*
T81.1 *Hypovolämischer Schock, postoperativ*
R57.0 *Kardiogener Schock*
R57.8 *Neurogener Schock*
R57.2 *Septischer Schock*
O08.3 *Schock nach Abort, Extrauteringravidität und Molenschwangerschaft*
O75.1 *Schock während oder nach Wehentätigkeit und Entbindung [zusätzlich Kode aus R57 für Art des Schocks]*

Andere Schockarten:

R57.8 *Endotoxinschock*
T88.2 *Schock durch Anästhesie*
T09.3 *Spinaler Schock*
T75.0 *Schock durch Blitzschlag*
T75.4 *Schock durch elektrischen Strom*

2.2.7 Literatur

Adams, H.A. et al.: Empfehlungen zur Diagnostik und Therapie der Schockformen der IAG Schock der DIVI. Köln 2005.

Levy, M.M. et al.: International Sepsis Definitions Conference. In: Crit Care Med. 31/2003, S. 1250–1256.

Reinhardt, K. et al.: Prävention, Diagnose, Therapie und Nachsorge der Sepsis. DIVI 2010 S-2k Leitlinie.

Julie, A. et al.: New Sepsis Diagnostic Guidelines Shift Focus to Organ Dysfunction. In: JAMA 315(8)/2016, S. 739–740.

Seymour, CW. et al.: Assessment of Clinical Criteria for Sepsis-For the Third International Consensus Definitions for Sepsis and Septic Shock (Sepsis-3). In: JAMA 315(8)/2016, S. 762–774.

Shankar-Hari, M. et al.: Developing a New Definition and Assessing New Clinical Criteria for Septic ShockFor the Third International Consensus Definitions for Sepsis and Septic Shock (Sepsis-3). In: JAMA. 315(8)/2016 S. 775–787.

Singer, M. et al.: The Third International Consensus Definitions for Sepsis and Septic Shock (Sepsis-3). In: JAMA. 315(8)/2016, S. 801–810.

Abraham, E.: New Definitions for Sepsis and Septic ShockContinuing Evolution but With Much Still to Be Done. In: JAMA. 315(8)/2016, S. 757–759.

2.3 Akuter Myokardinfarkt

Siehe auch Frankenstein/Täger: Kodierleitfaden für die Kardiologie 2026.

2.3.1 Definition und Kodierung

Per Definition liegt ein akuter Myokardinfarkt nur vor, wenn mindestens zwei von drei Kriterien gegeben sind:

1. Schmerzereignis oder Äquivalent (z.B. Dyspnoe bei Diabetes),
2. typische EKG-Veränderungen,
3. typische Enzymveränderungen.

Troponin ist dabei eines der sensitivsten Enzyme für eine Myokardischämie. Ein akuter Myokardinfarkt (I21.-) kann gemäß DKR 0901 als Hauptdiagnose sogar bis 28 Tage nach dem Schmerzereignis verschlüsselt werden, falls der Patient aus diesem Grund stationär aufgenommen wird. Dies trifft sowohl für den primären Aufenthalt als auch auf alle darauffolgenden Aufenthalte im gleichen oder in anderen Krankenhäusern zu. Eine klinische Unterteilung in akuten und subakuten Myokardinfarkt findet im DRG-System nicht statt.

Während Hebungsinfarkte (STEMI) gemäß der Lokalisation (I21.0–I21.2) erfasst werden, verschlüsseln alle Infarkt-Konstellationen ohne Hebungen über die I21.4*. Seit 2024 kann man dabei zumindest den Typ I-Infarkt vom Typ II-Infarkt trennen – alle anderen Typen sind nicht spezifisch erfassbar. Der klassische Nicht-ST-Elevations-Myokardinfarkt (NSTEMI) [DKR 0901] – der Typ I-Infarkt – hat dabei als morphologisches Korrelat in der Koronarangiografie eine signifikante Koronarstenose. Im Gegensatz dazu resultiert ein Typ II-Infarkt aus einem funktionellen Missmatch von Sauerstoffangebot und -bedarf aufgrund anderer Ursache (frequenz-dekompensiertes Vorhofflimmern, hypertensive Entgleisung etc.). Damit ist der Typ II-Infarkt genau genommen eine Ausschlussdiagnose am Ende einer langen Untersuchungskette. Seine willkürliche Verwendung als Verdachtsdiagnose (z. B. bei erhöhtem Troponin) wäre missbräuchlich/falsch.

ICD:

I21.0 Akuter transmuraler Myokardinfarkt (STEMI) der Vorderwand
I21.1 Akuter transmuraler Myokardinfarkt (STEMI) der Hinterwand
I21.2 Akuter transmuraler Myokardinfarkt (STEMI) an sonstigen Lokalisationen
I21.4 Akuter subendokardialer Myokardinfarkt
I21.40 Akuter subendokardialer Myokardinfarkt, Typ-1-Infarkt Nicht-ST-Hebungsinfarkt [NSTEMI], Typ-1-Infarkt
I21.41 Akuter subendokardialer Myokardinfarkt, Typ-2-Infarkt

I21.48 Sonstiger und nicht näher bezeichneter akuter subendokardialer Myokardinfarkt
Inkl.: Innenschichtinfarkt/Nicht-ST-Hebungsinfarkt [NSTEMI]/Nichttransmuraler Myokardinfarkt o. n. A.

2.3.2 Myokardinfarkt während eines Aufenthaltes

Entwickelt sich ein akuter Myokardinfarkt während eines stationären Aufenthaltes, nachdem der Patient mit instabiler Angina pectoris aufgenommen wurde, so ist gemäß DKR 0901 nur der Myokardinfarkt als Hauptdiagnose zu verschlüsseln. Die instabile Angina pectoris (I20.0) wird in diesem Fall nicht mehr verschlüsselt [DRK 0901]. Das ist auch medizinisch sinnvoll, denn die Angina ist Teil der Definition Infarkt.

Handelt es sich bei dem Myokardinfarkt jedoch um eine Komplikation – z. B. nach Katheterintervention als elektiver Eingriff oder bei bis dahin „nur" instabiler Angina – so wird er als weitere Nebendiagnose betrachtet. Ohne die Komplikation wäre es nicht zum Myokardinfarkt gekommen, die Kodierrichtlinie ist also in diesem Fall nicht anzuwenden – was regelmäßig zu einer (falschen/zu ignorierenden) Fehlermeldung des Groupers führt.

2.3.3 Komplikationen eines Myokardinfarktes

Die häufigsten Komplikationen eines Myokardinfarktes sind in einer eigenen Untergruppe zusammengefasst und sollten in jedem Fall den Komplikationsschlüsseln aus anderen Bereichen vorgezogen werden. Auch hier gelten 28 Tage nach Schmerzereignis als erlaubter Zeitraum zur Kodierung [DKR 0901].

Man sollte sich auch nicht durch das Vorliegen eines Exklusivums abschrecken lassen. „Exklusivum" besagt eben nicht, dass ein Kode aus I23.- nicht gleichzeitig mit einem Kode aus I21.- oder I22.- gebraucht werden darf, sondern, dass diese beiden Gruppen zwei unterschiedliche Erkrankungen beschreiben, die nebeneinander verwendet werden dürfen, wenn sie gleichzeitig beim Patienten vorkommen, jeweils einen getrennten Mehraufwand erzeugen und diagnostisch voneinander abgrenzbar sind (siehe dazu auch das FAQ Nr. 1008 des BfArM). (siehe dazu auch das FAQ Nr. 1008 des BfArM). Das trifft z.B. auf ein Hämoperikard zu, das zu einer Tamponade geführt hat.

ICD:

I23.0 Hämoperikard als akute Komplikation nach akutem Myokardinfarkt
I31.80 Herzbeuteltamponade
I23.1 Vorhofseptumdefekt als akute Komplikation nach akutem Myokardinfarkt
I23.2 Ventrikelseptumdefekt als akute Komplikation nach akutem Myokardinfarkt
I23.3 Ruptur der Herzwand ohne Hämoperikard als akute Komplikation nach akutem Myokardinfarkt
(ein gleichzeitiges Hämoperikard I23.0 wird zusätzlich kodiert)
I23.4 Ruptur der Chordae tendineae als akute Komplikation nach akutem Myokardinfarkt
I23.5 Papillarmuskelruptur als akute Komplikation nach akutem Myokardinfarkt
I23.6 Thrombose des Vorhofes, des Herzohres oder der Kammer als akute Komplikation nach akutem Myokardinfarkt
I23.8 Sonstige akute Komplikationen nach akutem Myokardinfarkt

2.3.4 Lysetherapie

Die Lysetherapie des Myokardinfarktes kann entweder intrakoronar oder systemisch erfolgen. Bei der intrakoronaren Gabe muss man zusätzlich noch angeben, wie viele Koronararterien man selektiv lysiert hat. Während die systemische Lyse in der Kardiologie nicht splitrelevant ist, ist die selektive Thrombolyse Bestandteil der Tabellen „hochkomplexe Intervention" und damit u.U. splitrelevant.

OPS:

8-020.8 Systemische Thrombolyse
8-837.60 Selektive Thrombolyse, eine Koronararterie
8-837.61 Selektive Thrombolyse, mehrere Koronararterien

2.3.5 GP2b/3a-Antagonisten & Thrombin-Inhibitor

Obwohl diese OPS-Schlüssel auch 2026 weder gruppierungs- noch splitrelevant sind, sollte der Medikamentengebrauch trotzdem sorgfältig dokumentiert werden. So kann eine Fallsammlung entstehen, mit deren Hilfe das InEK signifikante Mehrkosten ermitteln kann und diese vielleicht zukünftig erlösrelevant umsetzen kann. Bei einer thrombolytischen Wirkung können weiterhin die oben aufgelisteten Prozeduren-Kodes zur Lyse zusätzlich zur Dosisangabe verwendet werden.

Da Abciximab seit Jahren nicht mehr am Markt verfügbar ist, wurden 2026 die Dosisstufen gestrichen, der OPS-Kode aber belassen.

Es wird die tatsächlich verabreichte Dosis verschlüsselt werden. Da die Dosierung jeweils standardisiert ist, kann man den richtigen Schlüssel leicht anhand des Wirkstoffgehalts pro Verbrauchseinheit ausrechnen. Nur wenn eine Verbrauchseinheit nicht komplett verabreicht wurde, muss man die genaue Dosierung ermitteln [DKR P005].

Zur Auswahl stehen folgende vier Wirkstoffe mit ihren Handelsnamen:

6-002.j- Tirofiban, parenteral (AGGRASTAT®)
6-002.k- Eptifibatid, parenteral (Integrilin®)
6-002.m Abciximab, parenteral (ReoPro®)
6-002.n- Bivalirudin, parenteral (Angiox®)

Tirofiban – AGGRASTAT®

6-002.j Tirofiban, parenteral
.j0 1,50 mg bis unter 3,00 mg
.j1 3,00 mg bis unter 6,25 mg

.j2	6,25 mg bis unter 12,50 mg
.j3	12,50 mg bis unter 18,75 mg
.j4	18,75 mg bis unter 25,00 mg
.j5	25,00 mg bis unter 31,25 mg
.j6	31,25 mg bis unter 37,50 mg
.j7	37,50 mg bis unter 50,00 mg
.j8	50,00 mg bis unter 62,50 mg
.j9	62,50 mg bis unter 75,00 mg
.ja	75,00 mg oder mehr

Eptifibatid – Integrilin®

6-002.k	Eptifibatid, parenteral
.k0	30 mg bis unter 75 mg
.k1	75 mg bis unter 150 mg
.k2	150 mg bis unter 225 mg
.k3	225 mg bis unter 300 mg
.k4	300 mg bis unter 375 mg
.k5	375 mg bis unter 450 mg
.k6	450 mg bis unter 525 mg
.k7	525 mg bis unter 600 mg
.k8	600 mg bis unter 675 mg
.k9	675 mg bis unter 750 mg
.ka	750 mg bis unter 825 mg
.kb	825 mg bis unter 900 mg
.kc	900 mg bis unter 975 mg
.kd	975 mg bis unter 1.050 mg
.ke	1.050 mg bis unter 1.125 mg
.kf	1.125 mg bis unter 1.200 mg
.kg	1.200 mg oder mehr

Bivalirudin – Angiox®

6-002.n	Bivalirudin, parenteral
.n0	125 mg bis unter 250 mg
.n1	250 mg bis unter 350 mg
.n2	350 mg bis unter 450 mg

.n3 450 mg bis unter 550 mg
.n4 550 mg bis unter 650 mg
.n5 650 mg bis unter 750 mg
.n6 750 mg bis unter 850 mg
.n7 850 mg oder mehr

2.3.6 Postinfarkt-Angina

Bei Vorliegen einer Postinfarkt-Angina ist sie mit dem Kode für die instabile Angina pectoris (I20.0) als Nebendiagnose zusätzlich zum Myokardinfarkt zu verschlüsseln [DKR 0901]. Obwohl diese Konstellation explizit in den DKR so vorgesehen ist, löst sie typischerweise einen Konflikt bei den meisten Software-Groupern aus.

2.3.7 Postinfarkt-Syndrom

Soll ein Dressler-Syndrom oder ein Postmyokardinfarkt-Syndrom dokumentiert werden, so wird der Schlüssel I24.1 verwendet.

2.3.8 Rezidivierender Myokardinfarkt

Ein Myokardinfarkt, der innerhalb von 28 Tagen nach einem vorherigen Infarkt auftritt, wird mittels I22.- „Rezidivierender Myokardinfarkt" verschlüsselt [DKR 0901]. Ereignet sich der zweite Myokardinfarkt während des ersten stationären Aufenthaltes, so wird er als Nebendiagnose zusätzlich zum ersten Myokardinfarkt verschlüsselt. Diesen Kode gibt es hauptsächlich deshalb, weil – wie zuvor erwähnt – der ICD-10 Kode für den aktuellen Myokardinfarkt bis 28 Tage nach Schmerzereignis benutzt werden kann [DKR 0901] und somit ohne die I22 unklar wäre, ob bei einem zweiten Fall innerhalb der 28 Tage noch der alte Infarkt gemeint ist, oder ein neuer.

Wird deshalb ein weiterer stationärer Aufenthalt veranlasst, wird er zur Hauptdiagnose, den ersten Myokardinfarkt kodiert man in diesem Fall nicht mehr.

ICD:

I22.0 Rezidivierender Myokardinfarkt der Vorderwand
I22.1 Rezidivierender Myokardinfarkt der Hinterwand
I22.8 Rezidivierender Myokardinfarkt an sonstigen Lokalisationen

2.3.9 Alter Myokardinfarkt

Handelt es sich um einen Myokardinfarkt, dessen Schmerzereignis vor mehr als 28 Tagen stattfand, so wird dieser mit einem Kode aus der Gruppe I25.2- verschlüsselt [DKR 0901]. Es handelt sich hier lediglich um eine anamnestische Diagnose, die sonst üblicherweise mit einem Z-Kode verschlüsselt würde. Gemäß der DKR D003 muss streng geprüft werden, ob überhaupt eine Beeinflussung des Patientenmanagements stattfand. Deswegen lautet die Beschreibung auch explizit: „Abgeheilter Myokardinfarkt; Zustand nach Myokardinfarkt, der durch EKG oder andere spezielle Untersuchungen diagnostiziert wurde, aber gegenwärtig symptomlos ist".

Wird ein Patient jedoch zur Behandlung eines Myokardinfarktes stationär aufgenommen, der mehr als 28 Tage zurückliegt, wird der Myokardinfarkt in diesem Fall mittels I25.8 verschlüsselt. Die Beschreibung dieses Kodes lautet explizit: „Jeder Zustand unter I21–I22 und I24.-, als chronisch bezeichnet oder mit Angabe einer Dauer von mehr als vier Wochen (mehr als 28 Tagen) nach dem Eintritt". (I21/22/24 sind (s. o.) akute bzw. rezidivierende Infarkte und deren Komplikationen.)

ICD:

I25.20 Alter Myokardinfarkt, 29 Tage bis unter 4 Monate zurückliegend
I25.21 Alter Myokardinfarkt, 4 Monate bis unter 1 Jahr zurückliegend

I25.22 Alter Myokardinfarkt, 1 Jahr und länger zurückliegend
I25.8 Sonstige Formen der chronischen ischämischen Herzkrankheit (Alter Myokardinfarkt, 29 Tage und länger zurückliegend bei Aufnahme zur Behandlung desselben)

2.3.10 Ausschluss Myokardinfarkt

Wurde ein Patient initial unter dem Verdacht eines akuten Myokardinfarktes aufgenommen, kann aber kein erhöhtes Troponin nachgewiesen werden, so wird als Hauptdiagnose das Symptom (z.B. der Brustschmerz, R07.-) bzw. die zugrundeliegende Krankheit/Symptomatik (iAP, I20.0) verschlüsselt. Zusätzlich wird mittels Z-Kode (Z03.4) dokumentiert, dass der Patient mit v.a. akuten Myokardinfarkt primär stationär aufgenommen wurde.

Nur in dem Fall, dass überhaupt kein Symptom vorlag und der Patient direkt mit V. a. einen Myokardinfarkt eingewiesen wurde, darf der Z-Kode Z03.4 auch als Hauptdiagnose verwendet werden.

2.3.11 Beispielfälle akuter Myokardinfarkt

Grund der Aufnahme	Haupt-diagnose	Neben-diagnose	Proze-dur	DRG
Akuter Myokardinfarkt	I21.- bis 28 Tage nach Schmerzereignis	I25.1-		F60-
Akuter Myokardinfarkt während stationärem Aufenthaltes bei iAP entwickelt	I21.-	I25.1-		F60-
Akuter Myokardinfarkt während stationärem Aufenthaltes bei iAP entwickelt	I21.-	I25.1-		F60-
Akuter Myokardinfarkt mit Hämoperikard	I21.-	I23.0-		F60-

Grund der Aufnahme	Hauptdiagnose	Nebendiagnose	Prozedur	DRG
Akuter Myokardinfarkt mit Postinfarkt-Angina	I21.-	I20.0, I25.1-		F60-
Zweiter Myokardinfarkt innerhalb von 28 Tagen bei gleichem stationärem Aufenthalt	I21.-	I22.--, I25.1-		F60-
Zweiter Myokardinfarkt innerhalb von 28 Tagen bei weiterem stat. Aufenthalt	I22.-	I25.1-		F60-
Pat. wird mehr als 28 Tage nach Schmerzereignis zur Behandlung seines Myokardinfarktes aufgenommen	I25.8	I25.1-		F66-
Aufnahme mit V. a. akuten Myokardinfarkt ohne Symptome	Z03.4			F74Z

ICD:

I20.0 *Instabile Angina pectoris*
I21.- *Akuter Myokardinfarkt*
I22.- *Rezidivierender Myokardinfarkt*
I23.0 *Hämoperikard als akute Komplikation nach akutem Myokardinfarkt*
I25.1- *Atherosklerotische Herzkrankheit*
Z03.4 *Beobachtung bei Verdacht auf Herzinfarkt*

DRG:

F60- Akuter Myokardinfarkt ohne invasive kardiologische Diagnostik
F66- Koronararteriosklerose
F74Z Thoraxschmerz

2.3.12 Isolierte Erhöhung der Nekrosemarker (Troponin)

Gelegentlich sind erhöhte kardiale Nekrosemarker der einzige Hinweis auf das Vorliegen einer myokardialen Schädigung. Das kann zum Beispiel ein Zufallsbefund sein, oder auch ein in der Folge Koronarintervention auftreten. Falls keine begleitenden, Ischämie-typischen EKG Veränderungen oder Angina pectoris (Äquivalente) vorliegen, verbietet sich die Verschlüsselung eines Myokardinfarktes. Stattdessen verwendet man den Schlüssel I25.6 „stumme Myokardischämie". Der Gebrauch dieses Kodes führt (korrekterweise) in keine Myokardinfarkt-DRG, sondern nur in KHK-DRGs.

2.4 Lungenembolie

2.4.1 Kodierung der Lungenembolie allgemein

Die Verschlüsselung der Lungenembolie sieht zwei Schlüssel vor, je nach Vorliegen eines Cor pulmonale:

ICD:

I26.0 Lungenembolie mit Angabe eines akuten Cor pulmonale
I26.9 Lungenembolie ohne Angabe eines akuten Cor pulmonale

Eine weitere Differenzierung (z. B. nach Risikoklasse oder Lokalisation) ist kodierseitig nicht vorgesehen.

Ausnahmen hierfür bildet die Lungenembolie

- als Komplikation bei Abort, Extrauteringravidität oder Molenschwangerschaft (O00–O07, O08.2) sowie
- als Komplikation bei Schwangerschaft, Geburt oder Wochenbett (O88.-).

Lungenembolien ohne Angabe eines akuten Cor pulmonale führen seit 2024 je nach Vorliegen anderer Bedingungen in die DRGs E64B, E64C oder E64D. In der DRG E64A verbleibende Fälle einer akuten Lungenembolie mit Cor pulmonale werden dafür ab 2024 deutlich aufgewertet.

Sonderformen einer Embolie wie eine Fett- oder Luftembolie führen in die Basis-DRG E64, getriggert durch die Hauptdiagnosen

T79.0 Luftembolie (traumatisch)
T79.1 Fettembolie (traumatisch)
T80.0 Luftembolie nach Infusion/Transfusion/Injektion zu therapeutischen Zwecken

Erst das Hinzukommen weiterer Prozeduren führt ggf. zur Triggerung in eine andere DRG.

Einzelne neuere Behandlungsmethoden der Lungenembolie wie der Disk Retriever sind bisher als NUB-Leistung abgebildet. Status 1 besitzen aktuell:

- Sensorunterstützte Aspirationsthrombektomie an Lungengefäßen (z. B. INDIGO Lightning Aspiration System; OPS-Kode 8-83b.87 bis .89)
- Thrombektomie an Lungengefäßen mittels Disc-Retriever-System (z. B. Inari FlowTriever; OPS-Kode 8-83b.8g bis .8j

Aktuelle Definitionen und Empfehlungen zur Lungenembolie finden sich hier:

- 2019 ESC Guidelines on the diagnosis and management of acute pulmonary embolism developed in collaboration with the European Respiratory Society (ERS). Eur Heart J 2019(00), S. 1–61.
- 2022 ESC/ERS Guidelines for the diagnosis and treatment of pulmonary hypertension". Eur Respir J 2022. DOI: 10.1183/13993003.00879-2022.
- AWMF-S2k-Leitlinie 2023. „Diagnostik und Therapie der Venenthrombose und Lungenembolie". https://register.awmf.org/de/leitlinien/detail/065-002.

Zuletzt gab es mit einzelnen MDen Diskussionen, wie lange eine Lungenembolie kodiert werden darf und ab wann der Kode Z92.1 Dauertherapie (gegenwärtig) mit Antikoagulanzien in der

Eigenanamnese verwendet werden muss, der in der CCL-Matrix schlechter bewertet ist. Eindeutig ist die Lungenembolie direkt bei Diagnose und in der Akutbehandlung zu kodieren. Ebenso klar ist der Prophylaxekode Z92.1 zu verwenden, wenn die Lungenembolie schon Jahre zurückliegt, der Patient aufgrund seines Risikoprofils aber eine längere prophylaktische Vollantikoagulation benötigt. Folgende Regel für die Fälle dazwischen ist sachgerecht und mit der DKR D003 Beispiel 1 vereinbar:

Solange die Lungenembolie bzw. TVT behandelt wird (bis 6 Monate nach Ereignis), sind die Kodes aus I26 zu verwenden. Sobald die Prophylaxe nach dieser Zeit beginnt, ist der Kode Z92.1 zu verwenden. Bei manchen Antikoagulanzien ist dies durch die Dosierung erkennbar, ansonsten muss dies in der medizinischen Dokumentation eindeutig niedergelegt werden. Einzelne SG-Urteile bestätigen diese Sichtweise bereits.

2.4.2 Lungenembolie bei tiefer Beinvenenthrombose

Auch wenn man eine der Lungenembolie zugrunde liegende tiefe Beinvenenthrombose (TVT) diagnostiziert und diese behandelt wurde, bleibt die Lungenembolie die Hauptdiagnose, sofern sie den höheren Ressourcenaufwand bedingt, da sie einerseits die stationäre Aufnahme bedingt und andererseits kein Symptom ist, sondern eine eigenständige Erkrankung, die auch als solche kodiert wird [DKR D002u, MD 66, FoKA I-007]. Voraussetzung ist, dass die Lungenembolie bei Aufnahme schon bestand, auch wenn sie zu diesem Zeitpunkt noch nicht diagnostiziert war.

ICD: I80.-

I80.1 Thrombose, Phlebitis und Thrombophlebitis der V. femoralis
I80.2- Thrombose, Phlebitis und Thrombophlebitis sonstiger Gefäße der unteren Extremität:
I80.20 Thrombose, Phlebitis und Thrombophlebitis der Beckenvenen
I80.28 Thrombose, Phlebitis und Thrombophlebitis sonstiger tiefer Gefäße der unteren Extremitäten.

Anmerkung: Die chronisch-thromboembolische Pulmonale Hypertonie (CTEPH) wird zunehmend häufiger diagnostiziert und mit zugelassenen invasiven Verfahren (Chirurg. Pulmonale Endarterektomie, PEA bzw. Pulmonale Ballon-Angioplastie, BPA) leitliniengerecht therapiert. Auch erfolgreiche Medikamente stehen zur Verfügung. Das Krankheitsbild findet in diesem intensivmedizinisch ausgerichteten Leitfaden aber vorerst noch keine Aufnahme.

2.5 Vergiftungen

Bei der Kodierung von Vergiftungsfällen sollte grundsätzlich die zugrundeliegende Substanz bekannt sein, da ansonsten nur der Kode

T65.9 Toxische Wirkung einer nicht näher bezeichneten Substanz

kodiert werden kann. Ansonsten wird unterschieden, ob es sich um einen Wirkstoff aus dem medizinischen Gebiet (T36–T50) oder um eine „vorwiegend nicht medizinische verwendete" Substanz (T51–T65) handelt.

In der Systematik des ICD-10 werden die Vergiftungen im Kapitel XIX abgebildet. Dabei wird unterschieden nach

T36–T50 Vergiftungen durch Arzneimittel, Drogen und biologisch aktive Substanzen
T96 Folgen einer Vergiftung durch Arzneimittel, Drogen und biologisch aktive Substanzen

Davon abgegrenzt werden die toxischen Wirkungen von vorwiegend nicht medizinisch verwendeten Substanzen (z. B. Alkohol, Chemikalien, Gase usw.) in den Kodes T51–T65.

Daneben gibt es noch einige Zusatzkodes:

X49.9! Akzidentelle Vergiftung
X84.9! Absichtlich selbstzugefügte Vergiftung oder Verletzung Selbsttötung (Versuch)
Z03.6 Beobachtung bei Verdacht auf Vergiftung (auch auf unerwünschte Nebenwirkung von Arzneimitteln)

Der Leitfaden fokussiert auf die Vergiftungen durch Medikamente.

2.5.1 Arzneimittel, Drogen und biologisch aktive Substanzen

In dieser Gruppe handelt es sich entweder um die irrtümliche Verabreichung der falschen Substanz oder um eine Überdosierung eines Medikamentes. Unerwünschte Nebenwirkungen bei ordnungsgemäßer Verabreichung werden nicht als Vergiftung kodiert, sondern nur nach der Art der aufgetretenen Nebenwirkung.

Kode	Bezeichnung
T36.-	**Vergiftung durch systemisch wirkende Antibiotika**
T36.0	Penizilline
T36.1	Cephalosporine und andere Beta-Laktam-Antibiotika
T36.2	Chloramphenicol-Gruppe
T36.3	Makrolide
T36.4	Tetrazykline
T36.5	Aminoglykoside, Streptomycin
T36.6	Rifamycine
T36.7	Antimykotika bei systemischer Anwendung
T36.8	Sonstige systemisch wirkende Antibiotika
T36.9	Systemisch wirkendes Antibiotikum, nicht näher bez.
T37.-	**Vergiftung durch sonstige systemisch wirkende Antiinfektiva und Antiparasitika**
T37.0	Sulfonamide
T37.1	Antimykobakterielle Arzneimittel
T37.2	Antimalariamittel und Arzneimittel gegen andere Blutprotozoen
T37.3	Sonstige Antiprotozoika
T37.4	Anthelminthika
T37.5	Virostatika
T37.8	Sonstige näher bez. systemisch wirkende Antiinfektiva und Antiparasitika, Hydroxychinolin-Derivate
T37.9	Systemisch wirkendes Antiinfektivum und Antiparasitikum, n. n. bez.

Kode	Bezeichnung
T38.-	**Vergiftung durch Hormone und deren synthetische Ersatzstoffe und Antagonisten, anderenorts nicht klassifiziert**
T38.0	Glukokortikoide und synthetische Analoga
T38.1	Schilddrüsenhormone und Ersatzstoffe
T38.2	Thyreostatika
T38.3	Insulin und orale blutzuckersenkende Arzneimittel [Antidiabetika]
T38.4	Orale Kontrazeptiva, Mono- und Kombinationspräparate
T38.5	Sonstige Östrogene und Gestagene, Mixturen und Ersatzstoffe
T38.6	Antigonadotropine, Antiöstrogene und Antiandrogene, anderenorts nicht klassifiziert, Tamoxifen
T38.7	Androgene und verwandte Anabolika
T38.8	Sonstige und n. n. bez. Hormone und synthetische Ersatzstoffe, Hypophysenvorderlappenhormone, Adenohypophysenhormone
T38.9	Sonstige und nicht näher bez. Hormon-Antagonisten
T39.-	**Vergiftung durch nichtopioidhaltige Analgetika, Antipyretika und Antirheumatika**
T39.0	Salizylate
T39.1	4-Aminophenol-Derivate
T39.2	Pyrazolon-Derivate
T39.3	Sonstige nichtsteroidale Antiphlogistika [NSAID]
T39.4	Antirheumatika, anderenorts nicht klassifiziert
T39.8	Sonstige nichtopioidhaltige Analgetika und Antipyretika, anderenorts nicht klassifiziert
T39.9	Vergiftung durch nichtopioidhaltige Analgetika, Antipyretika und Antirheumatika, nicht näher bez.
T40.-	**Vergiftung durch Betäubungsmittel und Psychodysleptika [Halluzinogene]**
T40.0	Vergiftung durch Opium
T40.1	Vergiftung durch Heroin
T40.2	Vergiftung durch sonstige Opioide, Kodein, Morphin
T40.3	Vergiftung durch Methadon

Kode	Bezeichnung
T40.4	Vergiftung durch sonstige synthetische Betäubungsmittel, Pethidin
T40.5	Vergiftung durch Kokain
T40.6	Vergiftung durch sonstige und nicht näher bez. Betäubungsmittel
T40.7	Vergiftung durch Cannabis (-Derivate)
T40.8	Vergiftung durch Lysergid [LSD]
T40.9	Sonstige und nicht näher bez. Psychodysleptika [Halluzinogene], Mescalin, Psilocin, Psilocybin
T41.-	**Vergiftung durch Anästhetika und therapeutische Gase**
T41.0	Inhalationsanästhetika
T41.1	Intravenöse Anästhetika, Thiobarbiturate
T41.2	Sonstige und nicht näher bez. Allgemeinanästhetika
T41.3	Lokalanästhetika
T41.4	Anästhetikum, nicht näher bez.
T41.5	Therapeutische Gase, Kohlendioxid, Sauerstoff
T42.-	**Vergiftung durch Antiepileptika, Sedativa, Hypnotika und Antiparkinsonmittel**
T42.0	Hydantoin-Derivate
T42.1	Iminostilbene, Carbamazepin
T42.2	Succinimide und Oxazolidine
T42.3	Barbiturate
T42.4	Benzodiazepine
T42.5	Gemischte Antiepileptika, anderenorts nicht klassifiziert
T42.6	Sonstige Antiepileptika, Sedativa und Hypnotika, Methaqualon, Valproinsäure
T42.7	Antiepileptika, Sedativa und Hypnotika, nicht näher bez., Schlafmittel, Schlaftabletten, Schlaftrunk
T42.8	Antiparkinsonmittel und andere zentral wirkende Muskelrelaxanzien, Amantadin
T43.-	**Vergiftung durch psychotrope Substanzen, anderenorts nicht klassifiziert**
T43.0	Tri- und tetrazyklische Antidepressiva

Kode	Bezeichnung
T43.1	Monoaminooxidase-hemmende Antidepressiva
T43.2	Sonstige und nicht näher bez. Antidepressiva
T43.3	Antipsychotika und Neuroleptika auf Phenothiazin-Basis
T43.4	Neuroleptika auf Butyrophenon- und Thioxanthen-Basis
T43.5	Sonstige und nicht näher bez. Antipsychotika und Neuroleptika
T43.6	Psychostimulanzien mit Missbrauchspotential
T43.8	Sonstige psychotrope Substanzen, anderenorts nicht klassifiziert
T43.9	Psychotrope Substanz, nicht näher bez.
T44.-	**Vergiftung durch primär auf das autonome Nervensystem wirkende Arzneimittel**
T44.0	Cholinesterase-Hemmer
T44.1	Sonstige Parasympathomimetika [Cholinergika]
T44.2	Ganglienblocker, anderenorts nicht klassifiziert
T44.3	Sonstige Parasympatholytika [Anticholinergika und Antimuskarinika] und Spasmolytika, anderenorts nicht klassifiziert, Papaverin
T44.4	Vorwiegend Alpha-Rezeptoren-Stimulanzien, anderenorts nicht klassifiziert, Metaraminol
T44.5	Vorwiegend Beta-Rezeptoren-Stimulanzien, anderenorts nicht klassifiziert
T44.6	Alpha-Rezeptorenblocker, anderenorts nicht klassifiziert
T44.7	Beta-Rezeptorenblocker, anderenorts nicht klassifiziert
T44.8	Zentral wirkende und adrenerge Neuronenblocker, anderenorts nicht klassifiziert
T44.9	Sonstige und n. n. bez., primär auf das autonome Nervensystem wirkende Arzneimittel, Kombinierte Alpha- und Beta-Rezeptoren-Stimulanzien
T45.-	**Vergiftung durch primär systemisch und auf das Blut wirkende Mittel, anderenorts nicht klassifiziert**
T45.0	Antiallergika und Antiemetika
T45.1	Antineoplastika und Immunsuppressiva, Antineoplastische Antibiotika, Cytarabin

Kode	Bezeichnung
T45.2	Vitamine, anderenorts nicht klassifiziert
T45.3	Enzyme, anderenorts nicht klassifiziert
T45.4	Eisen und dessen Verbindungen
T45.5	Antikoagulanzien
T45.6	Fibrinolytika und Fibrinolyse-Hemmer
T45.7	Antikoagulanzien-Antagonisten, Vitamin K und sonstige Koagulanzien
T45.8	Sonstige primär systemisch und auf das Blut wirkende Mittel, anderenorts nicht klassifiziert, Blut und Blutprodukte, Leberextrakte und sonstige Antianämika, Plasmaersatzmittel
T45.9	Primär systemisch und auf das Blut wirkendes Mittel, n. n. bez.
T46.-	**Vergiftung durch primär auf das Herz-Kreislaufsystem wirkende Mittel**
T46.0	Herzglykoside und Arzneimittel mit ähnlicher Wirkung
T46.1	Kalziumantagonisten
T46.2	Sonstige Antiarrhythmika, anderenorts nicht klassifiziert
T46.3	Koronardilatatoren, anderenorts nicht klassifiziert, Dipyridamol
T46.4	Angiotensin-Konversionsenzym-Hemmer [ACE-Hemmer]
T46.5	Sonstige Antihypertensiva, anderenorts nicht klassifiziert, Clonidin, Guanethidin, Rauwolfiaalkaloide
T46.6	Antihyperlipidämika und Arzneimittel gegen Arteriosklerose
T46.7	Periphere Vasodilatatoren, Nikotinsäure (-Derivate)
T46.8	Antivarikosa, einschließlich Verödungsmitteln
T46.9	Sonstige und nicht näher bez., primär auf das Herz-Kreislaufsystem wirkende Mittel
T47.-	**Vergiftung durch primär auf den Magen-Darmtrakt wirkende Mittel**
T47.0	Histamin-H 2-Rezeptorenblocker
T47.1	Sonstige Antazida und Magensekretionshemmer
T47.2	Stimulierende Laxanzien
T47.3	Salinische und osmotische Laxanzien
T47.4	Sonstige Laxanzien, Arzneimittel gegen Darmatonie

Kode	Bezeichnung
T47.5	Digestiva
T47.6	Antidiarrhoika
T47.7	Emetika
T47.8	Sonstige primär auf den Magen-Darmtrakt wirkende Mittel
T47.9	Primär auf den Magen-Darmtrakt wirkendes Arzneimittel, n. n. bez.
T48.-	**Vergiftung durch primär auf die glatte Muskulatur, die Skelettmuskulatur und das Atmungssystem wirkende Mittel**
T48.0	Oxytozin [Ocytocin] und ähnlich wirkende Wehenmittel
T48.1	Muskelrelaxanzien [neuromuskuläre Blocker]
T48.2	Sonstige und n. n. bez., primär auf die Muskulatur wirkende Mittel
T48.3	Antitussiva
T48.4	Expektoranzien
T48.5	Arzneimittel gegen Erkältungskrankheiten
T48.6	Antiasthmatika, anderenorts nicht klassifiziert, Salbutamol
T48.7	Sonstige und nicht näher bez., primär auf das Atmungssystem wirkende Mittel
T49.-	**Vergiftung durch primär auf Haut und Schleimhäute wirkende und in der Augen-, der Hals-Nasen-Ohren- und der Zahnheilkunde angewendete Mittel zur topischen Anwendung**
T49.0	Antimykotika, Antiinfektiva und Antiphlogistika zur lokalen Anwendung, anderenorts nicht klassifiziert
T49.1	Antipruriginosa
T49.2	Adstringenzien und Detergenzien zur lokalen Anwendung
T49.3	Hauterweichende [Emollienzien], hautpflegende [Demulzenzien] und hautschützende Mittel
T49.4	Keratolytika, Keratoplastika und sonstige Arzneimittel und Präparate zur Haarbehandlung
T49.5	Ophthalmika, Antiinfektiva zur Anwendung am Auge
T49.6	In der Hals-Nasen-Ohrenheilkunde angewendete Arzneimittel und Präparate, Antiinfektiva zur Anwendung an Ohr, Nase und Rachen

Kode	Bezeichnung
T49.7	Dentalpharmaka bei topischer Anwendung
T49.8	Sonstige Mittel zur topischen Anwendung, Spermizide
T49.9	Mittel zur topischen Anwendung, nicht näher bez.
T50.-	**Vergiftung durch Diuretika und sonstige und nicht näher bez. Arzneimittel, Drogen und biologisch aktive Substanzen**
T50.0	Mineralokortikoide und deren Antagonisten
T50.1	Schleifendiuretika [High-ceiling-Diuretika]
T50.2	Carboanhydrase-Hemmer, Benzothiadiazin-Derivate und andere Diuretika, Azetazolamid
T50.3	Auf den Elektrolyt-, Kalorien- und Wasserhaushalt wirkende Mittel, Salze zur oralen Rehydratation
T50.4	Auf den Harnsäurestoffwechsel wirkende Arzneimittel, Urikostatika, Urikosurika
T50.5	Appetitzügler
T50.6	Antidote und Chelatbildner, anderenorts nicht klassifiziert, Alkoholentwöhnungsmittel
T50.7	Analeptika und Opioid-Rezeptor-Antagonisten
T50.8	Diagnostika
T50.9	Sonstige und nicht näher bez. Arzneimittel, Drogen und biologisch aktive Substanzen

Arzneimittelreaktionen oder -vergiftungen beim Fetus und Neugeborenen werden mittels Kodes aus P00 bis P96 kodiert und sind hier nicht aufgeführt.

Intoxikationen im Sinne eines Rausches (F10–F19) oder der schädliche Gebrauch nicht abhängigkeitserzeugender Substanzen (F55–) werden mit Kodes aus dem Kapitel den psychische und Verhaltensstörungen verschlüsselt.

Liste der psychotropen Substanzen (an vierter Stelle wird das aktuelle Stadium kodiert):

F10.- Psychische und Verhaltensstörungen durch Alkohol
F11.- Psychische und Verhaltensstörungen durch Opioide

F12.- Psychische und Verhaltensstörungen durch Cannabinoide
F13.- Psychische und Verhaltensstörungen durch Sedativa oder Hypnotika
F14.- Psychische und Verhaltensstörungen durch Kokain
F15.- Psychische und Verhaltensstörungen durch andere Stimulanzien, einschließlich Koffein
F16.- Psychische und Verhaltensstörungen durch Halluzinogene
F17.- Psychische und Verhaltensstörungen durch Tabak
F18.- Psychische und Verhaltensstörungen durch flüchtige Lösungsmittel
F19.- Psychische und Verhaltensstörungen durch multiplen Substanzgebrauch und psychotroper Substanzen

4. Stelle:

.0 Akute Intoxikation [akuter Rausch]
.1 Schädlicher Gebrauch
.2 Abhängigkeitssyndrom
.3 Entzugssyndrom
.4 Entzugssyndrom mit Delir
.5 Psychotische Störung
.6 Amnestisches Syndrom
.7 Restzustand und verzögert auftretende psychotische Störung
.8 Sonstige psychische und Verhaltensstörungen
.9 Nicht näher bezeichnete psychische und Verhaltensstörung

Liste der nicht abhängigkeitserzeugenden Substanzen:

F55.0 Antidepressiva
F55.1 Laxanzien
F55.2 Analgetika
F55.3 Antazida
F55.4 Vitamine
F55.5 Steroide und Hormone
F55.6 Pflanzen oder Naturheilmittel
F55.8 Sonstige Substanzen
F55.9 Nicht näher bezeichnete Substanz

2.5.2 Prozeduren im Zusammenhang mit Vergiftungen und Überdosierungen

Es stehen hauptsächlich Kodes für Blutwäscheverfahren sowie Leberersatztherapie zu Verfügung (siehe Kapitel Prozeduren – Dialysen).

Weiterhin gibt es den Kode

8-120 Magenspülung

sowie Kodes für die therapeutische Spülung von Organen und Körperhöhlen im Kapitel 8-17.

2.6 Blutung, Antikoagulation, Thrombose

2.6.1 Blutungen und Blutungsneigungen

Blutungen werden mit der Lokalisation kodiert, wenn die Blutung nicht schon in einem anderen Diagnosekode abgebildet ist (Beispiel: hämorrhagische Gastritis). Vor allem im GI-Trakt gibt es zahlreiche Kodes „mit Blutung". Dort stehen für alle weiteren Situationen ergänzend die Kodes für obere und untere GI-Blutung zur Verfügung (siehe Tabelle).

Sollte im ICD-10 keine Lokalisation für die Blutung vorhanden sein kann der Kode

R58 Blutung, andernorts nicht klassifiziert

verwendet werden.

Eine Blutungsneigung selbst ist nicht kodierbar. Ausnahme: bei Antikoagulation, siehe Tabelle.

Kode	Bezeichnung
Blutungen Atemwege	
R04.0	Nasenbluten, Epistaxis
R04.1	Blutung aus dem Rachen
R04.2	Hämoptoe, Bluthusten, Blut im Sputum

Kode	Bezeichnung
R04.8	Blutung aus sonstigen Lokalisationen in den Atemwegen, Lungenblutung
GI-Blutungen	
I85.0	Ösophagusvarizen mit Blutung
I98.3*	Ösophagus- und Magenvarizen bei anderenorts klassifizierten Krankheiten mit Blutung [zusätzlich Ursache, z. B. Leberkrankheiten K70-K71†, K74.-† als Kreuzdiagnose]
K22.81	Ösophagusblutung
J95.00	Blutung aus dem Tracheostoma
K22.6	Mallory-Weiss-Syndrom
K25.0	Akutes Ulcus ventriculi mit Blutung
K25.2	Akutes Ulcus ventriculi mit Blutung und Perforation
K26.0	Akutes Ulcus duodeni mit Blutung
K26.2	Akutes Ulcus duodeni mit Blutung und Perforation
K27.0	Akutes Ulcus pepticum mit Blutung
K27.2	Akutes Ulcus pepticum mit Blutung und Perforation
K29.0	Akute hämorrhagische Gastritis
K31.82	Angiodysplasie bzw. Angioektasie des Magens und des Duodenums mit Blutung
K55.32	Angiodysplasie des Dünndarmes mit Blutung
K55.22	Angiodysplasie des Kolons mit Blutung
K57.-	Divertikelkrankheit des Darmes – zahlreiche Kodes mit Blutung
K62.50	Hämorrhagie des Anus
K62.51	Hämorrhagie des Rektums
K62.59	Anorektale Hämorrhagie, Lokalisation nicht näher bez.
K92.0	Hämatemesis
K92.1	Meläna [nicht: okkultes Blut im Stuhl!]
K92.2	GI-Blutung, nicht näher bez.

Kode	Bezeichnung
ZNS-Blutungen	
G95.10	Nichttraumatische spinale Blutung, Hämatomyelie
G97.82	Postoperative epidurale spinale Blutung
G97.83	Postoperative subdurale spinale Blutung
G97.84	Postoperative subarachnoidale spinale Blutung
I60.-	SAB (letzte Ziffer: Lokalisation)
I61.-	Intrazerebral (letzte Ziffer: Lokalisation)
I62.0-	Subdural nicht traumatisch (letzte Ziffer: akut – subakut – chronisch)
I62.1	extradural nichttraumatisch
S06.4	Epidural traumatisch
S06.5	Subdural traumatisch
S06.6	SAB traumatisch
H11.3	Blutung der Konjunktiva
H35.6	Netzhautblutung
Blutung durch Gerinnungsstörung	
D68.33	Hämorrhagische Diathese durch **Cumarine** (Vitamin-K-Antagonisten) Blutung bei Dauertherapie mit Cumarinen (Vitamin-K-Antagonisten)
D68.34	Hämorrhagische Diathese durch **Heparine** Blutung bei Dauertherapie mit Heparinen
D68.35	Hämorrhagische Diathese durch sonstige Antikoagulanzien Hämorrhagische Diathese durch **selektive Faktor Xa-Hemmer** (z. B. Fondaparinux, Apixaban, Rivaroxaban, Edoxaban) Hämorrhagische Diathese durch **Thrombin (Faktor IIa)-Hemmer** (z. B. Dabigatran, Lepirudin, Desirudin, Bivariludin) Blutung bei Dauertherapie mit sonstigen Antikoagulanzien
D69.80	Hämorrhagische Diathese durch Thrombozytenaggregationshemmer Blutung bei Dauertherapie mit Thrombozytenaggregationshemmern

Kode	Bezeichnung
D68.31	Hämorrhagische Diathese durch Vermehrung von Antikörpern gegen Faktor VIIIa, Hemmkörperhämophilie gegen Faktor VIIIa
D68.32	Hämorrhagische Diathese durch Vermehrung von Antikörpern gegen sonstige Gerinnungsfaktoren, Hemmkörperhämophilie gegen sonstige Faktoren Vermehrung von: • Anti-IXa • Anti-Xa • Anti-Xia • Antikörpern gegen Von-Willebrand-Faktor
D68.38	Sonstige hämorrhagische Diathese durch sonstige und nicht näher bez. Antikörper
D68.4	Erworbener Faktorenmangel (z. B. Leberinsuffizienz)
D68.9	Koagulopathie, nicht näher bez.
D68.8	Sonstige näher bez. Koagulopathie
D65.1	Verbrauchskoagulopathie/DIC
D65.2	Erworbene Fibrinolyseblutung
Sonstige Blutung	
I77.2	Arterielle Arrosionsblutung
I83.9	Varizenblutung der Extremitäten
R58	Blutung, andernorts nicht klassifiziert
D62	Akute Blutungsanämie
T81.0	Blutung und Hämatom als Komplikation eines Eingriffes, anderenorts nicht klassifiziert, Blutung jeder Lokalisation als Folge eines Eingriffs
T82.8	ZVK-Blutung
M82.8-	Nichttraumatisches Muskelhämatom

2.6.2 Thrombose und Embolie

Für die Lokalisation der Thrombosen existieren einige Kodes. 2012 wurden fehlende Thrombose- und Emboliekodes durch das

BfArM ergänzt. Die zusätzliche Kodierung der Lungenarterienembolie bei Thrombose darf nicht vergessen werden.

Für Thrombosen in Schwangerschaft, Geburt und Wochenbett gibt es eigene Kodes, die hier nicht aufgeführt sind.

Kodes	Bezeichnung
Herz und Lunge	
I23.6	Thrombose des Vorhofes, des Herzohres oder der Kammer als akute Komplikation nach akutem Myokardinfarkt
I24.0	Koronarthrombose ohne nachfolgenden Myokardinfarkt
I51.3	Intrakardiale Thrombose, anderenorts nicht klassifiziert
I26.0	Lungenarterienembolie mit Cor pulmonale, massiv, fulminant
I26.9	Lungenarterienembolie ohne Cor pulmonale, nicht massiv
Arterien	
I74.0	Embolie und Thrombose der Aorta abdominalis
I74.1	Embolie und Thrombose sonstiger Abschnitte der Aorta
I74.2	Embolie und Thrombose der Arterien der oberen Extremitäten
I74.3	Embolie und Thrombose der Arterien der unteren Extremitäten
I74.5	Embolie und Thrombose der A. iliaca
I74.8	Embolie und Thrombose sonstiger Arterien
Thrombose, Phlebitis und Thrombophlebitis Venen der Extremitäten	
I80.0	Oberflächliche Gefäße der unteren Extremitäten (nicht Varizen!)
I80.1	V. femoralis
I80.20	Beckenvenen
I80.28	sonstige tiefe Gefäße der unteren Extremitäten
I80.3	Untere Extremität, n. n. b.
I80.80	Oberflächliche Gefäße der oberen Extremitäten, V. basilica, V. cephalica
I80.81	Tiefe Gefäße der oberen Extremitäten, V. axillaris, V. subclavia
I80.88	sonstige Lokalisationen

Kodes	Bezeichnung
Thrombose/Embolie zentrale Venen	
I81	Pfortaderthrombose
K55.0	Mesenterialvenenthrombose
I82.0	Lebervenenthrombose, Budd-Chiari Syndrom
I82.2	V. cava inferior bzw. superior
I82.3	Nierenvenenthrombose
I82.80	Milzvenenthrombose
I82.81	Jugularisvenenthrombose
I82.88	Thrombose sonst. Venen
ZNS	
G95.18	Arterielle Thrombose des Rückenmarkes
I63.0	Hirninfarkt durch Thrombose **prä**zerebraler Arterien (A. basilaris, A. carotis und A. vertebralis)
I63.1	Hirninfarkt durch Embolie **prä**zerebraler Arterien (A. basilaris, A. carotis und A. vertebralis)
I63.3	Hirninfarkt durch Thrombose zerebraler Arterien (A. cerebri media, A. cerebri anterior, A. cerebri posterior und Aa. Cerebelli)
I63.4	Hirninfarkt durch Embolie zerebraler Arterien (A. cerebri media, A. cerebri anterior, A. cerebri posterior und Aa. Cerebelli)
I63.6	Hirninfarkt durch Thrombose der Hirnvenen, nichteitrig
I67.6	Sinusvenenthrombose, Thrombose sonstiger intracranieller Venen
Sonstige	
D68.6	Antiphospholipidsyndrom
T82.8	Thrombose Port, ZVK
I82.9	Thrombose o. n. A.

2.6.3 Thrombophilie und Antikoagulation

Die Thrombophilien sind seit 2010 spezifisch im ICD-10 kodierbar:

D68.5 *Primäre Thrombophilie*:
Mangel:

- Antithrombin
- Protein C
- Protein S

Prothrombin-Gen-Mutation
Resistenz gegen aktiviertes Protein C [Faktor-V-Leiden-Mutation]

D68.6 Sonstige Thrombophilien
Antikardiolipin-Syndrom
Antiphospholipid-Syndrom
Vorhandensein des Lupus-Antikoagulans
Exkl.:

- Disseminierte intravasale Gerinnung (D65)
- Hyperhomocysteinämie (E72.1)

Siehe MD-Empfehlung Nr. 73 für erworbenen AT3-Mangel und Nr. 185 für Resistenz gegen aktiviertes Protein.

Die Hyperhomozyteinämie ist kodierbar mit

E72.1 *Homozysteinurie*

Die Ziffer I82.9 Thrombose o. n. A. ist für die reine Thromboseneigung nicht geeignet, auch wenn manche Diagnosekataloge diese Ziffer empfehlen.

Eine Antikoagulation (Neueinstellung, Wiedereinstellung usw.) und eine Thrombozytenaggregationshemmung ohne das Vorhandensein einer Blutung sind nicht als Prozedur, sondern mit der Diagnose

Z92.1 *Dauertherapie (gegenwärtig) mit Antikoagulanzien in der Eigenanamnese*

Z92.2 Dauertherapie (gegenwärtig) mit anderen Arzneimitteln in der Eigenanamnese zu kodieren. Dabei beschreibt der Kode Z92.1 die Blutverdünnung mit Cumarinen, Heparinen, selektiven Faktor-Xa-Hemmern, Thrombin(Faktor IIa)-Hemmern und sonstigen Antikoagulanzien. Der Kode Z92.2 steht für ASS und andere Thrombozytenaggregationshemmer. Damit ist die in MD-Empfehlung Nr. 158 formulierte Einschränkung gegenstandslos. Zur Abgrenzung der Prophylaxekodes von den Kodes für die Embolie/Thrombose siehe Kapitel Lungenembolie.

Gleichzeitig kann die zur Antikoagulation führende Erkrankung zusätzlich kodiert werden, es ist kein weiterer Aufwand erforderlich (Beispiele: Vorhofflimmern, Thrombosen). Dies gilt auch für die Gabe von Thrombozytenaggregationshemmern [MD 157, 158]. Bei der Indikation Lungenarterienembolie wurde diese zusätzliche Kodierung der zur Antikoagulation führenden Erkrankung jedoch von MD-Gutachtern abgelehnt. Trotz Bestätigung durch ein Sozialgericht steht hier eine zeitliche Abgrenzung des Erkrankungskodes (z.B. in den ersten therapeutischen Monaten) gegen den Prophylaxekode Z92.1 für die Dauertherapie (z.T. lebenslang) noch aus.

Tritt jedoch unter der Antikoagulation eine Blutung auf, wird diese mit der möglichst genauen Ursache und/oder dem Ort der Blutung (z.B. Magenulkus mit Blutung) und der zusätzlichen Ziffer aus

D68.3- Hämorrhagische Diathese durch Antikoagulanzien und Antikörper

kodiert. Siehe MD-Empfehlungen Nr. 23, 114, 274 und 326 sowie FoKA Z002. Die zusätzliche Kodierung von D68.4 ist nicht zulässig. Bei stationärer Aufnahme wegen einer Antikoagulanzienblutung wurde in den DKR 2016 eine Klarstellung aufgenommen, auch um widersprüchliche Gerichtsurteile zu diesem Thema (z.B. LSG Hessen L8 KR 128/13 vom 21.8.2014) zu beseitigen. Demnach ist nach DKR 1917v immer die Blutung die Hauptdiagnose, ein Kode aus D68.3- sowie optional der Kode Y57.9 sind Nebendiagnosen. Diese Sichtweise hat der Bundesschlichtungsausschuss in einer seiner ersten Entscheidungen zur KDE 326 am 24.06.2020 bestätigt. In diesem Fall war aber v.a. der korrekte und damit spezifische Kode für die Blutung strittig.

Eine weitere Entscheidung des Bundesschlichtungsausschusses aus dem Jahr 2021 stellte klar, dass mit dem Kode *D65.0 Erworbene Afibrinogenämie* auch ein erworbener Mangel an Fibrinogen zu kodieren ist. Dies war immer wieder vom MD abgelehnt worden, da es hier definitorische Unsicherheiten gab, ob der (häufige) Mangel mit diesem Kode erfasst ist, der das komplette Fehlen von Fibrinogen im Text ausdrückt. Der SAB entschied, dass in Ermangelung eines eigenen Mangelkodes dieser Kode am spezifischsten auch den substituierten Mangel beinhaltet. Das BfArM hat diesen Beschluss im ICD-10 durch Teilung des Kodes D65.0 in Fehlen und Mangel von Fibrinogen umgesetzt. Wie schon nach anderen Beschlüssen des SAB hat das InEK umgehend reagiert:

Die Diagnose für Erworbene Afibrinogenämie (D65.00) wird zukünftig nur noch zusammen mit der Gabe von Fibrinogenkonzentrat ab 10 g in nur noch 8 Funktionen der Kompl. Konstellationen (KK) berücksichtigt, bisher galt das für alle Fälle mit diesem Kode in allen KK. Dies ist sachgerecht, da unter dieser Diagnose Fälle ohne relevante Mehrkosten neben solchen mit erheblichen Mehrkosten standen. Durch den Umbau ist sichergestellt, dass die aufwendigen Fälle weiterhin vergütet werden und keine pauschale Abwertung passiert. Das Beispiel zeigt aber auch, dass Erfolge vor dem Bundesschlichtungsausschuss oft Phyrrus-Siege sind.

2.6.4 Weitere erworbene Gerinnungsstörungen

Folgende weitere Kodes stehen neben den Medikamenten- und Antikörperbedingten Koagulopathien für die Verschlüsselung erworbener Gerinnungsstörungen zur Verfügung:

Liste der erworbenen Gerinnungsstörungen

Kode	Bezeichnung	Bemerkung
D65	Disseminierte intravasale Gerinnung [Defibrinationssyndrom]	Inkl.: Purpura fulminans
D65.00	Erworbene Afibrinogenämie	

Kode	Bezeichnung	Bemerkung
D65.01	Erworbene Hypofibrinogenämie Erworbener Fibrinogenmangel	(siehe SAB-Entscheidung vom 23.06.21)
D65.1	Disseminierte intravasale Gerinnung [DIG, DIC] Verbrauchskoagulopathie	In der Regel temporär, da mit Überwindung der Sepsis auch die Gerinnungsstörung behoben ist.
D65.2	Erworbene Fibrinolyseblutung Purpura fibrinolytica	
D65.9	Defibrinationssyndrom, nicht näher bezeichnet	
D.68.01	Erworbenes Willebrand-Jürgens-Syndrom	
D68.09	Willebrand-Jürgens-Syndrom, n. n. bez.	
D68.4	Erworbener Mangel an Gerinnungsfaktoren Gerinnungsfaktormangel durch: Leberkrankheit Vitamin-K-Mangel	Achtung: nicht gleichzeitig einen Kode aus D68.3- erfassen
D68.9	Koagulopathie, nicht näher bezeichnet	
D69.9	Hämorrhagische Diathese, n. n. bez.	

Insbesondere der Kode D68.4 bereitet in der Vergütungsdiskussion Probleme, da unter diesem Sammelbegriff zahlreiche Gerinnungsstörungen mit sehr unterschiedlichem Aufwand erfasst werden. Gleichzeitig wird dieser Kode fälschlicherweise oft zusätzlich zu anderen Gerinnungsstörungen, z. B. bei einer Cumarinblutung erfasst. In Zukunft muss dieser Kode daher klarer definiert und ggf. unterteilt werden, um die Einteilung in die entsprechenden Zusatzentgelte zu vereinfachen.

2.6.5 Angeborene Gerinnungsstörungen

Liste der angeborenen Gerinnungsstörungen

Kode	Bezeichnung	Bemerkung
D66	Hereditärer Faktor-VIII-Mangel Hämophilie A, klassische Hämophilie	nicht Faktor-VIII-Mangel mit Störung der Gefäßendothel-funktion (D68.0-)
D67	Hereditärer Faktor-IX-Mangel Hämophilie B Christmas Disease Mangel an: Faktor IX (mit Funktionsstörung) Plasma-Thromboplastin-Komponente [PTC]	
D68.00	Hereditäres Willebrand-Jürgens-Syndrom Angiohämophilie Faktor-VIII-Mangel mit Störung der Gefäßendothelfunktion Vaskuläre Hämophilie	
D68.1	Hereditärer Faktor-XI-Mangel Hämophilie C Plasma-Thromboplastin-Antecedent [PTA]-Mangel	
D68.20	Hereditärer Faktor-I-Mangel Angeborene Afibrinogenämie Dysfibrinogenämie (angeboren) Angeborener Fibrinogen-Mangel	
D68.21	Hereditärer Faktor-II-Mangel Prothrombin-Mangel	
D68.22	Labiler-Faktor-Mangel Owren-Krankheit Plasma-Ac-Globulin-Mangel Proakzelerin-Mangel	

Kode	Bezeichnung	Bemerkung
D68.23	Hereditärer Faktor-VII-Mangel Hypoprokonvertinämie Prokonvertin-Mangel Stabiler-Faktor-Mangel	
D68.24	Hereditärer Faktor-X-Mangel Stuart-Prower-Faktor-Mangel	
D68.25	Hereditärer Faktor-XII-Mangel Hageman-Faktor-Mangel	
D68.26	Hereditärer Faktor-XIII-Mangel Fibrinstabilisierender-Faktor-Mangel	
D68.28	Hereditärer Mangel an sonstigen Gerinnungsfaktoren	
D82.0	Wiskott-Aldrich-Syndrom	

Zusatzkodes für temporär und dauerhaft erworbene Gerinnungsstörungen

Notwendigkeit der Zusatzkodes

Bei 13 Diagnosekodes konnte sich die Selbstverwaltung bisher nicht einigen, ob diese bei Substitutionspflichtigkeit über das Bluterentgelt extrabudgetär oder über das Gerinnungsfaktorenentgelt intrabudgetär abgebildet werden sollen (Details und die Vergütungsregeln siehe Kapitel 3.8.5). Dieser Streit ist nicht medizinisch-inhaltlicher, sondern rein budgetärer Natur. Als Kompromiss wurde eine 3. Liste in Anlage 7 der Fallpauschalenvereinbarung (FPV) geschaffen. Die 13 Diagnosekodes aus dieser Liste müssen von den Krankenhäusern auf Fallebene bewertet werden: wenn es sich um dauerhafte, schwerere Gerinnungsstörungen handelt, münden diese in das Bluterentgelt, bei temporären Störungen wird für die gleiche Diagnose das Gerinnungsfaktorenentgelt abgerechnet. Leider fehlen klare nachvollziehbare Kriterien für die Einteilung, sodass die 13 Kodes im Kapitel 3.8.5. Vergütung mit erklärenden Hinweisen als Hilfestellung versehen sind.

Eine eindeutige Kodiermöglichkeit dieser Kodes der Mischtabelle ist möglich, indem 2 freie Schlüsselnummern des ICD-10 für die Kennzeichnung verwendet werden können:

U69.11! Dauerhaft erworbene Blutgerinnungsstörung
U69.12! Temporäre Blutgerinnungsstörung

Dieser Zusatzkode darf als Ausrufezeichenkode nur in Verbindung mit einer vorangestellten primären Diagnose aus Tabelle 3 der Anlage 7 zur FPV verwendet werden, um dadurch für U69.11! das Zusatzentgelt ZE2026-97, für U69.12! die Zusatzentgelte ZE2026-137 bis 139 und -219 über die Kodierung eindeutig zu bestimmen.

Definition von temporär und dauerhaft
Die Einteilung von Fall zu Fall soll über das Kriterium „dauerhaft erworben“ (in Bluter-ZE ZE20XX-97) und „temporär“ (in ZE20XX-137 bis 139, -219) erfolgen, ohne dass diese Begriffe medizinisch definiert wären. Dauerhaft erworben wäre auf alle Fälle eine Störung, die lebenslang besteht bzw. bei Lebererkrankungen nur durch eine Lebertransplantation heilbar wäre. Ebenso zählen chronische Erkrankungen mit Gerinnungsstörungen (z. B. Autoimmunerkrankungen) zu den dauerhaften Erkrankungen. Diese müssen jedoch sehr selten mit Gerinnungsfaktoren behandelt werden. Im Gegensatz dazu sind temporäre Störungen alle iatrogenen und periinterventionellen bzw. perioperativen Störungen sowie Gerinnungsstörungen bei schweren intensivpflichtigen Grunderkrankungen, die mit der Grunderkrankung auch wieder verschwinden. Hier wäre als Beispiel die DIC bei einer schweren Sepsis zu nennen.

Die klinisch nicht bekannte Unterscheidung bei Gerinnungsstörungen zwischen dauerhaft und temporär ist auf Dauer nicht praktikabel. Hier werden Nachbesserungen erforderlich sein, im Idealfall können sich die Selbstverwaltungspartner auf eine Aufteilung der Diagnosen aus Liste 3 auf die beiden anderen Listen verständigen, womit die Notwendigkeit dieser artifiziellen Einteilung entfiele.

Weitere Informationen zu Gerinnungsstörungen siehe Kapitel 3 bei Gerinnungsfaktoren.

2.7 Meningitis

Die Meningitis oder als Synonym Hirnhautentzündung beschreibt als akute eitrige Meningitis die Entzündung der Hirnhaut mit Erhöhung der Zellzahl im Liquor bezeichnet. Ursache ist zumeist bakteriell, seltener Viren, Pilze oder Parasiten. Virale Infektionen, Tuberkulose oder Lues können die Ursache einer subakuten nicht-eitrigen Meningitis sein.

S1-Leitlinien der Arbeitsgemeinschaft der Wissenschaftlichen Medizinischen Fachgesellschaften (AWMF) zu

- „Bakterielle (eitrige) Meningoenzephalitis"
- „Virale Meningoenzephalitis"
- „Atypische erregerbedingte Meningoenzephalitiden"

veröffentlicht auf der Homepage der AWMF (www.awmf.org).

Die Kodierung der Meningitis ist für die meisten Formen in einer Kreuz-Stern-Systematik geregelt: Der Kreuzkode definiert die Ätiologie (also den verursachenden Keim) die Sterndiagnose die Manifestation, in diesem Fall als Meningitis. Folgende Sterndiagnosen stehen zur Verfügung:

G01*	Meningitis bei andernorts klassifizierten bakt. Erkrankungen
G02.0*	Meningitis bei andernorts klassifizierten Viruskrankheiten
G02.1*	Meningitis bei andernorts klassifizierten Mykosen
G02.8*	Meningitis bei sonstigen näher bezeichneten

Die folgende Tabelle gibt eine Übersicht über die ätiologischen Meningitis-Kodes: Wo immer zusätzlich eine der o.g. Sterndiagnosen mit erfasst werden muss, ist dies vermerkt.

Kodes für Meningitis	
A02.2	Salmonellenmeningitis (mit G01*)
A17.0†	Tuberkulose (Lepto)Meningitis (mit G01*)
A20.3	Pestmeningitis
A22.8	Milzbrandmeningitis† (mit G01*)
A32.1†	Listerienmeningitis (mit G01*)
A39.0†	Meningokokkenmeningitis (mit G01*)
A50.4	Konnatale spätsyphilitische Meningitis† (mit G01*)
A51.4	Sekundäre syphilitische Meningitis† (mit G01*)
A54.8†	Gonokokkenmeningitis (mit G01*)
A69.2†	Meningitis bei Lyme-Erkrankungen (mit G01*)
G00.0	Meningitis durch Heamophilus influenzae
G00.1	Pneumokokkenmeningitis
G00.2	Streptokokkenmeningitis
G00.3	Staphylokokkenmeningitis
G00.8	Sonst. bakterielle Meningitis Meningitis durch E.colo, Klebsiella, Klebsiellapneumoniae
A87.0†	Meningitis durch Enteroviren (mit G02.0*) Meningitis durch Coxsackieviren (mit G02.0*) Meningitis durch ECHO-Viren (mit G02.0*)
A87.1†	Meningitis durch Adenoviren (mit G02.0*)
A87.2	Lymphozytäre Choriomeningitis
A87.2	Sonstige Virusmeningitis
B00.3†	Meningitis durch Herpesviren (mit G02.0*)
B01.0†	Varizellen-Meningitis (mit G02.0*)
B02.1†	Zoster-Meningitis (mit G02.0*)
B05.1†	Meningitis bei Masern (mit G02.0*)
B06.0†	Röteln-Meningitis (mit G02.0*)
B26.1†	Mumps-Meningitis (mit G02.0*)

Kodes für Meningitis	
B37.5†	Canida-Meningitis (mit G02.1*)
B45.1†	Kryptokokken-Meningitis (mit G02.1*)
G03.0	Abakterielle Meningitis Nichteitrige Meningitis

Daneben gibt es noch weiter Meningitis-Kodes (chronisch, parasitär u.s.w.), die auf Intensivstationen üblicherweise jedoch nicht vorkommen.

Sonderregelung:

Eine Meningitis-Bakteriämie ist direkt mit

A 39.4 Meningokokkensepsis, nicht näher bezeichnet

zu verschlüsseln (DKR 0103x).

3 Prozeduren

3.1 Beatmung

Die DKR widmen der Beatmung ein eigenes Kapitel [DKR 1001], welches in den Jahren vor 2020 trotz häufig unterschiedlicher Interpretation der Kodierregeln zwischen Leistungsträgern und MD nur minimale Änderungen erfahren hatte.

Insbesondere die Kodierung der Beatmungsstunden einer nichtinvasiven Beatmung intensivmedizinisch versorgter Patienten war seit Jahren Gegenstand intensiver Diskussionen und juristischer Verfahren. Zudem herrschte lange Unklarheit, wie mit intermittierenden beamungsfreien Intervallen im Rahmen des Weaningprozesses zu verfahren sei. Den Besonderheiten des 2019 eigens für den Prozess der Beatmungsentwöhnung [Weaning] bei maschineller Beatmung auf Intention des BMG unter Federführung der DIVI durch eine Expertengruppe verschiedener Fachgesellschaften entwickelten Kodes 8-718 wurde bereits in der Aktualisierung 2019 ein neues eigenes Unterkapitel gewidmet. Nach umfangreicher Aktualisierung 2020 wurde das Kapitel auch in den vergangenen Jahren durch zahlreiche weitere Verfeinerungen innerhalb des Kodes erneut umfassend überarbeitet und zuletzt ein weiteres Unterkapitel zum 2021 eingeführten Kode 1-717 zur Erhebung des Weaningpotentials (Kapitel 3.1.7) ergänzt.

Bei weiterhin bestehenden unterschiedlichen Ansichten zur Anrechnung insbesondere beatmungsfreier Intervalle zwischen Leistungsträgern und MD sowie diversen BSG-Urteilen sahen sich die Selbstverwaltungspartner 2020 zu einer vollständigen Überarbeitung des Kapitels zur maschinellen Beatmung [DKR 1001u] gezwungen, sodass im Folgenden die vollständige Kodierung der maschinellen Beatmung unter Berücksichtigung der Änderungen der DKR 1001u sowie der Empfehlungen der Fachgesellschaften und der jüngsten Rechtsprechung beschrieben wird. Die neue Beatmungsrichtlinie löst damit zahlreiche Streitpunkte und hebt die

BSG-Rechtsprechung zur Beatmung der letzten Jahre zum Großteil auf.

Abgrenzung: In diesem Kapitel werden nur intensivmedizinische Beatmungsformen besprochen, nicht jedoch die zunehmenden Formen von außerklinischer Beatmung (sog. Heimbeatmung), die bei der Initiierung/Ersteinstellung und späteren Kontrolle immer wieder Anlass zu stationären Behandlungen geben (OPS-Kodes 8-716 Ersteinstellung, Kontrolle/Optimierung und Beendigung einer häuslichen maschinellen Beatmung und 8-717 Einstellung einer nasalen oder oronasalen Überdrucktherapie bei schlafbezogenen Atmungsstörungen) oder sich unter Umständen an den Weaningprozess anschließen können.

3.1.1 Art der Beatmung

Zuerst muss festgestellt werden, ob eine „maschinelle Beatmung" im Sinne der DKR vorliegt. Diese liegt immer dann vor, wenn „Gase mittels einer mechanischen Vorrichtung in die Lunge bewegt werden". „Die Beatmung kann invasiv über eine Trachealkanüle oder einen Tubus erfolgen. Beatmung kann auch nichtinvasiv über ein Maskensystem erfolgen."

In der Definition der maschinellen Beatmung [DKR1001u] aus 2020 erfolgt eine vollständige Gleichstellung von invasiver und nichtinvasiver Beatmung. Gleichzeitig wird jedoch eine klare Abgrenzung zwischen einer Beatmung im Sinne der DKR und einer Atemunterstützung durch Festlegung einer geforderten Druckdifferenz von mindestens 6 mbar vorgenommen:

„Für die Berechnung von Beatmungsstunden bei Patienten, die das 6. Lebensjahr vollendet haben, sind Verfahren heranzuziehen, bei denen bei positiver Druckbeatmung eine <u>Druckdifferenz zwischen Inspiration und Exspiration von mindestens 6 mbar</u> besteht."

Kleinkinder unter 6 Jahren sind somit explizit von dieser Beschränkung ausgenommen, sodass unter bestimmten Umständen auch eine CPAP-Therapie bzw. eine nasale high-flow Therapie (HFNC u.a.) als Beatmung angerechnet werden können (s.u.).

Beatmungsstunden sind nur bei „intensivmedizinisch versorgten" Patienten zu kodieren.

Die Kriterien hierfür sind genau definiert. Bei „intensivmedizinisch versorgten" Patienten handelt es sich demnach um Patienten,

- „bei denen die für das Leben notwendigen sogenannten vitalen oder elementaren Funktionen von Kreislauf, Atmung, Homöostase oder Stoffwechsel lebensgefährlich bedroht oder gestört sind und mit dem Ziel behandelt, überwacht und gepflegt werden, diese Funktionen zu erhalten, wiederherzustellen oder zu ersetzen, um Zeit für die Behandlung des Grundleidens zu gewinnen.
- „Das Grundleiden, das die intensivmedizinische Behandlung bedingt hat, muss in diesem Zusammenhang nicht mit der Hauptdiagnose identisch sein."

Die intensivmedizinische Versorgung umfasst dabei mindestens:

- „ein Monitoring von Atmung und Kreislauf" sowie
- „eine akute Behandlungsbereitschaft (ärztliche und pflegerische Interventionen zur Stabilisierung von Vitalfunktionen unmittelbar möglich)"

Die Definition der intensivmedizinischen Versorgung der DKR 1001 ist nicht deckungsgleich mit der des OPS-Katalogs, insbesondere nicht mit den Komplexkodes (siehe Kapitel 3.7). Unkritisch abzurechnen sind alle Beatmungen auf Stationen, auf denen auch ein intensivmedizinischer Komplexkode abgerechnet werden kann (es ist zu vermuten, die überwiegende Zahl der Fälle). Sollte dies nicht der Fall sein, sollte die o.g. Definition genau eingehalten werden!

Auch bei Patienten mit außerklinischer Beatmung, die über ein Tracheostoma oder nicht-invasiv über eine Maske beatmet werden, wird die Beatmungszeit erfasst, solange es sich um einen

„intensivmedizinisch versorgten Patienten" nach oben genannten Kriterien handelt. Dies gilt grundsätzlich für Patienten, die kontinuierlich vom Respirator abhängig sind und infolge dessen intensivmedizinischer Versorgung bedürfen, da auch nur durch einen kurzen Ausfall der Beatmung (z. B. durch akzidentelle Dekanülierung, Geräteausfall oder Kanülenverlegung) eine vitale Bedrohung bestünde. Ebenso, wenn bei akuter Verschlechterung einer chronischen Krankheitssituation oder neuer Erkrankung eine Intensivierung der nichtinvasiven Beatmung im Rahmen einer intensivmedizinischen Betreuung notwendig ist.

Hiervon abzugrenzen ist die Fortführung einer häuslichen, nichtinvasiven Maskenbeatmung (OPS-Kodes 8-716), da dieser Patient bei kurzer Unterbrechung der nichtinvasiven Maskenbeatmung nicht unmittelbar vital bedroht ist und zudem nicht auf einer Intensivstation versorgt wird. Abzugrenzen ist auch die Fortsetzung einer CPAP-Therapie (d. h. kein gesonderter Inspirationsdruck, sog. Augmentation oder Druckunterstützung) eines Schlafapnoe-Patienten (8-717) auf einer Normalstation. In beiden vorgenannten Beispielen wird die Definition einer maschinellen Beatmung nach DKR 1001 nicht erfüllt, sodass in diesen Fällen keine Beatmungsstunden zu kodieren sind.

Siehe hierzu auch MD-Empfehlungen zur Kodierung Nr. 75, 146, 488 und 588.

Für Neugeborene und Säuglinge existiert zusätzlich ein OPS-Kode 8-711, der direkt die Durchführung einer maschinellen Beatmung oder Atemunterstützung angibt, unabhängig von der Behandlungsdauer (also auch unter 8 bzw. 24 Std.; bei OPS-Kode 8-711.00 mindestens aber 30 min).

OPS:

8-711 *Maschinelle Beatmung und Atemunterstützung bei Neugeborenen und Säuglingen*
8-711.0- Atemunterstützung mit kontinuierlichem positiven Atemwegsdruck [CPAP]
8-711.1- Kontrollierte Beatmung

8-711.2 Assistierte Beatmung
8-711.4 Atemunterstützung durch Anwendung eines High-Flow-Systems

Bei Kindern und Jugendlichen (2.-18.LJ) ist zudem zusätzlich ein Kode aus 8-712.0 anzugeben.

OPS:

8-712 Maschinelle Beatmung und Atemunterstützung bei Kindern und Jugendlichen
8-712.0 Atemunterstützung mit kontinuierlichem positiven Atemwegsdruck [CPAP]
8-712.1 Atemunterstützung durch Anwendung eines High-Flow-Systems

Die Dauer der Atemunterstützung mit kontinuierlichem positivem Atemwegsdruck (CPAP) ist bei Neugeborenen, Säuglingen und nun auch Kindern bis zum vollendeten 6. Lebensjahr für die Ermittlung der Beatmungszeit zu berücksichtigen, sofern diese intensivmedizinisch nach o. g. Definition versorgt werden.

Keine Anrechnung als Beatmungsstunden erfolgt weiterhin bei Patienten, die eine CPAP-Therapie ausschließlich infolge eines Schlafapnoesyndroms erhalten:

„Wenn bei Erwachsenen, Kindern und Jugendlichen eine Störung wie Schlafapnoe mit CPAP behandelt wird, sind Kodes aus 8-711.0 und 8-712.0 […] sowie die Beatmungsdauer nicht zu verschlüsseln. Die Ersteinstellung einer CPAP-Therapie bzw. die Kontrolle einer Therapie werden mit einem Kode aus 8-717 verschlüsselt."

Atemunterstützung über High-Flow(HF)-Systeme

Eigene Kodes unterstützen die Abbildung der High-Flow-Nasenkanülen und anderer Systeme sowohl bei Neugeborenen und Säuglingen als auch bei Kindern und bei Erwachsenen und wurden 2026 erweitert sowie umbenannt, um neue Methoden bei Säuglingen und Kindern abzubilden. Da neben HFNC nun auch weitere Systeme wie HHFNC kodierbar sind, wurde der Titel neutraler in „High-Flow-Systeme" geändert. Die Atemunterstützung erfolgt jeweils durch erwärmtes und angefeuchtetes Gas. Inhaltlich hat sich bei den Erwachsenen nichts geändert:

OPS:

8-711.4 Atemunterstützung durch Anwendung eines High-Flow-Systems bei Neugeborenen und Säuglingen
Inkl.: High flow nasal cannula [HFNC]
Humidified high flow nasal cannula [HHFNC]
Heated and humidified high flow therapy [HHHFT]

8-712.1 Atemunterstützung durch Anwendung eines High-Flow-Systems bei Kindern und Jugendlichen
Inkl.: High flow nasal cannula [HFNC]
Humidified high flow nasal cannula [HHFNC]
Heated and humidified high flow therapy [HHHFT]

8-713.0 Atemunterstützung durch Anwendung eines High-Flow-Systems bei Erwachsenen
Inkl.: High flow nasal cannula [HFNC]

Bei der nasalen High-Flow-Therapie wird dem Patienten ein FiO_2 bis zu 1,0 mittels eines hohen Flusses von ca. 30–60 l/min über eine großlumige Nasenbrille verabreicht, wodurch ein PEEP von ca. 2–3 cm H_2O aufgebaut werden kann. Allerdings handelt es sich bei dem System nicht um ein geschlossenes System und es fehlt die mechanische Atemunterstützung. Des Weiteren ist der Patient auch nicht intubiert oder tracheotomiert und der Flow wird nicht über eine Maske, sondern in der Regel über eine spezielle Nasenbrille verabreicht.

Während dieses Verfahren daher bisher unstrittig bei Patienten jenseits des Säuglingsalters nicht zur Beatmung zählt, waren sich die Experten wie auch die Rechtsprechung bei Kindern vor Vollendung des ersten Lebensjahres hier lange Zeit nicht einig.

Hier schaffte die DKR 1001u Klarheit und erkennt die Berücksichtigung der nasalen high flow Therapie bei Neugeborenen und Säuglingen für die Ermittlung der Beatmungsdauer an, sofern diese intensivmedizinisch versorgt sind. Ein gegenteiliges früheres BSG-Urteil von Juli 2019 zu diesem Thema ist somit obsolet.

Für Erwachsene bleibt HFNC auch weiterhin keine maschinelle Beatmung im Sinne der DKR, entsprechende MD-Streitfälle nehmen jedoch weiter zu.

3.1.2 Methode der Beatmung

Nicht alle Methoden der Beatmung zählen im Sinne der DKR als „maschinelle" Beatmung, darum folgt eine Übersicht über gängige Methoden und ihre Auswirkungen auf die Kodierung.

Definition: Maschinelle Beatmung im Sinne der DKR

„Maschinelle Beatmung (‚künstliche Beatmung') ist ein Vorgang, bei dem Gase mittels einer mechanischen Vorrichtung in die Lunge bewegt werden."

Seit der Überarbeitung der DKR von 2020 erfolgt eine Einschränkung auf Verfahren einer positiven Druckbeatmung mit Festlegung einer minimalen Druckdifferenz von 6 mbar zwischen Inspiration und Exspiration sowie eine Altersbegrenzung für „Patienten, die das 6. Lebensjahr vollendet haben" für o. g. Definition.

Für Kleinkinder bis zum 6. Lebensjahr wird darüber hinaus eine CPAP-Therapie sowie bei Neugeborenen und Säuglingen (also bis Vollendung des 1. Lebensjahres) neben der CPAP-Therapie auch eine nasale high flow Therapie als maschinelle Beatmung anerkannt, sofern es sich um intensivmedizinisch versorgte Patienten handelt (s. a. 3.1.1).

Die Versorgung von beatmeten Patienten erfordert sowohl personellen Aufwand (Ärzte und Pflegepersonal), als auch materiellen Aufwand von hoher Qualität, was die Grundlage der Kodierung der Beatmungsperiode in Form der Beatmungsstunden darstellt.

Hierbei sind die wissenschaftlichen Empfehlungen zu berücksichtigen [Westhoff 2023, Stanzel 2024, Fichtner 2024].

Definition: Maschinelle Beatmung im medizinischen Sinne

Eine unzureichende oder fehlende Spontanatmung kann durch Beatmung unterstützt oder ersetzt werden. Durch Beatmung sollen die Oxygenierung und die Kohlendioxid-Elimination sichergestellt werden.

Es wird zwischen invasiver Beatmung gegenüber nicht-invasiver Beatmung (NIV) unterschieden. Die maschinelle Beatmung kann in kontrollierte gegenüber assistierende (= unterstützende) Beatmung differenziert werden.

Die Nomenklatur rund um die Beatmung ist häufig nicht eindeutig, denn der unterschiedliche Einsatz von Begriffen bzw. Abkürzungen in der Literatur und bei Herstellern von Beatmungsgeräten erschwert oft die Zuordnung.

Aufgrund der besonderen Bedeutung der Beatmung für das DRG-System sollen die nachfolgenden Angaben die Orientierung und Dokumentation erleichtern.

Abkürzung	Beschreibung	Maschinelle Beatmung im Sinne DKR	Kommentar
ACV	Assist-control ventilation, volumenkontrolliert	ja, falls Δ P ≥ 6mbar	
APRV	Airway pressure release ventilation; volumenkontrolliert Beatmung in exspiratorischer Phase der Fluss-Volumenkurve	ja, falls Δ P ≥ 6mbar	
ASB	Assisted spontaneous breathing – druckunterstützte Spontanatmung, siehe PSV	ja, falls Δ P ≥ 6mbar	
ASV	Assisted spontaneous ventilation – identisch mit ASB.	ja, falls Δ P ≥ 6mbar	
ATC	Automatic tube compensation – Automatische Tubuskompensation, im Rahmen einer invasiven maschinellen Beatmung, entspricht einer adaptiven inspiratorischen Druckunterstüzung (im Sinne ASB oder PSV)	ja, falls Δ P ≥ 6mbar	
BiPAP	Bi-level positive airway pressure; druckkontrollierte (nicht-invasive) Beatmung mit inspiratorischem (IPAP) und exspiratorischem (EPAP) Druckniveau; im S/T-Modus wird eine Mindestatemfrequenz vorgegeben	ja, falls Δ P ≥ 6mbar	

Abkürzung	Beschreibung	Maschinelle Beatmung im Sinne DKR	Kommentar
BIPAP®	Biphasic positive airway pressure; Beatmungsdruck auf zwei Druckniveaus. Auf beiden Druckniveaus zusätzliche Spontanatmung möglich. Ohne Spontanatmung entspricht BIPAP einer druckkontrollierten Beatmung	ja, falls Δ P ≥ 6mbar	
CMV	Continuous mandatory ventilation – kontinuierliche, vollständig maschinelle Beatmung	ja, falls Δ P ≥ 6mbar	
CPAP	Continuous positive airway pressure – kontinuierlicher positiver (gleichbleibender) Atemwegsdruck. CPAP kommt häufig über Nasenmaske als Therapie des obstruktiven Schlafapnoesyndroms zur Anwendung Cave: bei manchen Beatmungsgeräten bezeichnet die Einstellung „CPAP/ASB" den NIV-Modus	Nur bei Neugeborenen, Säuglingen und Kleinkindern bis zum vollendeten 6. Lebensjahr Ein CPAP/ASB-Modus entspricht einer maschinellen Beatmung im Sinne der DKR, sofern Δ P ≥ 6mbar. D. h. in der Inspirationsphase gibt das Beatmungsgerät einen höheren Druck zur „Unterstützung der sog. Atempumpe" ab als in der Exspirationsphase	Bei Neugeborenen und Säuglingen mit dem Kode 8-711.0- kodierbar Bei Kleinkindern mit dem Code 8-712.0 kodierbar
CV	Control ventilation, volumenkontrolliert	ja, falls Δ P ≥ 6mbar	

Abkürzung	Beschreibung	Maschinelle Beatmung im Sinne DKR	Kommentar
ECLA	extra corporal lung assist – syn. interventional (iLA) or pumpless (pECLA), durch einen arterio-venösen Bypass, in den eine gasaustauschende Membran integriert ist, kann eine effektive Kohlendioxidelimination und eine geringe Verbesserung der Oxygenierung erreicht werden [Bein et al., 2008]	In der Regel in Verbindung mit invasiver maschineller Beatmung	ZE2026-03 OPS 8-852.2
ECMO	Extrakorporale Membranoxygenierung. Die ECMO übernimmt teilweise oder auch vollständig die Atemfunktion des Patienten [Bein et al., 2008]	In der Regel in Verbindung mit invasiver maschineller Beatmung	ZE2026-03 OPS: 8-852.- Seit 2019 neuer Kode: 8-852.6 (RA-PA-ECMO)
EPAP	Siehe BiPAP		
EzPAP®	Konstanter Fluss mit atemzyklisch schwankendem Druck; z. B. nicht-invasive Atelektasenprophylaxe	nein	

Abkürzung	Beschreibung	Maschinelle Beatmung im Sinne DKR	Kommentar
HFOV	High frequency oscillatory ventilation – Hochfrequenzbeatmung (HFOV). Eine sehr intensive Form der lungenprotektiven Beatmung ist die HFOV. Hierbei werden minimale Atemwegsdruckschwankungen mit einem gleichbleibend hohen Atemwegmitteldruck kombiniert. Bei der HFOV erzeugt ein hoher Gasfluss im Gerät (nicht zum Patienten) einen hohen kontinuierlichen alveolären Distentionsdruck. In das Beatmungssystem ist ein Oszillatorkolben (oder Lautsprecher) integriert, der den Gasfluss in oszillierende Schwingungen mit einer Frequenz von 3–7 Hertz versetzt [Luecke et al., 2000]	ja, falls Δ P ≥ 6mbar	Bei Neugeborenen und Säuglingen mit dem Kode 8-711.1 kodierbar
ILV	Independent lung ventilation – seitengetrennte Überdruckbeatmung	ja, falls Δ P ≥ 6mbar	
IPAP	Siehe BiPAP		
IPPV	Intermittend positive pressure ventilation – intermittierende Überdruckbeatmung	ja, falls Δ P ≥ 6mbar	Bei Neugeborenen und Säuglingen mit dem Kode 8-711.1 kodierbar

Abkürzung	Beschreibung	Maschinelle Beatmung im Sinne DKR	Kommentar
IRV	Inversed ratio ventilation – Beatmung mit umgekehrten, d. h. unphysiologischem, Verhältnis von Inspirations- zu Exspirationszeit, z. B. 2 : 1	ja, falls Δ P ≥ 6mbar	
PACV	Pressure assist control ventilation	ja, falls Δ P ≥ 6mbar	
PAV	Proportional assist ventilation, proportional pressure eventilation – proportional an Bedarf und Lungenimpedanz adaptierte druckunterstützte Beatmung	ja, falls Δ P ≥ 6mbar	
PCV	Pressure controlled ventilation – druckgesteuerte maschinelle Beatmung	ja, falls Δ P ≥ 6mbar	
PEEP	Positive endexpiratory pressure – positiver endexspiratorischer Druck	siehe BIPAP und NIV	
PSV	Pressure support ventilation – druckunterstützte Spontanbeatmung, siehe ASB	ja, falls Δ P ≥ 6mbar	
HFNC	High Flow Nasal Cannula; Nasale High Flow Therapy – nasale Applikation von Atemgas mit hohem Fluss (HFNC) [MD 317, 524, 563]	Nein Ausnahme: Neugeborene und Säuglinge als maschinelle Beatmung kodierbar	Bei Neugeborenen und Säuglingen mit dem Kode 8-711.4 kodierbar

Abkürzung	Beschreibung	Maschinelle Beatmung im Sinne DKR	Kommentar
HHFNC	Humidified high flow nasal cannula	Wie HFNC	Wie HFNC
HHHFT	Heated and humidified high flow therapy	Wie HFNC	Wie HFNC
NIV	non invasive ventilation – nicht invasive Beatmung. Diese kann über eine Nasenmaske, Nasen-Mund-Maske, Ganzgesichts-Maske oder einen Beatmungshelm erfolgen. Bei entsprechender Geräteeinstellung ist NIV eine „vollwertige" kontrollierte maschinelle Beatmung, unabhängig von einer Intubation Entscheidend ist die Positivdruckbeatmung mit inspiratorischer Druckunterstützung. Diese wird oft mit einem positiven Atemwegsdruck in der Exspirationsphase kombiniert (PEEP)	ja, falls $\Delta P \geq 6$mbar	
SIMV	Synchronized Intermittend Mandatory Ventilation – mit Spontanatmung synchronisierte maschinelle Beatmung	ja, falls $\Delta P \geq 6$mbar	
VCV	Volume controlled ventilation – volumengesteuerte maschinelle Beatmung	ja, falls $\Delta P \geq 6$mbar	

3.1.3 Beginn der Beatmung

Nur zwei mögliche Konstellationen können zu Beginn der Beatmung auftreten:

Der Patient ist bereits zum Zeitpunkt der stationären Aufnahme maschinell beatmet. Dies kann über Trachealkanüle, Tubus oder Maske erfolgen. In diesem Fall ist der Beginn der Beatmungsdauer identisch mit dem Zeitpunkt des Beginns des stationären Falles. Eine besondere Kodierung des Beatmungszuganges erfolgt in diesem Fall nicht, da man die Intubation, Tracheostomie bzw. Anlegen einer Maske nicht selber durchgeführt hat.

Anders in der zweiten Konstellation: Wird der Patient erst im stationären Verlauf beatmungspflichtig, beginnt die Beatmungsdauer mit Einsetzen der maschinellen Beatmung. Zusätzlich muss in diesem Fall noch der Zugangsweg kodiert werden:

OPS-Kodes:

8-701 Einfache endotracheale Intubation
8-704 Intubation mit Doppellumentubus
8-706 Anlegen einer Maske zur maschinellen Beatmung
5-311.- Temporäre Tracheostomie
5-312.- Permanente Tracheostomie

Eine entscheidende Ausnahme von dieser Regel stellt die Beatmung im Rahmen einer Operation dar. Bei dieser ist weder die Intubation noch die Beatmungsdauer zu kodieren, so lange die Beatmungsdauer nicht länger als 24 Stunden beträgt. Wird der Patient jedoch vor (auch zum Zwecke der Durchführung der Operation) bzw. erst während der Operation intubiert und dauert die Beatmung nach der OP mehr als 24 Stunden, so wird in diesem Fall diese Beatmungsperiode komplett zur Gesamtbeatmungszeit addiert. Außerdem muss der Kode für den Zugangsweg verschlüsselt werden, obwohl die Intubation im Rahmen der OP stattfand.

Erfolgt eine Beatmung aus anderen Gründen und kürzer als 24 Stunden, so ist sie immer zur Gesamtbeatmungszeit während des stationären Aufenthaltes zu addieren und der Zugangsweg zu kodieren.

Die Berechnung beginnt bei der

- endotrachealen Intubation mit Anschluss an das Beatmungsgerät
- Maskenbeatmung mit Einsetzen der maschinellen Beatmung
- Tracheotomie mit anschließendem Beginn der maschinellen Beatmung mit Einsetzen der maschinellen Beatmung
- Aufnahme eines beatmeten Patienten zum Zeitpunkt der Aufnahme (Klinikpforte!)

Bei Neugeborenen und Säuglingen wird weiterhin noch der Kode

8-711.- Maschinelle Beatmung bei Neugeborenen und Säuglingen

ergänzt.

3.1.4 Dauer der Beatmung

Die Dauer der Beatmung wird durch den Beginn und das Ende der Beatmung entsprechend der Kodierrichtlinien definiert und wurde 2020 mit der Überarbeitung von DKR 1001u neu geregelt. Liegen mehrere Beatmungsperioden mit invasiver oder nichtinvasiver Beatmung gemäß der o. g. Definition für maschinelle Beatmung vor, so wird jede einzelne Periode zur Gesamtbeatmungszeit addiert, bis man alle Perioden entweder registriert oder als nicht kodierwürdig eingestuft hat.

Die Anrechnung beatmungsfreier Intervalle wurde in der Überarbeitung vereinfacht:

- Unterschreiten die Beatmungsstunden pro Kalendertag 8 Stunden, werden nur die erbrachten Beatmungsstunden entsprechend berechnet

- Umfassen die Beatmungsstunden pro Kalendertag 8 Stunden und mehr, werden 24 Beatmungsstunden für den Kalendertag berechnet
- Am Tag der Aufnahme und der Entlassung oder der Verlegung **von/nach extern** sind nur die erbrachten Beatmungsstunden zu berücksichtigen. Bei interner Verlegung (z. B. von Normal- auf Intensivstation am 3. Tag) gilt die o. g. 8-Stunden-Regel!

Die volle Anrechnung beatmungsfreier Intervalle an Tagen mit einer positiven Druckbeatmung mit einer Druckdifferenz von mindestens 6 mbar gemäß der neuen Definition aus DKR 1001u ist somit vollkommen „unabhängig davon, ob sich der Patient bereits in der Entwöhnung von der Beatmung befindet oder nicht und unabhängig davon, ob der Patient während der beatmungsfreien Intervalle eine Sauerstoffinsufflation oder Sauerstoffinhalation erhält". Damit besteht eine vollständige Trennung der Zählung der Beatmungsstunden vom Vorgang des Weanings (s. a. Kapitel 3.1.7).

Erst die Summe der Beatmungsstunden, also die Gesamtdauer pro Fall darf zur nächsten vollen Stunde aufgerundet werden.

Der Wechsel eines endotrachealen Tubus oder einer endotrachealen Kanüle stellt keine Unterbrechung der Beatmungsperiode dar.

Die Kriterien für das Ende der Beatmung, bis zu der die Beatmungsstunden voll gezählt werden, sind in Kapitel 3.1.5 näher ausgeführt.

Bei perioperativer Beatmung ist zu beachten, dass folgende Beatmungszeiten gezählt werden:

- länger als 24 Stunden dauernde maschinelle Beatmung, die zur Durchführung einer OP begonnen wurde oder während der OP beginnt
- Beatmung, die nicht zum Zweck einer OP begonnen wurde
- OP-Zeiten bei bereits beatmeten Patienten

Ab einer Beatmungsdauer > 95 Stunden wird in jedem Fall eine Beatmungs-DRG (A-DRG) angesteuert, egal welche Major Diagnostic Category (MDC) Zuordnung im Vorfeld über die Hauptdiagnose erfolgte. Innerhalb einer zuvor definierten Basis-DRG kann durch die Angabe der Beatmungsdauer auch der Schweregrad der DRG über den Ressourcenverbrauch verändert werden und zu einer Erlössteigerung führen. Wichtige, erlösrelevante Grenzen für die Beatmungsdauer sind hierbei neben der 96 h-Marke insbesondere: > 249 h, > 499 h, > 999 h und > 1799 h.

3.1.5 Ende der Beatmung

Das Ende der Beatmung wird in der überarbeiteten Fassung DKR 1001u nicht mehr explizit definiert, kann aber aus den Definitionen zur Anrechnung von Beatmungsstunden abgeleitet werden.

Die Beatmungsperiode endet mit Beendigung der maschinellen Beatmung i. S. der DKR 1001, also einer positiven Überdruckbeatmung mit einer Druckdifferenz von mindestens 6 mbar durch:

- Einstellung einer Beatmungsform mit einer Druckdifferenz von weniger als 6mbar (Ausnahmen: CPAP Therapie bei Kindern unter 6 Jahren und nasale High Flow Therapie bei Neugeborenen und Kindern s. oben), sofern die Gesamtbeatmungsdauer an diesem Tag 8 Stunden unterschreitet
- Vollständige Beendigung der maschinellen Beatmung
- Entlassung, Tod oder Verlegung eines Patienten

Bei tracheotomierten Patienten zählt nicht das Ziehen der Kanüle, sondern die Beendigung der maschinellen Beatmung i. S. der DKR als offizielles Beatmungsende. Findet eine Entwöhnung von der Beatmung (Weaning) statt, so werden die Beatmungszeiten dennoch unabhängig vom Weaningprozess nach o. g. Kriterien berechnet. An Kalendertagen mit einer Gesamtbeatmungsdauer < 8 Stunden werden die Beatmungsintervalle addiert, an Tagen mit einer Gesamtbeatmungsdauer von 8 und mehr Stunden erfolgt eine Anrechnung von 24 Beatmungsstunden pro Kalendertag, unabhängig von der Weaningstrategie in den „beatmungsfreien Intervallen", in denen keine maschinelle Unterstützung bzw. eine maschinelle Unterstützung, die nicht den Kriterien der DKR entspricht, stattfindet. Mit Ende des Weaning endet die Zählung der Beatmungsstunden, auch wenn der Übergang vom Weaning zur CPAP-Atemunterstützung oft fließend ist. Hier sollte das Ende medizinisch definiert und dokumentiert werden.

Im Falle einer vorhergegangenen Intensivierung einer vorbestehenden nicht-invasiven Beatmung bei akuter Verschlechterung zur Verhinderung einer Intubation endet die Beatmungsphase mit Erreichen der Stabilisierung zum chronischen Status der NIV.

Bei Verlegung von beatmeten Patienten sind folgende Grundregeln zu beachten:

Das verlegende Krankenhaus erfasst die Dauer der Beatmungsstunden und gibt die zutreffenden Kodes an, sofern diese auch tatsächlich durchgeführt wurden:

- 8-70 für den Zugang bei maschineller Beatmung
- 5-311 bzw. 5-312 bei Tracheostomie
- 8-711 bei maschineller Beatmung und Atemunterstützung von Neugeborenen und Säuglingen
- 8-712 bei maschineller Beatmung und Atemunterstützung von Kindern und Jugendlichen
- 8-718 im Falle einer Beatmungsentwöhnung

Die Kodes 8-711, 8-712 und 8-718 können auch vom aufnehmenden Krankenhaus, sofern zutreffend, erneut verschlüsselt werden. Bereits vom zuverlegenden Krankenhaus geleistete Prozeduren aus 8-70 und 5-311 bzw. 5-312 können nicht noch einmal kodiert werden.

Zur Identifikation der Patienten mit Weaningpotential wurden auch neue Entlassschlüssel definiert, siehe DKR 1001 und B-BEP-Abschlagsvereinbarung: „Bei allen Patienten, die länger als 95 Stunden beatmet werden, ist gemäß der „Vereinbarung gemäß § 9 Absatz 1a Nummer 8 KHEntgG über das Nähere von Abschlägen bei Nichteinschätzung des Beatmungsstatus/Beatmungsentwöhnungspotentials und fehlender Verordnung einer erforderlichen Anschlussversorgung **(B-BEP-Abschlagsvereinbarung)**" der Status zur Beatmung bei Entlassung und zu der formlosen Verordnung gemäß § 3 der B-BEP-Abschlagsvereinbarung durch die Angabe eines passenden Entlassungs-/Verlegungsgrunds (Schlüsselverzeichnis 1. und 2. Stelle 01 bis 04 oder 09 bis 11) in Verbindung mit der 3.Stelle des Entlassungs-/Verlegungsgrundes wie folgt anzugeben:

3 arbeitsfähig: keine Angabe; invasiv beatmet i. S. der B-BEP-Abschlagsvereinbarung; keine Verordnung einer Anschlussversorgung zur Beatmungsentwöhnung

4 arbeitsfähig: keine Angabe; invasiv beatmet i. S. der B-BEP-Abschlagsvereinbarung; Verordnung einer Anschlussversorgung zur Beatmungsentwöhnung

5 arbeitsfähig: keine Angabe; invasiv beatmet; B-BEP-Abschlagsvereinbarung nicht anwendbar; keine Verordnung

3.1.6 Feststellung des Weaningpotentials

Für alle Patienten ab Vollendung des 14. Lebensjahres, die über Tubus oder Tracheostoma beatmet entlassen oder verlegt werden sollen, existiert seit 2021 der Kode:

1-717.- Feststellung des Beatmungsstatus und des Beatmungsentwöhnungspotentials

1.717.0 Mit Feststellung eines nicht vorhandenen Beatmungsentwöhnungspotenzials

1.717.1 Mit Indikationsstellung zur weiteren Beatmungsentwöhnungsbehandlung

Die Kodierung ist bei Entlassung/Verlegung mit invasiver Beatmung obligat, sofern der Patient nicht in einer spezialisierten Beatmungsentwöhnungseinheit weiterbehandelt wird (s.a. Kodes 8-718.8 ff, 8.718.9 ff in Kapitel 3.1.7).

Hintergrund dieses neuen Kodes ist das Gesetz zur Stärkung der intensivpflegerischen Versorgung und Rehabilitation (GKV-IPReG) mit Inkrafttreten am 29.10.2020. Dieses fordert die gezielte qualifizierte ärztliche Einschätzung des Beatmungsstatus vor Entlassung eines Beatmungspatienten in die außerklinische Intensivpflege. Das klare Ziel ist hier die Vermeidung einer nicht mehr indizierten und vor allem für die Krankenkassen kostspieligen Überführung langzeitbeatmeter Patienten in ambulante Intensivpflegeeinrichtungen ohne vorherige Ausschöpfung vom möglichen Entwöhnungspotential eines Patienten. Bei Nichtkodierung droht dem Krankenhaus ein empfindlicher Rechnungsabschlag. Dieser wurde nach langen Verhandlungen Ende 2021 innerhalb der Selbstverwaltung mittels einer Vereinbarung (B-BEP-Abschlagsvereinbarung) geregelt, welche am 01.04.2022 in Kraft getreten ist. B-BEP steht dabei für „Beatmungsstatus/Beatmungsentwöhnungspotential". Gemäß dieser sehr komplexen Vereinbarung müssen Krankenhäuser, welche Patienten ohne die Überprüfung des Potentials der Entwöhnung nach dem Kode 1-717 in ambulante Beatmungs-/Weaning-Einrichtungen verlegen, einen Rechnungsabschlag in Kauf nehmen (s. u.). Weiterhin unklar ist, ob dieser Kode (überflüssigerweise) bei allen Patienten mit Beatmung über 95 Stunden erbracht werden muss oder nur bei denjenigen, die beatmet entsprechend entlassen werden (was sinnvoll wäre). In der B-BEP-Abschlagsvereinbarung sind dazu zahlreiche Ausnahmesituationen definiert.

Für 2023 kam es erfreulicherweise zu einem Abgleich zwischen der Abschlagsvereinbarung und dem OPS-Kode, indem im OPS alle Widersprüche zur Abschlagsvereinbarung gestrichen und zukünftig nur noch auf diese verwiesen wird. Die Änderungen ab 2023:

- Streichung der Altersgrenze 14 Jahre
- Streichung von Definitionen, die in der DKR oder der AV bereits stehen (Definition Beatmung, Mindestzeiten Beatmung, um welche Verlegungen geht es)
- Streichung, dass der durchführende Facharzt nicht an der Behandlung beteiligt sein darf
- Streichung weiterer Mindestmerkmale (Einschätzung der Prognose, des Patientenwillens usw.)

Die Feststellungsuntersuchung muss mindestens einmal während eines stationären Aufenthaltes durchgeführt werden, dabei erstmals:

- In der Kalenderwoche, welche auf die Kalenderwoche folgt, in der die invasive Beatmung begonnen wurde
- Im Falle einer bereits zum Zeitpunkt der Aufnahme vorliegenden invasiven Beatmung erstmalig in der Kalenderwoche, die auf die Kalenderwoche folgt, in welcher der Aufnahmetag liegt

Danach erfolgt die Feststellungsuntersuchung bei weiterhin fortlaufender invasiver Beatmung über Tubus oder Tracheostoma wie folgt:

- Bis zu einer Verweildauer mit Beatmung von insgesamt ≤ 3 Kalenderwochen (ab Beginn der erstmaligen Feststellungsuntersuchung) einmal innerhalb von jeweils einer Kalenderwoche
- Ab einer Verweildauer mit Beatmung von durchgängig > 3 Kalenderwochen einmal innerhalb eines Monats.

Die Feststellungsuntersuchung ist innerhalb einer Kalenderwoche nicht mehr als einmal für die Zwecke dieser Vereinbarung durchzuführen.

Bei Patienten, die sich im Weaning befinden entfällt dieser Kode unter bestimmten Voraussetzungen:

„In Kalenderwochen, in denen mindestens ein Behandlungstag gemäß der OPS-Kodes 8-718.8 ff., 8-718.9 ff. angegeben werden kann oder der Patient sich auf einer Einheit befindet, die über eine Bescheinigung über eine bestandene Strukturprüfung gemäß § 275d SGB V für den Kode 8-718.8 ff. oder 8-718.9 ff. verfügt, ist keine Feststellungsuntersuchung gemäß OPS-Kode 1-717 anzugeben."

Zudem ist eine Feststellungsuntersuchung in der Kalenderwoche nicht erforderlich, in der ein invasiv beatmeter Patient in ein anderes Krankenhaus verlegt wird oder die Beatmung eingestellt wird.

Der Kode 1-717 fordert die Einhaltung einer Reihe von Mindestmerkmalen:

- Durchführung durch einen Facharzt mit der Zusatzbezeichnung Intensivmedizin oder einen Facharzt mit mindestens 3-jähriger Erfahrung in der prolongierten Beatmungsentwöhnung auf einer auf die Beatmungsentwöhnung von langzeitbeatmeten Patienten spezialisierten Beatmungsentwöhnungs-Einheit. Die Durchführung kann auch telemedizinisch erfolgen [genaue Regelungen dazu liegen jedoch nicht vor].
- Erhebung folgender Kriterien zur Entwöhnungsbereitschaft:
  - Atemmechanik (z. B. Hustenstoß, Sekretion)
  - Hämodynamischer Status (z. B. Blutdruck, Herzfrequenz)
  - Sedierungsscore (z. B. Richmond Agitation-Sedation Scale)
- Beurteilung der NIV-Fähigkeit
- Feststellung der Gasaustauschparameter (z. B. pO_2, pH, pCO_2, sO_2) mit invasiven oder nicht invasiven Messverfahren (z. B. Blutgasanalyse, Pulsoxymetrie, transkutane Oxymetrie und CO_2-Messung)
- Feststellung der Geräteeinstellungen (mindestens Beatmungsmodus, Beatmungsdrucke, Atemfrequenz, FiO_2 oder O_2-Flussrate; die Feststellung der Atemfrequenz ist entbehrlich, sofern eine Beatmungsform gewählt wurde, bei der eine Einstellung der maschinellen Atemfrequenz nicht vorgesehen ist)
- Feststellung der Gerätemesswerte (mindestens Atemfrequenz, Atemzugvolumen, Beatmungsdrucke)
- Beurteilung des Beatmungsentwöhnungspotenzials unter Berücksichtigung der erhobenen Befunde

Bei Nichtkodierung droht dem Krankenhaus ein empfindlicher Rechnungsabschlag. Dieser beträgt fallbezogen 16 % des abgerechneten Entgeltes nach § 7 Absatz 1 Satz 1 Nummer 1 KHEntgG (aG-DRG), aber maximal 2.000 EUR.

Ein Rechnungsabschlag nach Absatz 9 ist nur bei Patienten vorzunehmen, bei denen

- die Feststellungsuntersuchung nicht gemäß den Regelungen in § 2 durchgeführt wurde und
- die invasiv beatmet entlassen wurden (nur bei Entlassungs-/Verlegungsgrund 01 bis 04 oder Entlassungs-/Verlegungsgrund 09 bis 11) und
- die am Tag der Entlassung oder am Tag davor über Tubus oder Tracheostoma invasiv beatmet wurden (Nachweis durch Kodierung an der 3. Stelle des Entlassungs-/Verlegungsgrund 3 oder 4).

3.1.7 Weaning

Ausgehend von einem BSG Urteil aus dem Jahre 2017, dass beatmungsfreie Intervalle nur als Bestandteil zur Beatmungszeit hinzuzurechnen seien, wenn der Wechsel von Beatmung und Spontanatmung nach Wortlaut und Regelungssystem der DKR 1001 Teil einer gezielten methodischen Entwöhnungsbehandlung sind, entstand u. a. durch Reaktion in Form eines viel beachteten Positionspapiers des Verbandes pneumologischer Kliniken (VPK) und der Deutschen Gesellschaft für Pneumologie und Beatmungsmedizin (DGP) [Randerath 2018] und weiterer Sozialgerichtsurteile zunächst in der 2019er OPS-Version der OPS-Kode 8-718 Beatmungsentwöhnung [Weaning] bei maschineller Beatmung.

Eine klare Trennung zwischen der Berechnung von Beatmungsstunden und der Erfassung des Weaningprozesses erfolgte dann endgültig 2020 durch die Überarbeitung der DKR 1001 mit der Entkopplung der Anrechnung beatmungsfreier Intervalle von einem strukturierten Weaningprozess.

Beatmungsentwöhnung (Weaning) ist dabei der Prozess der strukturierten Modifikation von Beatmungsparametern [wie z. B. Beatmungsdrucke, inspiratorische Sauerstofffraktion, Ausbau der täglichen beatmungsfreien Intervalle] ggf. in Kombination mit akutmedizinischen und weiteren Behandlungsmaßnahmen [diese Ergänzung wurde in der aktuellen Fassung hinzugefügt] mit dem Ziel der Beendigung einer Beatmung zur Wiedererlangung der selbstständigen Atmung ohne maschinelle Beatmung.

„Ein Kode aus diesem Bereich ist auch anzugeben, wenn die Entwöhnung fehlgeschlagen ist und z. B. die (Wieder-)Einstellung auf eine außerklinische maschinelle Beatmung erfolgt."

Nach einer Reihe von Anpassungen werden die Mindestmerkmale des Kodes seit 2022 als „Mindestanforderungen pro Behandlungstag" bezeichnet:

- Mindestens ein dokumentierter Spontanatmungsversuch (dieser kann mit oder ohne Atemunterstützungsverfahren (z. B. CPAP oder HFNC) und mit oder ohne Sauerstoffinsufflation erfolgen) oder schriftliche Begründung bei Nichtdurchführung oder Versagen des täglichen Spontanatmungsversuches
- Die Mindestanforderungen der zu erhebenden Kriterien der Entwöhnungsbereitschaft pro Behandlungstag wurden 2021 bereits konkretisiert:
  - Atemmechanik (z. B. Hustenstoß, Sekretion)
  - Hämodynamischer und metabolischer Status (z. B. Blutdruck, Herzfrequenz, Vorliegen einer relevanten metabolischen Azidose)
  - Sedierungscore (z. B. Richmond Agitation-Sedation Scale)
  - Festlegung eines Analgesie- und Sedierungsziels
  - Verfügbarkeit von Physiotherapie und Anwendung nach den individuellen Möglichkeiten des Patienten
  - Feststellung der Geräteeinstellungen (mindestens Beatmungsmodus, Beatmungsdrücke, Atemfrequenz, FiO_2 oder O_2-Gasfluss;[...]), zusätzlich bei Änderungen der Geräteeinstellungen

Folgende Parameter müssen mindestens alle 8 Stunden und zusätzlich bei Geräteänderungen dokumentiert werden:

- Gasaustauschparameter (z. B. pO_2, pH, pCO_2, sO_2) mit invasiven oder nicht invasiven Messverfahren (z. B. Blutgasanalyse, Pulsoxymetrie, transkutane Oxymetrie und CO_2 Messung)
- Gerätemesswerte (mindestens Atemfrequenz, Atemzugvolumen, Beatmungsdrücke), zusätzlich bei Änderungen der Geräteeinstellungen

Die Dokumentation des Atemminutenvolumens wurde 2022 als zu dokumentierender Parameter herausgenommen, da sich der Wert aus anderen vorliegenden Parametern ermitteln lässt.

Es wird empfohlen, die jeweiligen Parameter einmal am Schichtbeginn, möglichst einmal im Schichtverlauf sowie bei jeder Änderung der Parameter mit exakter Zeitangabe zu dokumentieren, um vom MD anerkannt zu werden. Im Idealfall sind alle Informationen, die für die Beatmungsentwöhnung bedeutsam sind, auf einem täglich zu führendem Dokument zu finden, z. B. durch Integration in die Intensivkurve, was jedoch keine Grundvoraussetzung für die Anerkennung des Kodes darstellt.

Zur Anrechnung der Behandlungstage gilt Folgendes:

„Als Behandlungstage gelten alle Tage ab Beginn der Beatmung, an denen mindestens ein Spontanatmungsversuch durchgeführt wurde oder für die eine schriftliche Begründung der Nichtdurchführung oder des Versagens des täglichen Spontanatmungsversuches vorliegt. Tage, an denen kein Spontanatmungsversuch unternommen wurde und keine schriftliche Begründung der Nichtdurchführung oder des Versagens des täglichen Spontanatmungsversuches vorliegt, sind nicht zu zählen. Tage ohne eine (intermittierende) maschinelle Beatmung sind nicht zu zählen."

Gemäß einem Urteil des Landessozialgerichts München vom 26.05.2020 (L 5 KR 273/17) wurde noch einmal klargestellt, dass es für eine Entwöhnung [Weaning], entgegen eines vorherigen anders lautenden Urteils des BSG keiner vorherigen Gewöhnung bedarf. Es bedarf auch keiner Zäsur bzw. eines Wechsels in der Art der Beatmung. Als Definition der Entwöhnung vielmehr gilt in der Pneumologie und Intensivmedizin auch international die „Befreiung eines Patienten von der Beatmung" (Positionspapier der DGP und des VPK, Pneumologie 2019, 73:717 mwN). Somit kann bereits der erste Tag der Beatmung als Behandlungstag des Kodes 8-718 gezählt werden, sofern ein Entwöhnungsversuch nach o.g. Merkmalen unternommen wurde, unabhängig von der Dauer der vorherigen Beatmungsperiode.

Ein weiterer Streitpunkt zum Weaning wurde durch das BfArM geklärt: Der MD Bayern verweigerte in formalistischer Interpretation des Kodes mehreren Krankenhäusern die Zählung von Beatmungsstunden als Voraussetzung für den Weaningkode, die vor einer Zuverlegung auf die Weaningstation in externen Krankenhäusern oder auf anderen Stationen des Krankenhauses angefallen waren. Dies hätte bedeutet, dass nach Aufnahme auf die Weaningeinheit erst 168 Stunden beatmet werden müsste, bevor man mit dem Weaning hätte beginnen können. Da dies nicht im Sinne des Kodes war, wurde dieser Punkt durch eine Klarstellung gelöst: Der Weaningkode wird verschlüsselt, wenn

- die Beatmungsdauer seit Beginn der Beatmung mehr als 168 Stunden an aufeinander folgenden Tagen beträgt oder
- wenn der Patient aus einem anderen Krankenhaus zuverlegt oder
- aus anderen Einrichtungen oder aus dem häuslichen Bereich zur prolongierten Beatmungsentwöhnung aufgenommen wird.

Beim Weaning auf Normalstationseinheiten (OPS 8-718.9) wurde die Mindestdauer sogar komplett gestrichen.

Wie lang die intermittierende maschinelle Beatmung an einem Behandlungstag mindestens durchgeführt werden muss, um noch als Behandlungstag zu zählen, bleibt hier allerdings weiterhin offen.

Die Entscheidung für eine Fortführung der Beatmung bzw. die Initiierung eines Spontanatmungsversuches sollte nach medizinischen Kriterien gemäß der Leitlinie für eine prolongierte Beatmungsentwöhnung [S2k-Leitlinie der DGP 2019] getroffen und entsprechend dokumentiert werden.

Weiterhin sind gesondert zu kodieren:

- Der Zugang bei maschineller Beatmung (8-701, 8-704, 8-706)
- Die Anlage eines Tracheostomas zur Beatmungsdurchführung (5-311, 5-312)
- Die maschinelle Beatmung und Atemunterstützung bei Jugendlichen (8-712)
- Eine zusätzlich durchgeführte neurologisch-neurochirurgische Frührehabilitation (8-552)

Seit 2021 erfolgt eine Unterscheidung nach Grad der Spezialisierung der erbringenden Fachabteilung mit Berücksichtigung des prolongierten Weanings:

8-718.7 Beatmungsentwöhnung nicht auf Beatmungsentwöhnungseinheit

Dieser Kode bildet das „klassische" Weaning auf einer Intensivstation ab und ist damit der direkte Nachfolgekode des Schlüssels aus 2020. „Ein Kode aus diesem Bereich ist bei allen Formen einer invasiven oder nicht-invasiven maschinellen Beatmung anzuwenden, wenn die Dauer der Beatmung entsprechend den Regelungen der DKR zur Berechnung der Beatmungsdauer ab Beginn der Beatmung mehr als 95 Stunden an aufeinanderfolgenden Tagen beträgt."

Der OPS-Kode kann erst kodiert werden ab einer Beatmungsdauer von 96 Stunden an aufeinander folgenden Tagen. Dabei ist nicht entscheidend, ob der Patient initial invasiv kontinuierlich oder nicht-invasiv diskontinuierlich beatmet wird. Wenn bei einer Gesamtbeatmungsdauer > 95 Stunden die Entwöhnung im Sinne des OPS bereits innerhalb von 96 Stunden nach Beatmungsbeginn begonnen hat, sind auch diese Tage bei der Ermittlung der Behandlungstage zu berücksichtigen. Somit sollte prinzipiell jeder Beatmungstag im Sinne des OPS 8-718 dokumentiert werden.

Aus der Einschränkung, dass die minimale Beatmungsdauer an „aufeinander folgenden Tagen" zu erfolgen hat, ergibt sich möglicherweise als Konsequenz, dass bei mehreren Beatmungsphasen im Rahmen eines stationären Aufenthaltes unter Umständen die mehrfache Kodierung eines Kodes aus 8-718 notwendig wird bzw. mehrere kurze Beatmungsepisoden von jeweils unter 96 Stunden keine Weaningkodierung zulassen, auch wenn die Beatmungszeit in Summe deutlich darüber liegt.

Unabhängig von den Behandlungstagen im Sinne der OPS 8-718, sind immer auch alle Beatmungsstunden gemäß der überarbeiteten DKR 1001u zu erfassen, auch wenn die Kriterien für eine strukturierte Entwöhnung im Sinne des OPS 8-718 nicht erfüllt sind. Die Verwendung des Kodes ist auch möglich, wenn die Mindestanforderungen des OPS erfüllt werden, aber die Entwöhnung fehlgeschlagen ist und der Patient zum Zeitpunkt der Entlassung fortwährend beatmet wird oder z.B. die (Wieder-)Einstellung auf eine häusliche maschinelle Beatmung erfolgt. Die Einleitung einer häuslichen maschinellen Beatmung während desselben stationären Aufenthaltes ist dann gesondert zu kodieren (8-716ff).

Weitere, über die in 8-718 definierten allgemeinen Mindestmerkmale eines strukturierten Weaningprozesses hinausgehende Kriterien sind nicht gefordert. Wird ein Patient invasiv beatmet entlassen oder verlegt, ist obligat der Beatmungsstatus durch den in Kapitel 3.1.6 näher beschriebenen Kode 1-717 zu kodieren, sofern die Verlegung nicht in eine spezialisierte Beatmungseinheit erfolgt.

Demgegenüber stehen die beiden Kodes für die prolongierte Beatmungsentwöhnung auf spezialisierten Beatmungsentwöhnungseinheiten:

- 8-718.8 Prolongierte Beatmungsentwöhnung auf spezialisierter intensivmedizinischer Beatmungsentwöhnungs-Einheit
- 8-718.9 Prolongierte Beatmungsentwöhnung auf spezialisierter nicht-intensivmedizinischer Beatmungsentwöhnungs-Einheit

Diese beiden Kodes führen in das Zusatzentgelt ZE2026-190 „Längerfristige Beatmungsentwöhnung". Bei beiden Kodes wird eine Beatmungsdauer von „mehr als 168 Stunden an aufeinanderfolgenden Tagen" gefordert. Hier erreichte die DKG eine Klarstellung beim BfArM, dass diese Zeit selbstverständlich nicht nur auf der Weaning-Einheit, sondern bereits in der vorherigen Akuttherapie zu zählen ist (Details siehe oben). Für den Kode 8-718.9 wurde die Mindestbeatmungszeit für ein Weaning sogar ganz gestrichen. Neben Mindestmerkmalen, welche patientenbezogen zu erfüllen sind, wurden hierfür neu Strukturmerkmale definiert, welche am Standort des Krankenhauses verfügbar sein müssen und vom MD durch Begehung überprüft werden können. Für 2022 wurden erstmals Strukturmerkmale für die nicht intensivmedizinische Weaning-Einheit (OPS 8-718.9) definiert mit mindestens 6 Betten und einem Team. Für die intensivmedizinischen Beatmungsentwöhnungs-Einheiten fehlen solche Vorgaben weiterhin.

Die Strukturmerkmale unterscheiden sich in Nuancen voneinander und wurden 2022 erneut im Wortlaut verändert:

8-718.8 intensivmedizinische Beatmungsentwöhnungs-Einheit	8.718.9 nicht-intensivmedizinische Beatmungsentwöhnungs-Einheit
Behandlungsleitung durch einen Facharzt mit der Zusatzbezeichnung Intensivmedizin	Behandlungsleitung durch einen Facharzt mit der Zusatzbezeichnung Intensivmedizin oder einen Facharzt mit mindestens 3-jähriger Erfahrung in der prolongierten Beatmungsentwöhnung [...]
Intensivmedizinische Beatmungsentwöhnungs-Einheit, die auf die Beatmungsentwöhnung von langzeitbeatmeten Patienten spezialisiert ist	Vorhandensein einer [...] nicht intensivmedizinischen Beatmungsentwöhnungs-Einheit (**mind. 6 Betten**) mit [...] spezialisiertem Team. Die spezialisierte Einheit kann Teil einer Station oder Abteilung sein oder als räumlich abgetrennte eigenständige Beatmungsentwöhnungs-Einheit (nicht intensivmedizinisch) betrieben werden

Gemeinsame Strukturmerkmale beider Kodes:
Ausstattung zur Durchführung des Sekretmanagements: • Möglichkeit zur Vernebelung von Medikamenten (oszillierende und nicht oszillierende PEP-Systeme) • Mechanischer Insufflator/Exsufflator • 24-stündige Verfügbarkeit der Möglichkeit zur Bronchoskopie in der Einheit
Tägliche Verfügbarkeit von Physiotherapie und/oder Atmungstherapie
Werktägliche Verfügbarkeit von: • Logopädie mit Dysphagietherapie • Psychotherapie und/oder (Neuro-)Psychologie
Möglichkeit zur Durchführung eines Ethik-Fallgesprächs

Zum Ethik-Fallgespräch hat das BfArM auch rückwirkend für 2021 klargestellt, dass der OPS nicht festlegt, dass für die Möglichkeit zur Durchführung eines Ethik-Fallgesprächs bestimmte Strukturen (z.B. ein Ethik-Komitee) vorhanden sein müssen. Für die Möglichkeit zur Durchführung eines Ethik-Fallgesprächs muss mindestens eine Person mit der Qualifikation zur Moderation von Ethik-Fallgesprächen hinzugezogen werden können. Dies kann ein Mitglied eines Ethik-Komitees oder ein zertifizierter Ethik-Berater im Gesundheitswesen sein. Dies kann auch durch Kooperation erfüllt werden. Hier hatte der MDS in seinen Richtlinien zur Strukturprüfung deutlich mehr verlangt.

Problematisch bleibt bei diesen Kodes trotz erneuter Umformulierung die nicht genauer definierte Unterscheidung zwischen intensivmedizinischer Beatmungsentwöhnungseinheit und nicht intensivmedizinischer Beatmungsentwöhnungseinheit, insbesondere wenn man bedenkt, dass nach DKR 1001 Beatmungsstunden nur gezählt werden dürfen, sofern es sich um einen intensivmedizinisch versorgten Patienten handelt (s. Kapitel 3.1.1).

Die Mindestmerkmale sind beiden Kodes gemeinsam:

- Wöchentliche Teambesprechung mit Anwesenheit der fachärztlichen Behandlungsleitung mit wochenbezogener Dokumentation bisheriger Behandlungsergebnisse und weiterer Behandlungsziele pro vollständiger Woche
- Einsatz von mindestens 2 der folgenden Therapiebereiche mit durchschnittlich mindestens 10 Therapieeinheiten (jeweils von mindestens 30 Minuten) pro Woche: Atmungstherapie, Physiotherapie, Physikalische Therapie, Ergotherapie, Neuropsychologie/Psychologie, Psychotherapie, Logopädie/fazioorale Therapie/Sprachtherapie, Dysphagietherapie. Davon müssen mindestens 6 Therapieeinheiten Atmungstherapie oder Physiotherapie sein

Die Abstufung der Behandlungstage ist bei allen drei Kodes 8-718.7-9 gleich:

8-718.x0 Mindestens 1 bis höchstens 2 Behandlungstage
8-718.x1 Mindestens 3 bis höchstens 5 Behandlungstage
8-718.x2 Mindestens 6 bis höchstens 10 Behandlungstage
8-718.x3 Mindestens 11 bis höchstens 20 Behandlungstage
8-718.x4 Mindestens 21 bis höchstens 40 Behandlungstage
8-718.x5 Mindestens 41 bis höchstens 75 Behandlungstage
8-718.x6 Mindestens 76 Behandlungstage

Die Klärung der Frage, ob es sich bei der Beatmungsentwöhnungseinheit um eine spezialisierte Beatmungsentwöhnungseinheit im Sinne der Kodes 8-718.8 bzw. 8-718.9 handelt, ist von großer Bedeutung. Durch die Kopplung der beiden Kodes 8-718.8 und 8-718.9, nicht jedoch des Kodes 8-718.7 mit dem seit 2021 zu verhandelnden Zusatzentgelt ZE2026-190 wird das prologierte Weaning auf spezialisierten Beatmungsentwöhnungseinheiten erlösrelevant. Auch hieran ist klar der gewünschte Trend zur Konzentrierung der Beatmungsentwöhnung an spezialisierte Weaningzentren ablesbar. Insbesondere der Kode 8-718.9 für das Weaning außerhalb einer Intensivstation bietet hier Chancen auf Mehrerlöse, die bisher nicht im System abgebildet waren. Die beiden anderen Weaningkodes bilden dagegen das Weaning auf

Intensivstationen ab, wo die Entwöhnung wahrscheinlich bereits in den Intensiv- und Beatmungs-DRGs berücksichtigt ist. Die zukünftige Kalkulation wird das zeigen. Das InEK hatte jedoch bei der Vorstellung des Katalogs 2023 diese Kostensituation bereits bestätigt, indem kaum zusätzliche Kosten für das Weaning in üblichen Beatmungs-DRGs gefunden wurden. Dem entspricht auch die eher zögerliche Verhandlungsbereitschaft der Kassen für die neuen ZE, die meisten Krankenhäuser rechnen den Kode mit dem gesetzlichen Minimalentgelt von 600EUR/Fall ab.

Ab 2026 ist für die Abrechnung der Kodes 8-718.8 und 8-718.9 zwingend eine bestandene Strukturprüfung nach § 275d SGB V erforderlich. Ohne diese werden die Kodes in Zukunft unabhängig von der medizinischen Qualität bzw. Vollständigkeit der Dokumentation regelmäßig aberkannt.

3.1.8 Komplikationen, Versorgung

Im Falle einer schwierigen oder misslungenen Intubation (Definitionen s. ASA Algorithmus 2022) steht der folgende ICD-Kode zur Verfügung:

T88.4 Misslungene oder schwierige Intubation

Es muss genau dokumentiert werden, welche Maßnahmen zur Bewältigung des Problems mit welchem Erfolg getroffen wurden (inkl. Anzahl der Intubationsversuche etc.) [MD 53]. Der Kode T88.4 wurde allerdings bereits im Jahr 2012 aus der CCL-Matrix gestrichen.

Bei zu erwartender schwieriger Intubation ist der Kode T88.4 nicht anzuwenden [MD 403, DKR 1005d]. Dies hat der Bundesschlichtungsausschuss noch einmal in einer Entscheidung vom 29.07.2020 bestätigt: Erfolgt bei einer zu erwartenden schwierigen Intubation bspw. wegen einer Säbelscheidentrachea, Struma oder Adipositas per magna eine primär geplante und komplikationslose fiberoptische Intubation, so ist der Kode T88.4 „Misslungene oder schwierige Intubation" nicht zu kodieren. Diejenigen Erkrankungen/Störungen, die den erschwerten Intubationsbedingungen zugrunde liegen, sind zusätzlich zu kodieren (hier Säbelscheidentrachea, Struma, Adipositas per magna).

Hier ist also, sofern zutreffend, die ursächliche Erkrankung als Nebendiagnose zu verschlüsseln, z. B.:

J39.8- *Sonstige näher bezeichnete Krankheiten der oberen Atemwege*
J39.80 *Erworbene Stenose der Trachea*

Für Komplikationen während der Beatmung stehen folgende ICD-10-Kodes zur Verfügung:

J95.0- *Funktionsstörung eines Tracheostomas*
.00 *Blutung aus dem Tracheostoma*
.01 *Infektion des Tracheostomas [Sepsis wurde 2025 gestrichen!]*
.02 *Obstruktion des durch Tracheotomie geschaffenen Luftweges*
.03 *Tracheo-Ösophagealfistel nach Tracheotomie*
.04 *sonstige Störung*
J95.80 *Iatrogener Pneumothorax*

R13.1 *Dysphagie bei absaugpflichtigem Tracheostoma mit (teilweise) geblockter Trachealkanüle*

Die Kodes J95.0- und J95.80 wurden 2025 ebenfalls in mehreren Basis-DRGs der CCL-Matrix abgewertet. Sie müssen dennoch weiterhin kodiert werden.

3.1.9 Literatur

Westhoff et al.: S3-Leitlinie Nichtinvasive Beatmung als Therapie der akuten respiratorischen Insuffizienz, herausgegeben von der Deutschen Gesellschaft für Pneumologie und Beatmungsmedizin, 2023, https://register.awmf.org/assets/guidelines/020-004l_Nichtinvasive-Beatmung-Therapie-akute-respiratorische-Insuffizienz_2023-07.pdf.

Stanzel et al.: S3-Leitlinie Nichtinvasive Beatmung als Therapie der chronischen respiratorischen Insuffizienz, herausgegeben von der Deutschen Gesellschaft für Pneumologie und

Beatmungsmedizin, 2024, https://register.awmf.org/assets/guidelines/020-008l_S3_Nichtinvasive-Beatmung-Therapie-chronische-respiratorische-Insuffizienz_2024-07.pdf

Fichtner et al.: S3-Leitlinie invasive Beatmung und Einsatz extra-korporaler Verfahren bei akuter respiratorischer Insuffizien AWMF-Reg.Nr. 001-021z, 2024.

Institut für das Entgeltsystem im Krankenhaus (InEK GmbH): Deutsche Kodierrichtlinien – Version 2025.

Luecke, T./Herrmann, P./Quintel, M.: High frequency oscillatory ventilation (HFOV) as therapy for acute lung injury and ARDS. In: Anaesthesist 49/2000, S. 972–980.

Randerath, W.: Positionspapier des Verbandes pneumologischer Kliniken (VPK) und der Deutschen Gesellschaft für Pneumologie und Beatmungsmedizin (DGP) zur Kodierung der invasiven und nicht-invasiven Beatmung (NIV) bei intensivmedizinisch versorgten Patienten. In: Pneumologie 72/2018, S. 557–558.

Schönhofer, B.: Prolongiertes Weaning – S2k-Leitlinie, herausgegeben von der Deutschen Gesellschaft für Pneumologie und Beatmungsmedizin, https://register.awmf.org/de/leitlinien/detail/020-015.

Practice Guidelines for Management of the Difficult Airway. In: Anesthesiology January 2022, Vol. 136, 31-81.

3.2 Reanimation

3.2.1 Herzstillstand [0903u]

Jeder **Herzstillstand** (I46.- Herzstillstand), der eine Reanimation nach sich zieht, wird gemäß DKR 0903 verschlüsselt. Dabei entscheidet der Ausgang der Reanimation über den Kode. 2015 wurde in der DKR 0903u klargestellt, dass ein Herzstillstand auch dann kodiert werden kann, wenn Wiederbelebungsmaßnahmen in unmittelbarem zeitlichem Zusammenhang mit der Aufnahme (z.B. präklinisch durch den Notarzt) erfolgt sind.

Der Herzstillstand ist nicht als Hauptdiagnose anzugeben, wenn die zugrundeliegende Ursache bekannt ist.

I46.0 *Herzstillstand mit erfolgreicher Wiederbelebung*
I46.9 Herzstillstand, nicht näher bezeichnet
Herzstillstand ohne erfolgreiche Wiederbelebung
R00.3 Pulslose elektrische Aktivität, anderenorts nicht klassifiziert
[nicht zusammen mit I46.-]

Der 2019 neu eingeführte Kode der pulslosen elektrischen Aktivität (R00.3) wäre aus Sicht der Kodierung nicht erforderlich gewesen. Er darf nicht gleichzeitig mit den Kodes für Herzstillstand (I46.-), sollte aber analog dazu verwendet werden. In Ergänzung zu Klarstellung der Kodierregel für den präklinischen Herzstillstand mit Wiederbelebung wurde für 2018 auch der entsprechende ICD-10-Kode angepasst. Soll das Vorliegen eines Herzstillstandes angegeben werden, der innerhalb von 24 Stunden vor Aufnahme in das Krankenhaus (präklinisch) aufgetreten ist und in unmittelbarem kausalem Zusammenhang mit der aktuellen stationären Behandlung steht, ist nun zu I46.- eine zusätzliche Schlüsselnummer zu benutzen:

U69.13! Herz-Kreislauf-Stillstand vor Aufnahme in das Krankenhaus

Diese Schlüsselnummer ist bei Vorliegen eines Herzstillstandes mit erfolgreicher Wiederbelebung (I46.0) oder eines Herzstillstandes ohne erfolgreiche Wiederbelebung (I46.9) anzugeben. Dies wäre beispielsweise auch bei Fällen anzuwenden, bei denen der Patient unter Reanimationsbedingungen im Krankenhaus aufgenommen wird und die Wiederbelebung nach einiger Zeit eingestellt werden muss.

Die **Reanimation** eines Patienten durch den zuweisenden Notarzt kann nicht verschlüsselt werden, da dies keine Leistung durch das abrechnende Krankenhaus darstellt. Dagegen ist die primäre stationäre Aufnahme zur Reanimation kodierbar, unabhängig davon wie lange der Patient tatsächlich in der Klinik ist und ob die Reanimation erfolgreich ist [DKR 0903u].

Die Gabe von Medikamenten zur Reanimation oder zur Unterstützung derselben wird ebenfalls mittels eines OPS-Schlüssels erfasst:

ICD:

I46.0 *Herzstillstand erfolgreiche Reanimation*
I46.1 *Plötzlicher Herztod, so beschrieben [nicht erfolgreiche Reanimation]*
Exkl.: Plötzlicher Tod bei:
- *Erregungsleitungsstörung (I44–I45)*
- *Myokardinfarkt (I21–I22)*
- *o. n. A. (R96.-)*

I46.9 *Herzstillstand erfolglose Reanimation*
R003 *Pulslose elektrische Aktivität, anderenorts nicht klassifiziert*
Exkl.: Herzstillstand (I46.-)

OPS:

8-771 *Kardiale oder kardiopulmonale Reanimation*
8-772 *Operative Reanimation*
8-779 *Andere Reanimationsmaßnahmen, z. B. medikamentöse Reanimation*

2020 hatte der Bundesschlichtungsausschuss zu einer interaoperativen Reanimation zu entscheiden (KDE 344, 21.07.2020). Dabei wurde entschieden, dass die manuelle Herzkompression zur Reanimation bei bereits im Rahmen einer anderen Operation eröffnetem Thorax mit dem Kode *5-379.0 Andere Operationen an Herz und Perikard, Offene Herzmassage* zu kodieren ist und nicht mit einem Kode aus 8-772. Im strittigen Fall war es nach Anlage eines aortokoronaren 3-fach-Bypasses kurz nach Abgehen von der Herz-Lungen-Maschine bei noch offenem Thorax zum Kreislaufzusammenbruch gekommen, es war über 3 Minuten manuell Herzkompression durchgeführt worden.

Ab 2026 sind Reanimationsmaßnahmen explizit als Leistungen bei der Berechnung der Aufwandspunkte für die Intensivmedizinische Komplexbehandlung bei Erwachsenen gelistet und ergeben 5 Punkte pro Tag, an dem reanimiert werden musste.

3.2.2 Kardioversion & Defibrillation

Zur Kodierung der Kardioversion und Defibrillation von Herzrhythmusstörungen stehen zwei verschiedene OPS-Schlüssel zur Verfügung:

OPS:

8-640.0 Externe elektrische Defibrillation des Herzrhythmus, synchronisiert (Kardioversion)
8-640.1 Externe elektrische Defibrillation des Herzrhythmus, desynchronisiert (Defibrillation)

3.2.3 Temporärer externer Schrittmacher

Sämtliche Maßnahmen zur Gewährleistung oder Beendung einer temporären Stimulation des Herzrhythmus werden nur mit drei unterschiedlichen Prozeduren verschlüsselt, je nachdem, ob eine externe oder interne Stimulation stattfindet.

Eine intraoperative Stimulation selbst wird nur dann verschlüsselt, wenn sie bei einer Operation üblicherweise nicht durchgeführt wird. Gemäß DKR 0908l wird die Implantation temporärer Schrittmacherelektroden während einer Bypassoperation als Routinebestandteil dieses Eingriffs nicht gesondert kodiert.

OPS:

8-641 Temporäre externe elektrische Stimulation des Herzrhythmus

8-642 Temporäre interne elektrische Stimulation des Herzrhythmus
8-643 Elektrische Stimulation des Herzrhythmus, intraoperativ

3.2.4 Hypothermie

Die Hypothermiebehandlung bei Z. n. Herzstillstand wird mit einem OPS-Kode aus der Gruppe 8-607.- unter Angabe der benutzen Methode kodiert. Falls die Hypothermie selbst im Rahmen einer HLM (Kodes aus 8-851.1 bis 8-851.5) stattfand, ist sie jedoch nicht zusätzlich zu kodieren.

OPS:

8-607 Hypothermiebehandlung
8-607.0 Invasive Kühlung durch Anwendung eines speziellen Kühlkatheters
8-607.1 Nicht invasive Kühlung durch Anwendung eines Spezialagerungssystems

---

Hinw.: Die Kühlung und Wiedererwärmung müssen kontrolliert und steuerbar erfolgen.

8-607.2 Nasopharyngeale Kühlung
8-607.3 Nicht invasive Kühlung durch Anwendung eines über Biofeedback kontrollier- und steuerbaren Kühlpad- oder Kühlelementesystems
8-607.4 Nicht invasive Kühlung durch Anwendung eines sonstigen Kühlpad- oder Kühlelementesystems

---

Hinw.: Es muss eine Messung der Körperkerntemperatur über eine Sonde erfolgen.

Die Kühlpads müssen adhäsiv sein.

Ein Kühlelementesystem besteht aus Matten, Decken, Westen und/oder Hauben.

3.3 Lagerung

Die Lagerungsbehandlung wird gemäß Hinweis des OPS-Kataloges bei „deutlich erhöhten personellen, zeitlichen oder materiellen Aufwand" kodiert. Spezielle Lagerungstechniken (wie z.B. bei Schienen und Extensionen, Wirbelsäuleninstabilität, Hemi- und Tetraplegie oder nach großen Schädel-Hirn-Operationen) oder mit speziellen Hilfsmitteln (z.B. Rotations- oder Sandwichbett) rechtfertigen dabei die Kodierung. Ausdrücklich ausgenommen von einer kodierbaren Lagerungsbehandlung ist aber eine Antidekubitusmatratze. Siehe MD-Empfehlung Nr. 93.

Ein Lagerungskode darf pro Aufenthalt nur einmal kodiert werden, jedoch können unterschiedliche Lagerungsmethoden bei einem Patienten verschlüsselt werden.

OPS:

8-390 Lagerungsbehandlung

8-390.0 Lagerung im Spezialbett
Inkl.: Lagerung im Rotations- oder Sandwichbett, Lagerung im programmierbaren elektrischen Schwergewichtigenbett

8-390.1 Therapeutisch-funktionelle Lagerung auf neurophysiologischer Grundlage

---

Hinw.: Die Lagerung muss mehrmals täglich erfolgen.

8-390.2 Lagerung im Schlingentisch

8-390.3 Lagerung bei Schienen

8-390.4 Lagerung bei Extensionen

8-390.5 Lagerung im Weichlagerungsbett mit programmierbarer automatischer Lagerungshilfe

8-390.6 Lagerung im Spezialweichlagerungsbett für Schwerstbrandverletzte

8-390.x Sonstige

3.4 Ernährung & Stoma

Die enterale oder parenterale Ernährung ist gemäß P001f nur dann zu kodieren, wenn sie als alleinige Maßnahme durchgeführt wurde und nicht eine Teilkomponente einer Prozedur darstellt. Dies ist bei einer Intensivtherapie in der Regel nicht der Fall. Die Erstellung eines Behandlungsplanes ist dabei jeweils im Kode enthalten.

OPS:

8-015 Enterale Ernährungstherapie als medizinische Hauptbehandlung
8-015.0 Über eine Sonde
8-015.1 Über ein Stoma
8-015.2 Therapeutische Hyperalimentation
8-015.x Sonstige
8-015.y N. n. bez.
8-016 Parenterale Ernährungstherapie als medizinische Hauptbehandlung

Es existieren zwei Kodes der Ernährung als Nebenbehandlung, jedoch sind beide ausdrücklich **nicht bei intensivmedizinisch behandelten Patienten** zu benutzen:

8-017.- Enterale Ernährung als medizinische Nebenbehandlung
8-018.- Komplette parenterale Ernährung als medizinische Nebenbehandlung

Das Anlegen einer Ernährungssonde wird mit folgenden Kodes verschlüsselt. Dabei ist zu beachten, dass die radiologische Kontrolle der korrekten Sondenlage ebenso im Kode enthalten ist wie die diagnostische Ösophagogastroduodenoskopie (1-632):

OPS:

8-125 Anlegen und Wechsel einer duodenalen oder jejunalen Ernährungssonde
8-125.0 Transnasal, n. n. bez.
8-125.1 Transnasal, endoskopisch
8-125.2 Über eine liegende PEG-Sonde, endoskopisch

Für die Versorgung bzw. das Vorhandensein eines Enterostomas gibt es eigene ICD-Kodes:

ICD:

Z93.1	Vorhandensein eines Gastrostomas
Z93.2	Vorhandensein eines Ileostomas
Z93.3	Vorhandensein eines Kolostomas
Z93.4	Vorhandensein anderer künstlicher Körperöffnungen des Magen-Darmtraktes
Z43.1	Versorgung eines Gastrostomas
Z43.2	Versorgung eines Ileostomas
Z43.3	Versorgung eines Kolostomas
Z43.4	Versorgung anderer künstlicher Körperöffnungen des Verdauungstraktes

Zur Versorgung zählen jeweils diese Inklusiva:

- Einführung von Sonden oder Bougies
- Katheterentfernung
- Toilette oder Reinigung
- Umbildung
- Verschluss

Z46.5	Versorgen mit und Anpassen eines Ileostomas oder von sonstigen Vorrichtungen im Magen-Darmtrakt, Gastrostomie

3.5 Dialyseverfahren

Die Kodierregel 1401w beschreibt die Kodierung der Dialyse. Folgende Dialyseschlüssel stehen zur Verfügung:

3.5.1 Hämodialyse

Bei der Hämodialyse unterscheidet man nach der Dauer der Maßnahme: dabei ist eine Hämodialyse mit einer Dauer von maximal 6 Stunden eine „intermittierende", mit einer Dauer von mehr als 6 Stunden eine „verlängert intermittierende".

Die „kontinuierliche" Hämodialyse bedingt als Grundlage eine primäre Planung von mehr als 24 Stunden, jedoch kann die Dauer bei Abbruch der Maßnahme auch weniger als 24 Stunden betragen und wird als „kontinuierliche, bis 24 Stunden" kodiert.

Weiterhin gibt der OPS-Katalog vor, dass ein Behandlungszyklus mit Anschluss an die Dialysemaschine beginnt und mit Entlassung des Patienten oder der Unterbrechung des Verfahrens für mehr als 24 Stunden endet. Dabei ist bei einer Unterbrechung bis zu 24 Stunden keine neue Verschlüsselung der Prozedur erforderlich, 2012 entfiel auch der Hinweis, dass es sich um eine „technisch bedingte" Unterbrechung handeln muss.

Ansonsten gilt für alle Dialyseprozeduren gleich, dass jede durchgeführte Prozedur zu kodieren ist.

Ein Detailierungsgrad unterscheidet die Techniken nach der Art der Antikoagulation, wobei die Gabe von Heparin oder eine fehlende Antikoagulation allen anderen Substanzen einschließlich Citrat gegenübergestellt wird.

Bei Versagen oder fehlender Funktionsaufnahme eines Nierentransplantates (T86.1-) ist ein Zusatzkode (8-85a) im stationären Verlauf der Nierentransplantation mit anzugeben [DKR P015u]. Seit 2009 besteht auch die Möglichkeit, die Elimination von Leichtketten spezifisch zu kodieren (8-854.8). Dieser Kode führt in das nicht bewertete Zusatzentgelt 7E2026-109 für eine High Cutoff Dialyse.

OPS:

8-854 Hämodialyse

8-854.2 Intermittierend, Antikoagulation mit Heparin oder ohne Antikoagulation

8-854.3 Intermittierend, Antikoagulation mit sonstigen Substanzen, inkl. Citrat

8-854.4 Verlängert intermittierend, Antikoagulation mit Heparin oder ohne Antikoagulation

8-854.5 Verlängert intermittierend, Antikoagulation mit sonstigen Substanzen, inkl. Citrat

8-854.6 Kontinuierlich, venovenös, pumpengetrieben (CVVHD), Antikoagulation mit Heparin oder ohne Antikoagulation

.60 Bis 24 Stunden
.61 Mehr als 24 bis 72 Stunden
.62 Mehr als 72 bis 144 Stunden
.63 Mehr als 144 bis 264 Stunden
.64 Mehr als 264 bis 432 Stunden
.66 Mehr als 432 bis 600 Stunden
.67 Mehr als 600 bis 960 Stunden
.68 Mehr als 960 bis 1.320 Stunden
.69 Mehr als 1.320 bis 1.680 Stunden
.6a Mehr als 1.680 bis 2.040 Stunden
.6b Mehr als 2.040 bis 2.400 Stunden
.6c Mehr als 2.400 Stunden

8-854.7 Kontinuierlich, venovenös, pumpengetrieben (CVVHD), Antikoagulation mit sonstigen Substanzen, inkl. Citrat

.70 Bis 24 Stunden
.71 Mehr als 24 bis 72 Stunden
.72 Mehr als 72 bis 144 Stunden
.73 Mehr als 144 bis 264 Stunden
.74 Mehr als 264 bis 432 Stunden
.76 Mehr als 432 bis 600 Stunden
.77 Mehr als 600 bis 960 Stunden
.78 Mehr als 960 bis 1.320 Stunden
.79 Mehr als 1.320 bis 1.680 Stunden
.7a Mehr als 1.680 bis 2.040 Stunden
.7b Mehr als 2.040 bis 2.400 Stunden
.7c Mehr als 2.400 Stunden

8-854.8 Verlängert intermittierend, zur Elimination von Proteinen mit einer Molekularmasse bis 60.000
Inkl.: Elimination von Leichtketten

Hinw.: Eine verlängerte intermittierende Hämodialyse dauert mehr als 6 Stunden.

8-85a Dialyseverfahren wegen mangelnder Funktionsaufnahme und Versagen eines Nierentransplantates bei Nierentransplantation während des gleichen Aufenthaltes
8-85a.0 Intermittierend
.00 1 bis 3 Behandlungen
.01 4 bis 5 Behandlungen
.02 6 bis 10 Behandlungen
.03 11 oder mehr Behandlungen
8-85a.1 Kontinuierlich
.13 Bis 24 Stunden
.14 Mehr als 24 bis 72 Stunden
.15 Mehr als 72 bis 144 Stunden
.16 Mehr als 144 bis 264 Stunden
.17 Mehr als 264 bis 432 Stunden
.19 Mehr als 432 bis 600 Stunden
.1a Mehr als 600 bis 960 Stunden
.1b Mehr als 960 bis 1.320 Stunden
.1c Mehr als 1.320 bis 1.680 Stunden
.1d Mehr als 1.680 bis 2.040 Stunden
.1e Mehr als 2.040 bis 2.400 Stunden
.1f Mehr als 2.40 0 Stunden

3.5.2 Hämodiafiltration

Die Verschlüsselung der Hämodiafiltration unterscheidet sich nach Art und Weise nicht von der einer Hämodialyse. Jedoch ist hier zu beachten, dass die Schlüssel eine andere Reihenfolge aufweisen.

OPS:

8-855 Hämodiafiltration
8-855.1 Kontinuierlich, arteriovenös (CAVHDF)
.13 Bis 24 Stunden

.14 Mehr als 24 bis 72 Stunden

.15 Mehr als 72 bis 144 Stunden

.16 Mehr als 144 bis 264 Stunden

.17 Mehr als 264 bis 432 Stunden

.19 Mehr als 432 bis 600 Stunden

.1a Mehr als 600 bis 960 Stunden

.1b Mehr als 960 bis 1.320 Stunden

.1c Mehr als 1.320 bis 1.680 Stunden

.1d Mehr als 1.680 bis 2.040 Stunden

.1e Mehr als 2.040 bis 2.400 Stunden

.1f Mehr als 2.40-0 Stunden

8-855.3 Intermittierend, Antikoagulation mit Heparin oder ohne Antikoagulation

8-855.4 Intermittierend, Antikoagulation mit sonstigen Substanzen, inkl. Citrat

8-855.5 Verlängert intermittierend, Antikoagulation mit Heparin oder ohne Antikoagulation

8-855.6 Verlängert intermittierend, Antikoagulation mit sonstigen Substanzen, inkl. Citrat

8-855.7 Kontinuierlich, venovenös, pumpengetrieben (CVVHDF), Antikoagulation mit Heparin oder ohne Antikoagulation

.70 Bis 24 Stunden

.71 Mehr als 24 bis 72 Stunden

.72 Mehr als 72 bis 144 Stunden

.73 Mehr als 144 bis 264 Stunden

.74 Mehr als 264 bis 432 Stunden

.76 Mehr als 432 bis 600 Stunden

.77 Mehr als 600 bis 960 Stunden

.78 Mehr als 960 bis 1.320 Stunden

.79 Mehr als 1.320 bis 1.680 Stunden

.7a Mehr als 1.680 bis 2.040 Stunden

.7b Mehr als 2.040 bis 2.400 Stunden

.7c Mehr als 2.400 Stunden

8-855.8 Kontinuierlich, venovenös, pumpengetrieben (CVVHDF), Antikoagulation mit sonstigen Substanzen, inkl. Citrat

.80 Bis 24 Stunden
.81 Mehr als 24 bis 72 Stunden
.82 Mehr als 72 bis 144 Stunden
.83 Mehr als 144 bis 264 Stunden
.84 Mehr als 264 bis 432 Stunden
.86 Mehr als 432 bis 600 Stunden
.87 Mehr als 600 bis 960 Stunden
.88 Mehr als 960 bis 1.320 Stunden
.89 Mehr als 1.320 bis 1.680 Stunden
.8a Mehr als 1.680 bis 2.040 Stunden
.8b Mehr als 2.040 bis 2.400 Stunden
.8c Mehr als 2.400 Stunden

3.5.3 Hämofiltration

Bei der Hämofiltration treffen die Regeln zur Antikoagulation und Dauer der Maßnahme genauso wie bei der Hämodialyse zu.

OPS:

8-853 Hämofiltration
8-853.1 Kontinuierlich, arteriovenös (CAVH)
.13 Bis 24 Stunden
.14 Mehr als 24 bis 72 Stunden
.15 Mehr als 72 bis 144 Stunden
.16 Mehr als 144 bis 264 Stunden
.17 Mehr als 264 bis 432 Stunden
.19 Mehr als 432 bis 600 Stunden
.1a Mehr als 600 bis 960 Stunden
.1b Mehr als 960 bis 1.320 Stunden
.1c Mehr als 1.320 bis 1.680 Stunden
.1d Mehr als 1.680 bis 2.040 Stunden
.1e Mehr als 2.040 bis 2.400 Stunden
.1f Mehr als 2.400 Stunden
8-853.3 Intermittierend, Antikoagulation mit Heparin oder ohne Antikoagulation

8-853.4 Intermittierend, Antikoagulation mit sonstigen Substanzen, mit Citrat
8-853.5 Verlängert intermittierend, Antikoagulation mit Heparin oder ohne Antikoagulation
8-853.6 Verlängert intermittierend, Antikoagulation mit sonstigen Substanzen, mit Citrat
8-853.7 Kontinuierlich, venovenös, pumpengetrieben (CVVH), Antikoagulation mit Heparin oder ohne Antikoagulation
.70 Bis 24 Stunden
.71 Mehr als 24 bis 72 Stunden
.72 Mehr als 72 bis 144 Stunden
.73 Mehr als 144 bis 264 Stunden
.74 Mehr als 264 bis 432 Stunden
.76 Mehr als 432 bis 600 Stunden
.77 Mehr als 600 bis 960 Stunden
.78 Mehr als 960 bis 1.320 Stunden
.79 Mehr als 1.320 bis 1.680 Stunden
.7a Mehr als 1.680 bis 2.040 Stunden
.7b Mehr als 2.040 bis 2.400 Stunden
.7c Mehr als 2.400 Stunden
8-853.8 Kontinuierlich, venovenös, pumpengetrieben (CVVH), Antikoagulation mit sonstigen Substanzen, mit Citrat
.80 Bis 24 Stunden
.81 Mehr als 24 bis 72 Stunden
.82 Mehr als 72 bis 144 Stunden
.83 Mehr als 144 bis 264 Stunden
.84 Mehr als 264 bis 432 Stunden
.86 Mehr als 432 bis 600 Stunden
.87 Mehr als 600 bis 960 Stunden
.88 Mehr als 960 bis 1.320 Stunden
.89 Mehr als 1.320 bis 1.680 Stunden
.8a Mehr als 1.680 bis 2.040 Stunden
.8b Mehr als 2.040 bis 2.400 Stunden
.8c Mehr als 2.400 Stunden

Literaturhinweis: *Heise D.*: Kontinuierliche Nierenersatzverfahren in der Intensivmedizin; Anästh Intensivmed 2024;65:603–611. DOI: 10.19224/ai2024.603.

3.5.4 Leberersatztherapie

Zur Leberersatztherapie (MARS – Molecular Adsorbents Recirculating System) existiert ein OPS-Schlüssel, der das krankenhausindividuell zu bestimmende Zusatzentgelt ZE2026-10 triggert. Seit 2025 unterscheidet der Kode nach Indikation zum Azidoseausgleich.

OPS:

8-858	Extrakorporale Leberersatztherapie [Leberdialyse]
8-858.0	Bei Indikation zur Leberersatztherapie
8-858.1	Bei Indikation zur Leberersatztherapie und zum Azidoseausgleich [wenn der Azidoseausgleich durch gezielte pH-Steuerung erfolgt]
8-858.2	Bei Indikation zum Azidoseausgleich [wenn der Azidoseausgleich durch gezielte pH-Steuerung erfolgt]

3.6 Mechanische Kreislaufunterstützung

Insbesondere im kardiogenen Schock ist neben der medikamentösen Kreislaufunterstützung und dem Volumenmanagement auch die Möglichkeit zur mechanischen Kreislaufunterstützung gegeben. Die kausale Therapie im kardiogenen Schock hat für die Mortalitätsreduktion den wichtigsten Einfluss. Eine Kreislaufunterstützung ist für das Überleben und die Folgeerkrankungen ebenfalls bedeutsam. Idealerweise sollte zur Aufrechterhaltung der Organperfusion ein Mitteldruck von ca. 70 mmHg aufrechterhalten werden. Die mechanische Kreislaufunterstützung kann in intravaskuläre und extrakorporale Systeme unterschieden werden.

3.6.1 Intravaskuläre Unterstützungssysteme

Intraaortale Ballongegenpulsation (IABP)

Das in der Vergangenheit am häufigsten eingesetzte mechanische System im kardiogenen Schock ist die intraaortale Ballongegenpulsation, welches auf eine antizyklische Füllung und Deflation eines aortalen Ballons mit Helium basiert. Hierdurch kann die Nachlast reduziert werden und durch eine diastolische Druckerhöhung die Koronarperfusion optimiert werden. Ein Überlebensvorteil wurde insbesondere für Patienten mit kardiogenem Schock, Myokardinfarkt und thrombolytischer Therapie gezeigt [Sandborn, 2000]. Nach aktuellen Leitlinien besteht beim kardiogenen Schock noch eine I-C Empfehlung zum Einsatz der IABP, wobei der Nutzen in Verbindung mit einer Koronarintervention nicht bewiesen ist. Die 2012 publizierte IABP-Shock II Studie hat allerdings keinen Nutzen der IABP im kardiogenen Schock gezeigt [Thiele, 2012].

ZE2026-22

OPS:

5-376.00	Implantation und Entfernung eines herzunterstützenden Systems, offen chirurgisch: Intraaortale Ballonpumpe: Implantation
8-839.0	Andere therapeutische Katheterisierung und Kanüleneinlage in Herz und Blutgefäße: Perkutane Einführung einer intraaortalen Ballonpumpe

Dauer:

8-83a.0	Intraaortale Ballonpumpe Exkl.: Offen chirurgische Implantation und Entfernung einer intraaortalen Ballonpumpe (5-376.0 ff.)

Perkutane Einführung und Entfernung einer intraaortalen Ballonpumpe (8-839.0, 8-839.3)

8-83a.00	Bis unter 48 Stunden
8-83a.01	48 bis unter 96 Stunden
8-83a.02	96 oder mehr Stunden

Entfernung:

5-376.01 Implantation und Entfernung eines herzunterstützenden Systems, offen chirurgisch: Intraaortale Ballonpumpe: Entfernung

8-839.3 Entfernung einer intraaortalen Ballonpumpe

Intravaskuläre Schraubenpumpen (Mikroaxial-Blutpumpe)

Die axialen Schraubenpumpen (z. B. Impella) können 2–3 l/min Blut aus dem linken Ventrikel in die Aorta pumpen und somit den Kreislauf unterstützen [Meyns 2003]. Sie ist beim kardiogenen Schock im Rahmen der Leitlinien als linksventrikuläres Unterstützungssystem mit einer IIa-C Klasse empfohlen.

ZE2026-62

OPS (Änderung seit 2020: statt uni- und biventrikulärer Implantation nun links- und rechtsventrikulär mit Regel für die Kombination):

8-839.46 Implantation einer linksventrikulären axialen Pumpe
Hinw.: Die Dauer der Behandlung mit einer transvasal platzierten axialen Pumpe zur Kreislaufunterstützung ist gesondert zu kodieren (8-83a.3 ff.).
Bei gleichzeitiger links- und rechtsventrikulärer Unterstützung ist die Implantation der rechtsventrikulären axialen Pumpe gesondert zu kodieren (8-839.47).
Die Dauer der gleichzeitig durchgeführten rechtsventrikulären Unterstützung ist nicht zusätzlich zu kodieren.

8-839.47 Implantation einer rechtsventrikulären axialen Pumpe
Hinw.: Die Dauer der Behandlung mit einer transvasal platzierten axialen Pumpe zur Kreislaufunterstützung ist gesondert zu kodieren (8-83a.3 ff.).
Bei gleichzeitiger rechts- und linksventrikulärer Unterstützung ist die Implantation der linksventrikulären axialen Pumpe gesondert zu kodieren (8-839.46).
Die Dauer der gleichzeitig durchgeführten linksventrikulären Unterstützung ist nicht zusätzlich zu kodieren.

8-839.48 Entfernung einer linksventrikulären axialen Pumpe

8-839.49 Entfernung einer rechtsventrikulären axialen Pumpe

Dauer (Verlängerung der Dauer seit 2021 auf 720 Stunden mit neuen Stufen):

8-83a.3	Transvasal platzierte axiale Pumpe zur Kreislaufunterstützung Exkl.: Implantation und Entfernung einer transvasal platzierten axialen Pumpe zur Kreislaufunterstützung (8-839.4 ff.)
8-83a.30	Bis unter 48 Stunden
8-83a.31	48 bis unter 96 Stunden
8-83a.34	96 bis unter 144 Stunden
8-83a.35	144 bis unter 192 Stunden
8-83a.36	192 bis unter 240 Stunden
8-83a.37	240 bis unter 288 Stunden
8-83a.38	288 bis unter 384 Stunden
8-83a.39	384 bis unter 480 Stunden
8-83a.3a	480 bis unter 576 Stunden
8-83a.3b	[gestrichen]
8-83a.3c	576 bis unter 720 Stunden
8-83a.3d	720 oder mehr Stunden

3.6.2 Extrakorporale Pumpsysteme

Bei extrakorporalen Pumpsystemen wird typischerweise durch eine Zentrifugalpumpe außerhalb des Körpers und eine venösen, sowie arteriellen Kanülierung eine Flussrate von 3–5 l/min erreicht werden. Diese Pumpsysteme können entweder als alleinige Kreislaufunterstützung eingesetzt werden (z.B. Tandem-Heart) oder mit einer zusätzlichen extrakorporalen Membranoxygenation (ECMO) kombiniert werden. Sie sind bei therapierefraktärem kardiogenem Schock indiziert mit einer Klasse IIa-C Empfehlung [MD 415]. 2013 wurde ein neuer Zusatzkode für die Anwendung eines doppellumigen Katheters als Kanüle bei einer extrakorporalen Membranoxygenation eingeführt.

OPS:

Hinw.: Unterschiedliche Kodes für die Länge der Behandlung. Diese wurden 2015, 2017 und erneut 2024 als Folge der Pandemie für die ECMO ohne Herzunterstützung deutlich ausgeweitet auf maximal kodierbare 4.032 Stunden oder mehr. Die Kodierung der Behandlungsdauer erfolgt jeweils an der 6. Stelle des OPS-Kodes.

8-852.- Extrakorporale Membranoxygenation (ECMO) und Prä-ECMO-Therapie
8-852.0 Veno-venöse extrakorporale Membranoxygenation (ECMO) ohne Herzunterstützung [kodierbar bis 4.032 Stunden und mehr]
8-852.2 Extrakorporale Lungenunterstützung, pumpenlos (PECLA) [kodierbar bis 1.008 Stunden und mehr]
8-852.3 Anwendung einer minimalisierten Herz-Lungen-Maschine [kodierbar bis 1.152 Stunden und mehr]
Inkl.: ECLS, veno-arterielle extrakorporale Membranoxygenation (ECMO) mit Herzunterstützung, veno-venös-arterielle extrakorporale Membranoxygenation (ECMO) mit Herzunterstützung
8-852.4 Anwendung eines doppellumigen Katheters als Kanüle [Zusatzkode]
8-852.5 Veno-venöse extrakorporale CO_2-Elimination
8-852.6 Anwendung eines ECMO-Moduls mit Kanülen im rechten Vorhof und in der Pulmonalarterie (RA-PA-ECMO-Modul) bei Rechtsherz-Unterstützung

ZE2026-03

In das Zusatzentgelt „ECMO und PECLA" führen nur die Kodes aus 8-852.0*, 8-852.2* und 8-852.3*.

Im Katalog 2019 wurde der Kode 8-852.6 Anwendung eines ECMO-Moduls mit Kanülen im rechten Vorhof und in der Pulmonalarterie (RA-PA-ECMO-Modul) bei Rechtsherz-Unterstützung neu eingeführt. Er wird an 6. Stelle nach Dauer der Behandlung in Stunden weiter unterteilt. Die perkutane Implantation der Kanülen ist im Kode enthalten, nicht jedoch die offen chirurgische Implantation der Kanülen (gesondert zu kodieren mit 5-37b ff.), die offen chirurgische Implantation eines herzunterstützenden Systems (5-376 ff.) und die endovaskuläre oder transvasale Implantation der Kreislaufunterstützung (8-839 ff.)

Ebenfalls vorhanden, aber nicht als Zusatzentgelt vergütet, ist folgender Kode für die Bereitstellung einer einsatzfähigen ECMO oder minimalisierten Herz-Lungen-Maschine ohne anschließende Durchführung einer Therapie:

8-852.1 Prä-ECMO-Therapie

Dieser Kode ist dafür in einigen Beatmungs-DRGs aus A09, A11 und A13 erlösrelevant.

Hinw.: Vorhaltung einer einsatzfähigen ECMO oder minimalisierten Herz-Lungen-Maschine ohne anschließende Durchführung einer Therapie mit einer ECMO oder minimalisierten Herz-Lungen-Maschine.

3.6.3 Herzunterstützungssysteme („Kunstherz")

Einen weiteren Bereich bilden die extra- oder intrakorporalen herzunterstützenden Systeme, die alle offen chirurgisch implantiert werden müssen. Die OPS-Kodes werden nach Art, Maßnahme und Lokalisation der Pumpe unterschieden:

ZE2026-02

OPS: Nur Implantation und Wechsel führen in das ZE, nicht die Entfernung der Pumpe

5-376.- Implantation und Entfernung eines herzunterstützenden Systems, offen chirurgisch

5-376.20 Implantation und Entfernung eines herzunterstützenden Systems, offen chirurgisch: Extrakorporale Pumpe (z. B. Kreiselpumpe oder Zentrifugalpumpe), univentrikulär: Implantation mit Sternotomie

5-376.21 Implantation und Entfernung eines herzunterstützenden Systems, offen chirurgisch: Extrakorporale Pumpe (z. B. Kreiselpumpe oder Zentrifugalpumpe), univentrikulär: Entfernung mit Sternotomie [kein ZE]

5-376.22 Implantation und Entfernung eines herzunterstützenden Systems, offen chirurgisch: Extrakorporale Pumpe (z. B. Kreiselpumpe oder Zentrifugalpumpe), univentrikulär: Isolierter Pumpenwechsel, nicht offen chirurgisch

5-376.23 Implantation und Entfernung eines herzunterstützenden Systems, offen chirurgisch: Extrakorporale Pumpe (z. B. Kreiselpumpe oder Zentrifugalpumpe), univentrikulär: Implantation transapikal

5-376.24 Implantation und Entfernung eines herzunterstützenden Systems, offen chirurgisch: Extrakorporale Pumpe (z. B. Kreiselpumpe oder Zentrifugalpumpe), univentrikulär: Entfernung transapikal [kein ZE]

5-376.30 Implantation und Entfernung eines herzunterstützenden Systems, offen chirurgisch: Extrakorporale Pumpe (z. B. Kreiselpumpe oder Zentrifugalpumpe), biventrikulär: Implantation

5-376.31 Implantation und Entfernung eines herzunterstützenden Systems, offen chirurgisch: Extrakorporale Pumpe (z. B. Kreiselpumpe oder Zentrifugalpumpe), biventrikulär: Entfernung [kein ZE]

5-376.33 Implantation und Entfernung eines herzunterstützenden Systems, offen chirurgisch: Extrakorporale Pumpe (z. B. Kreiselpumpe oder Zentrifugalpumpe), biventrikulär: Isolierter Pumpenwechsel einer Pumpe, nicht offen chirurgisch

5-376.34 Implantation und Entfernung eines herzunterstützenden Systems, offen chirurgisch: Extrakorporale Pumpe (z. B. Kreiselpumpe oder Zentrifugalpumpe), biventrikulär: Isolierter Pumpenwechsel beider Pumpen, nicht offen chirurgisch

5-376.40 Implantation und Entfernung eines herzunterstützenden Systems, offen chirurgisch: Intrakorporale Pumpe, univentrikulär: Implantation

5-376.50 Implantation und Entfernung eines herzunterstützenden Systems, offen chirurgisch: Intrakorporale Pumpe, biventrikulär: Implantation

5-376.60 Implantation und Entfernung eines herzunterstützenden Systems, offen chirurgisch: Kunstherz (totaler Herzersatz): Implantation

5-376.70 Implantation und Entfernung eines herzunterstützenden Systems, offen chirurgisch: Parakorporale Pumpe, univentrikulär: Implantation

5-376.72 Implantation und Entfernung eines herzunterstützenden Systems, offen chirurgisch: Parakorporale Pumpe, univentrikulär: Isolierter Pumpenwechsel, nicht offen chirurgisch

5-376.80 Implantation und Entfernung eines herzunterstützenden Systems, offen chirurgisch: Parakorporale Pumpe, biventrikulär: Implantation

5-376.83 Implantation und Entfernung eines herzunterstützenden Systems, offen chirurgisch: Parakorporale Pumpe, biventrikulär: Isolierter Pumpenwechsel einer Pumpe, nicht offen chirurgisch

5-376.84 Implantation und Entfernung eines herzunterstützenden Systems, offen chirurgisch: Parakorporale Pumpe, biventrikulär: Isolierter Pumpenwechsel beider Pumpen, nicht offen chirurgisch

3.6.4 OCS-Systeme

Inzwischen gehören OCS (Organ Care Systeme) allmählich zum Standard bei Transplantation kritischer Organe. Leider hat es die Selbstverwaltung noch nicht geschafft, diese Systeme in die Vergütung aufzunehmen. Seit Jahren gibt es zwischen DKG und GKV-SV Streit, ob dafür die DSO zuständig ist (Sicht der DKG) oder das DRG-System (Sicht der Kassen). Bisher konnten daher keine NUB-Entgelte dafür vereinbart werden. Auch 2025 fehlen entsprechende NUB-Status für die Vereinbarung von Entgelten. Dabei sind die Kosten für Verbrauchsmaterial teilweise erheblich und können fünfstellige Eurobeträge pro Einsatz erreichen. Da die Systeme nun in der Versorgung ankommen, muss endlich eine Lösung gefunden werden. Bisher finanzieren die Zentren die Kosten vor.

Für die Anwendung dieser Systeme existieren bereits entsprechende Kodes:

5-939 Art der Konservierung von Organtransplantaten

Die jeweilige Organtransplantation ist zusätzlich und gesondert zu kodieren. Eine Organkonservierung kann normotherm oder hypotherm erfolgen. Eine Ex-vivo-Perfusion kann pulsatil oder nicht pulsatil angewendet werden.

5-939.0 Organkonservierung, ohne Anwendung einer Ex-vivo-Perfusion
5-939.1 Organkonservierung, mit Anwendung einer kontinuierlichen Ex-vivo-Perfusion und ohne Organfunktionsüberwachung
5-939.2 Organkonservierung, mit Anwendung einer kontinuierlichen Ex-vivo-Perfusion und mit Organfunktionsüberwachung
5-939.x Sonstige

3.6.5 Literatur

Hochman, J. S. et al.: Cardiogenic shock complicating acute myocardial infarction. In: JACC 36(3s1)/2000, S. 1063–1070.

Sandborn, T. A. et al.: Impact of thrombolysis, intra-aortic balloon pump counterpulsation, and their combination in cardiogenic shock complicating acute myocardial infarction: a report from the SHOCK Trial Registry. In: JACC 36(3s1)/2000, S. 1123–1129.

Thiele, H. et al.: Intraaortic balloon support for myocardial infarction with cardiogenic shock. In: N Engl J Med /3672012, S. 1287–1296.

3.7 Komplexbehandlungen

Mit der Einführung der OPS-Kodes für Komplexbehandlungen (8-97* bis 8-98*) sollen aufwendigere Fälle identifiziert werden, wenn herkömmliche Split-Kriterien wie Nebendiagnosen oder durchgeführte Maßnahmen nicht greifen. Über die letzten Jahre wurden dazu immer detailliertere Komplexbehandlungen entwickelt, die aber weiterhin nicht alle erlösrelevant sind. Folgende Abschnitte behandeln die wichtigsten Komplexbehandlungen, mit einem Augenmerk auf die intensivmedizinischen Komplexbehandlungen bei Erwachsenen (8-980.*, 8-98f.*). Grundsätzlich ist es möglich, dass mehrere Komplexbehandlungen gleichzeitig bei einem Fall kodiert werden können, wie z. B. die „neurologische Komplexbehandlung des akuten Schlaganfalls" (8-981.*) und eine „neurologische Frührehabilitation" (8-552.*), wie das BfArM auch auf seiner Webseite bestätigt hat: www.bfarm.de.

Seit 2013 gibt es zwei konkurrierende OPS-Kodes für die „normale" (8-980.*) und die „aufwendige" (8-98f.*) intensivmedizinische Komplexbehandlung (den sogenannten „Super-SAPS") bei Erwachsenen, die sich durch die erheblich aufwendigeren Strukturmerkmale der neuen Komplexbehandlung unterscheiden. Erstmalig erfolgte im G-DRG-System 2015 auch eine Differenzierung in der Erlösrelevanz dieser beiden Komplexkodes. Darum können einige DRGs drei verschiedene Punkteangaben in ihren Definitionen enthalten, wie z. B. die A09A mit „... 2352/1932/2208 Punkte ...". Die Reihenfolge der Punkte ist dabei immer identisch und erfolgt in dieser Weise: Intensivmedizinische Komplexbehandlung im **Kindesalter** (8-98d) / **aufwendige** intensivmedizinische Komplexbehandlung (8-98f) / intensivmedizinische Komplexbehandlung (8-980). Werden die Komplexbehandlungen nicht für die DRG-Gruppierung herangezogen, wird dies ebenfalls über den DRG-Titel angezeigt, wie z. B. in der DRG F36A „... 1176 / 1380 / – Aufwandspunkte ...", welche über die „normale" Intensivmedizinische Komplexbehandlung (8-980) nicht mehr erreichbar ist (Strich an der 3. Stelle).

Gemäß FAQ Nr. 8031 des BfArM können die Kodes der beiden intensivmedizinischen Komplexbehandlungen nicht gleichzeitig angegeben werden, sondern immer nur der höchste zutreffende Kode: *„Wenn ein Patient nur auf einer Intensivstation behandelt wird, die die Kriterien des neuen OPS-Kodes 8-98f erfüllt, ist nur ein Kode aus dem Bereich 8-98f anzugeben."*

Wechselt ein Patient jedoch zwischen den beiden Arten, so werden die Punkte der „normalen" Komplexbehandlung komplett aufsummiert und zusätzlich die Punkte der aufwendigen Behandlung dokumentiert: *„Es müssen für diese Patienten ein Kode aus dem Bereich 8-980 für den Gesamtaufenthalt (Gesamtpunkte) auf beiden Intensivstationen und ein Kode für den Aufenthalt auf der Intensivstation (nur die Punkte auf dieser Intensivstation), die die Kriterien des neuen OPS-Kodes 8-98f erfüllt, angegeben werden."*

Seit 2021 müssen alle Komplexkodes vom MD überprüft und bestätigt werden, um im Folgejahr von den Krankenhäusern abgerechnet werden zu können. Damit werden Vorgaben des MDK-Reformgesetzes umgesetzt. Das Verfahren wurde vom MDS (Medizinischer Dienst des Spitzenverbandes Bund der Krankenkassen e.V.) auf Grundlage des § 275d SGB V definiert und in einer Richtlinie („StrOPS-RL", seit 2025 LOPS-RL, da die Prüfung der Leistungsgruppen integriert wurde) veröffentlicht. Die Richtlinie sieht vor, dass ein Krankenhaus bestimmte Leistungen (Komplexkodes) nur dann erbringen und abrechnen kann, wenn zuvor die Einhaltung der entsprechenden Strukturmerkmale auf Antrag der Krankenhäuser durch den Medizinischen Dienst geprüft und bescheinigt wurde. Den Antrag für eine Strukturprüfung muss ein Krankenhaus in der ersten Hälfte eines Jahres stellen, um die OPS im folgenden Jahr abrechnen zu können. Die Antragstellung erfolgt beim jeweiligen Medizinischen Dienst auf Landesebene. In der 2. Jahreshälfte erfolgt dann die Prüfung durch den MD sowie die Bescheinigung der Einhaltung. Dieser Bescheid muss vom Krankenhaus dann bei den Krankenkassen-Landesverbänden bis Jahresende für das Folgejahr vorgelegt werden. Manche Prüfungen müssen nur alle 3 Jahre erfolgen, andere (wozu auch die Intensivmed. Komplexkodes gehören), werden alle 2 Jahre geprüft. Im Rahmen von Entbürokratisierungsbemühungen wurden diese Prüfungsintervalle erst 2025 um jeweils ein Jahr verlängert.

Geregelt sind in der umfangreichen Richtlinie und weiteren Anlagen alle Fristen und Formalitäten, der Ablauf und die inhaltlichen Prüfungsthemen sowie die dazu von den Krankenhäusern vorzulegenden Nachweise. Dabei spielt insbesondere ein Selbstauskunftsbogen für die Krankenhäuser eine zentrale Rolle, der für die Intensivmedizin für jede einzelne Station separat ausgefüllt werden muss.

Die Idee hinter der Strukturprüfung ist, dadurch die Einzelfallprüfungen zu entlasten und die Strukturvoraussetzungen wie bei einer Art TÜV nur noch in regelmäßigen Abständen zu prüfen. Auch wurden die sehr ähnlichen Prüfungen der Voraussetzungen für die Leistungsgruppen in die Richtlinie integriert. Weitere Details im Kapitel 1.4.1 dieses Buches.

2018 wurde der Kode 8-98f komplett überarbeitet und teilweise verschärft (Details siehe unten). 2019 wurde ein neuer Komplexkode für die Ernährungstherapie geschaffen. 2020 bis 2026 gab es vor allem Klarstellungen zu verschiedenen Begrifflichkeiten wie Behandlungsleitung, Teamsitzungen und Dokumentationsvorgaben sowie kleinere Änderungen in vielen Komplexkodes wie die Konkretisierungen von Facharztbegriffen. Die einzige inhaltliche Änderung 2025 betrifft die Hinzunahme der Ischämie im Versorgungsgebiet der A. ophthalmica zu den Indikationen der beiden Komplexbehandlungen des akuten Schlaganfalls (8-981 und 8-98b).

Für 2021 erfolgte eine grundlegende Überarbeitung der Komplexkodes in Vorbereitung auf die Strukturprüfungen.

Zum einen wurde damit begonnen, strittige Begriffe in den Komplexkodes zu definieren. Dies ist erforderlich, da in der Vergangenheit verschiedene MDen immer wieder abweichende Definitionen für ihre Begutachtung verwendet haben. Ziel sollte ein Glossar mit

Begriffsdefinitionen sein, das diese Streitpunkte regelt. Der Begriff der ärztlichen **Behandlungsleitung** wurde wie folgt definiert:

„Die Behandlungsleitung erfolgt durch einen Facharzt mit der jeweils kodespezifisch geforderten Qualifikation. Sie kann durch unterschiedliche Personen mit der jeweils kodespezifisch geforderten Qualifikation sichergestellt werden. Die Behandlungsleitung trägt die fachlich-inhaltliche Verantwortung für die Versorgung des Patienten. Sie plant, koordiniert und überwacht die Leistungen und ärztlichen Tätigkeiten am Patienten. Für die Behandlungsleitung kann kodespezifisch der Umfang für die Anwesenheit und die Teilnahme an den Teambesprechungen festgelegt werden."

Aufgrund von weiteren Streitigkeiten wurde dieser Begriff vom BfArM im Oktober 2021 rückwirkend für 2021 konkretisiert:

„Die Festlegung bedeutet, dass eine Person als Behandlungsleitung ausreicht, um das Strukturmerkmal zu erfüllen, sofern nicht bei dem einzelnen OPS-Kode ausdrücklich vorgegeben ist, dass die Behandlungsleitung durch mehrere Personen zu erfüllen ist. Für den Fall, dass die Behandlungsleitung die Planung, Koordination und Überwachung der Leistungen und ärztlichen Tätigkeiten am Patienten nicht erfüllen kann, ist eine entsprechende Vertretung mit der jeweils kodespezifisch geforderten Qualifikation sicherzustellen. Dies kann auch durch Kooperation erfolgen. Mit der Behandlungsleitung sind keine Vorgaben zu Anwesenheit, Patientenkontakten und Teilnahme an den Teambesprechungen oder Visiten verbunden, sofern keine kodespezifischen Vorgaben hierzu bestehen." [OPS 2022, S. 639].

Diese auch rückwirkenden Klarstellungen waren wegen extremer Forderungen des MD zu dieser Funktion notwendig. Leider wurden diese Klarstellungen in den folgenden OPS-Katalogen nicht mehr aufgegriffen. Zumindest hat das BfArM in der OPS-Ausgabe 2026 wieder direkt auf dieses wichtige Dokument verwiesen und dessen weitere Gültigkeit bestätigt.

Ferner wurden 2022 weitere Begriffe definiert:

Einheit
Eine Einheit führt die Patientenversorgung mit ihren kodespezifisch ggf. festgelegten Vorgaben durch. Sofern keine kodespezifischen Vorgaben zu erfüllen sind, kann die Einheit am Standort des Krankenhauses Teil einer Station oder einer Abteilung sein oder als eine eigene räumlich oder organisatorisch abgegrenzte Einheit betrieben werden.

Werktag
Die Begriffe „werktäglich", „werktags" und „arbeitstäglich" werden im OPS synonym verwendet. Gemeint sind die Wochentage Montag bis Freitag, ausgenommen sind gesetzliche Feiertage.

Zum anderen wurden alle Komplexkodes dahingehend umstrukturiert, dass unterschieden wird zwischen

- krankenhausbezogenen Strukturmerkmalen und
- patientenbezogenen Mindestmerkmalen

Die krankenhausbezogenen Merkmale (bauliche und apparative Voraussetzungen, personelle Qualifikationen und Vorhaltungen usw.) werden zukünftig über die entsprechenden Strukturprüfungen des MD regelmäßig kontrolliert und bestätigt, wie weiter oben beschrieben. Ob diese OPS-Strukturprüfungen im Rahmen der Einführung von Leistungsgruppen abgeschafft oder dort integriert werden, ist noch offen.

Dem gegenüber werden die patientenbezogenen Merkmale im Rahmen der Einzelfallprüfungen vom MD geprüft und müssen daher auch in der Patientenakte dokumentiert sein. Dazu gehören die Erhebung von Messwerten und Untersuchungen (z. B. Weaning, Schlaganfall) oder die Durchführung von Teamsitzungen (Protokoll!).

In der Regel wurden die bestehenden Merkmale in den Komplexkodes nur umsortiert, vereinzelt wurden dabei aber auch Merkmale ergänzt oder geändert. Diese betreffen aus Sicht der Intensivmedizin:

8-718 Differenzierung und Ausbau des Weaning-Kodes (Details siehe Kapitel 3.2 oben)
Umsortierung von Begrifflichkeiten, z. B. zum Sekretmanagement; Definition der Mindestgröße einer nicht intensivmedizinischen Weaningeinheit mit 6 Betten

8-98f Erweiterung des Zeitraums der Anwesenheit von mindestens 7 Stunden eines Facharztes mit der Zusatzbezeichnung Intensivmedizin auf der Intensivstation werktags (Montag bis Freitag) zwischen 6 und 22 Uhr (war nur 8-18 Uhr). Gleichzeitig müssen zahlreiche Strukturmerkmale nun je Standort (vorher: je Krankenhaus) vorgehalten werden. Die vorzuhaltenden Laborleistungen werden konkretisiert und lassen sich nun nicht mehr per POC-Geräte erbringen.
Streichung des Passus, dass die Ärzte des Teams in der Intensivmedizin erfahren sind (dies ließ sich nicht im Konsens definieren, Streichung auch bei 8-980 und 8-98d)

8-981 Unterteilung des Komplexkodes Schlaganfallbehandlung: ohne und mit (kontinuierliche) Möglichkeit zur Durchführung von Thrombektomien und intrakraniellen Eingriffen; gleichzeitig weitere Differenzierung der Behandlungsdauer in 24-Stunden-Schritten bis 96 Stunden

3.7.1 Liste der Komplexbehandlungen

8-55 [mehrere Kodes für Frührehamaßnahmen]
8-971 Multimodale dermatologische Komplexbehandlung
8-972 Komplexbehandlung bei schwerbehandelbarer Epilepsie
8-973 Komplexbehandlung bei Spina bifida
8-974 Multimodale Komplexbehandlung bei sonstiger chronischer Erkrankung
8-975 Naturheilkundliche und anthroposophisch-medizinische Komplexbehandlung
8-976 Komplexbehandlung bei Querschnittlähmung
8-977 Multimodal-nichtoperative Komplexbehandlung des Bewegungssystems

8-978	Aufrechterhaltung der Homöostase für die postmortale Organspende
8-979	Stationäre Behandlung vor Transplantation
8-97a	Multimodale intensivmedizinische Überwachung und Behandlung bei zerebrovaskulären Vasospasmen
8-97b	Multimodale intensivmedizinische Überwachung und Behandlung bei neuromuskulären Erkrankungen
8-97c	Stationäre Behandlung bei erfolgter Aufnahme auf die Warteliste zur Organtransplantation
8-97d	Multimodale Komplexbehandlung bei Morbus Parkinson
8-97e	Behandlung des Morbus Parkinson in der Spätphase mit Arzneimittelpumpen
8-980	**Intensivmedizinische Komplexbehandlung (Basisprozedur)**
8-981	Neurologische Komplexbehandlung des akuten Schlaganfalls
8-982	Palliativmedizinische Komplexbehandlung
8-983	Multimodale rheumatologische Komplexbehandlung
8-984.3	Multimodale Komplexbehandlung bei Diabetes mellitus
8-984.4	Multimodale Komplexbehandlung bei Patienten mit angeborener Stoffwechselerkrankung oder schwerer Mangelernährung [Malnutrition]
8-985	Motivationsbehandlung Abhängigkeitskranker [Qualifizierter Entzug]
8-986	Multimodale kinder- und jugendrheumatologische Komplexbehandlung
8-987	Komplexbehandlung bei Besiedelung oder Infektion mit multiresistenten Erregern [MRE] (siehe auch Kapitel 2.1.11)
8-988	Spezielle Komplexbehandlung der Hand
8-989	Chirurgische Komplexbehandlung bei schweren Infektionen
8-98a	Teilstationäre geriatrische Komplexbehandlung
8-98b	Andere neurologische Komplexbehandlung des akuten Schlaganfalls

8-98d	Intensivmedizinische Komplexbehandlung im Kindesalter (Basisprozedur)
8-98e	Spezialisierte stationäre palliativmedizinische Komplexbehandlung
8-98f	Aufwendige intensivmedizinische Komplexbehandlung (Basisprozedur)
8-98g	Komplexbehandlung bei Besiedelung oder Infektion mit isolationspflichtigen nicht multiresistenten Erregern
8-98h	Spezialisierte palliativmedizinische Komplexbehandlung durch einen Palliativdienst
8-98j	Ernährungsmedizinische Komplexbehandlung [für 2022 Differenzierung nach der Dauer der Behandlung]

3.7.2 Intensivmedizinische Komplexbehandlung (Basisprozedur)

Die wichtigsten OPS-Ziffern (8-980 und 8-98f) dieser Gruppe beschreiben die Komplexbehandlung erwachsener Patienten auf einer Intensivstation. Dazu müssen aber unbedingt die im OPS-Katalog erwähnten Inklusiva und Exklusiva berücksichtigt werden, sonst wird die Leistung im Rahmen einer Einzelfallprüfung durch den MD nicht anerkannt. Grundsätzlich von der Kodierung ausgeschlossen sind Kinder vor Vollendung des 14. Lebensjahrs und Intensivbehandlungen unter 24 Stunden Dauer. 2009 wurde die Kodierung bei niedrigen Punktzahlen detaillierter, des Weiteren wurde die teilweise fehlerhafte Eingruppierung bei Konkurrenz zwischen Beatmungszeit und Komplexpunkten aufgehoben. 2010 kam ein weiteres Kriterium zu den Mindestmerkmalen hinzu, nämlich die ab 2013 obligat notwendige Zusatzweiterbildung „Intensivmedizin" für die leitenden Ärzte der Intensivstation (mindestens Leitung und Stellvertretung). 2021 wurden die Laborleistungen differenziert und die Vorhaltungen pro Standort eingeführt.

Merkmale zur Kodierung der „normalen" intensivmedizinischen Komplexbehandlung:

Exkl.:

- Intensivüberwachung ohne akute Behandlung lebenswichtiger Organsysteme oder kurzfristige (< 24 h) Intensivbehandlung
- Kurzfristige (< 24 h) Stabilisierung von Patienten nach operativen Eingriffen

Strukturmerkmale:

- Behandlungsleitung durch einen Facharzt mit der Zusatzbezeichnung Intensivmedizin [Definition siehe weiter oben]
- Team von Pflegepersonal und Ärzten in akuter Behandlungsbereitschaft
- Eine ständige ärztliche Anwesenheit auf der Intensivstation muss gewährleistet sein. Der Arzt der Intensivstation kann zu einem kurzfristigen Notfalleinsatz innerhalb des Krankenhauses (z. B. Reanimation) hinzugezogen werden

Mindestmerkmale:

- Kontinuierliche, 24-stündige Überwachung
- Die Anzahl der Aufwandspunkte errechnet sich aus der Summe des täglichen SAPS II (ohne Glasgow Coma Scale) über die Verweildauer auf der Intensivstation (total SAPS II) plus der Summe von 10 täglich ermittelten aufwendigen Leistungen aus dem TISS-Katalog über die Verweildauer auf der Intensivstation
- Spezielle intensivmedizinische Prozeduren, wie Transfusion von Plasma und Plasmabestandteilen, Plasmapherese und Immunadsorption, Anlage und Betrieb einer ECMO/ECLS, Maßnahmen im Rahmen der Reanimation u.a. sind gesondert zu kodieren.
- Dieser Kode ist für Patienten, die bei stationärer Aufnahme das 14. Lebensjahr vollendet haben, anzugeben.

Der strittige Punkt der „ständigen ärztlichen Anwesenheit" hat das BfArM ebenfalls – bereits bei Einführung des Kodes 2005 und später noch einmal für die Version ab 2011 – auf seiner Webseite klargestellt:

„Für das Jahr 2005 bedeutet ‚ständige Anwesenheit', dass der Arzt ständig auf der Intensivstation anwesend sein muss, d.h. er muss innerhalb kürzester Zeit (etwa 5 Minuten) direkt handlungsfähig am Patienten sein. Es ist also durchaus denkbar, dass er sich während des Dienstes auf der Station in einem Nebenraum kurz ausruht, genauso, wie er in einem anderen Bereich der Intensivstation beschäftigt sein kann. Also wäre außer einem Schichtdienst auch ein Bereitschaftsdienst D (für diese Intensivstation!) denkbar, wenn die geringere Belastung durch das Spektrum der Intensivpatienten dieses üblicherweise zulässt. Es ist allerdings nicht damit gemeint, dass er neben dem Dienst auf der Intensivstation gleichzeitig an anderer Stelle des Krankenhauses weitere Aufgaben erfüllen muss (z.B. im OP Narkose machen, eine Normalstation bzw. eine Aufnahmestation betreuen o.ä.). Der Arzt der Intensivstation kann kurzfristig zu einem Notfalleinsatz innerhalb des Krankenhauses (z.B. Reanimation) hinzugezogen werden. (Dieser Satz wurde zur Klarstellung im Februar 2011 ergänzt.) Ferner muss der Arzt ‚die aktuellen Probleme der Patienten kennen'. Das heißt, dass es nicht ein Diensthabender des Hauses sein kann, da der die aktuellen Probleme der Intensivpatienten nicht kennen kann. Es reicht auch nicht aus, dass ein Diensthabender des Hauses am Abend über eine Visite auf der Intensivstation kurz über ‚die anstehenden Probleme' informiert wird und sich dann wieder dem Nachtdienst im Hause widmet. Der Arzt muss wirklich ‚in das Team der Intensivstation eingebunden sein.'"

Der Intensivarzt darf die Intensivstation zur Behandlung von Notfällen auf anderen Stationen kurz verlassen (z.B. Reanimationsteam), allerdings nicht für Routinetätigkeiten wie Anhängen von Infusionen und Transfusionen oder Legen von peripheren Zugängen. Hierfür muss zwingend ein weiterer Dienst vorgehalten werden. Auch die Mitbetreuung einer Notaufnahme oder Krankenhausambulanz durch den Intensivarzt ist ausgeschlossen.

Gemäß § 295 Absatz 1 Satz 8 und § 301 Absatz 2 Satz 6 SGB V ist das Bundesinstitut für Arzneimittel und Medizinprodukte (BfArM) berechtigt, bei Auslegungsfragen zu ICD-10-GM und OPS Klarstellungen und Änderungen mit Wirkung auch für die Vergangenheit vorzunehmen, soweit diese nicht zu erweiterten Anforderungen an die Verschlüsselung erbrachter Leistungen führen. Dies hat das BfArM rückwirkend schon für 2021 für mehrere Sachverhalte auch zu den Intensivkomplexkodes getan:

- Behandlungsleitung (Details siehe oben)
- Vorhandensein oder Verfügbarkeit von Therapiebereichen oder Verfahren
- 24-stündige Verfügbarkeit bestimmter Verfahren sowie klinische Konsiliardienste in 8-98f nach Facharztstandard, nicht nach Facharztstatus [weitere Details siehe unten bei 8-98f]

Vorhandensein oder Verfügbarkeit von Therapiebereichen oder Verfahren

Der OPS legt nicht fest, dass für einen Therapiebereich oder ein Verfahren mehrere qualifizierte Personen vorzuhalten sind, um die Strukturmerkmale für das Vorhandensein oder die Verfügbarkeit von Therapiebereichen oder Verfahren zu erfüllen, sofern bei dem einzelnen Kode keine kodespezifischen Vorgaben zu berücksichtigen sind (z. B. 24-stündige Verfügbarkeit von Verfahren). Das bedeutet, dass sowohl das Vorhalten eines Therapiebereiches als auch die Gewährleistung eines Verfahrens auch durch eine Person, die entsprechend dem im jeweiligen OPS-Kode geforderten Therapiebereich oder Verfahren qualifiziert ist, sichergestellt werden kann. Für den Fall, dass diese Person für den Therapiebereich oder das Verfahren nicht zur Verfügung steht, ist eine entsprechende Vertretung mit der jeweils kodespezifisch geforderten Qualifikation sicherzustellen. Dies kann auch durch Kooperation erfolgen.

Zählung der SAPS- und TISS-Punkte

Achtung: die Variablen der TISS/SAPS Systematik wurden 2026 vollständig überarbeitet und können zukünftig zu einer Veränderung der Punkteschwellen in den DRGs führen. Ferner könnte eine Verschiebung der Punktemengen von „einfachen" zu aufwändigen Fällen und Stationen erfolgen. Insbesondere die speziellen Interventionen auf der ITS wurden ausformuliert und deutlich geändert. So ist eine ECMO nicht mehr nur einmalig, sondern täglich zu zählen.

Zur Ermittlung der korrekten Kodes müssen täglich SAPS II (Simplified Acute Physiology Score) und 10 Parameter aus dem TISS-28 Score ermittelt werden. Der PaO_2/FiO_2 wird jedoch nur bei maschinell beatmeten Patienten erhoben.

	Punkte												
Variablen	0	1	2	3	4	5	6	7	9	10	11	12	13
Herzfrequenz (1/min)	70– 119		40–69		120–159			≥ 160			< 40		
Systolischer Blutdruck (mmHg)	100–199		≥ 200			70–99							< 70
Körpertemperatur (°C)	< 39			≥ 39									
PaO_2/FiO_2* (mmHg)							≥ 200		100–< 200		< 100		
Ausfuhr Urin (l/d)	≥ 1,0				0,5–< 1,0						< 0,5		
Hamstoff im Serum (g/l)	< 0,6						0,6–< 1,8			≥ 1,8			
Leukozyten ($10^3/mm^3$)	1,0–< 20			≥ 20								< 1,0	
Kalium im Serum (mmol/l)	3,0–< 5,0			≥ 5,0< 3,0									
Natrium im Serum (mmol/l)	125–< 145	≥ 145				< 125							
Bicarbonat im Serum (mmol/l)	≥ 20			15–< 20			< 15						
Bilirubin im Serum (µmol/l)	< 68,4				68,4–< 102,6				≥ 102,6				

Quelle: Operationen- und Prozedurenschlüssel (OPS), Version 2026, BfArM.

Neben diesen Parametern benötigt man noch eine Angabe zum Aufnahmestatus, chronischen Leiden und dem Alter des Patienten, wobei mehrere chronische Leiden nicht addiert werden dürfen, sondern nur der jeweils höchste Punktwert herangezogen werden darf:

Aufnahmestatus**	Chronische Leiden	Punkte
Geplant chirurgisch		0
Medizinisch		6
Nicht-geplant chirurgisch		8
	Metastasierende Neoplasie	9
	Hämatologische Neoplasie	10
	AIDS*	17

* Wertung bei positivem HIV-Test und entsprechenden klinischen Komplikationen

** geplant chirurgisch: Der Operationstermin war mind. 24 Stunden vorher geplant und die postoperative Aufnahme auf die ITS war geplant.
nicht-geplant chirurgisch: Der Operationstermin wurde erst in den letzten 24 Stunden geplant oder es war postoperativ eine ungeplante Aufnahme auf die ITS erforderlich. Die Gründe für die postoperative Aufnahme spielen keine Rolle.
medizinisch: Es erfolgte keine Operation innerhalb einer Woche vor der Aufnahme auf die ITS oder die Aufnahme auf die ITS erfolgte aus nicht operativen Gründen.

Zum korrekten Aufnahmestatus bei der Berechnung für die Aufwandspunkte bei notfallmäßiger postoperativer Aufnahme auf Intensiv wegen Herzinfarkt während einer elektiven OP, welcher lange zwischen SEG-4 und FoKA strittig war (KDE 586), hat sich der Bundesschlichtungsausschuss am 25.11.2020 geäußert, gültig ab 01.01.2021:

„Die Definitionen der Kategorien ‚geplant chirurgisch', ‚nicht geplant chirurgisch' und ‚medizinisch' stellen nur auf den Zeithorizont zum Operationstermin ab. Eine nicht geplante chirurgische Aufnahme auf die Intensivstation liegt vor, wenn der Operationstermin erst in den letzten 24 Stunden geplant war oder postoperativ eine ungeplante Aufnahme auf Intensivstation erforderlich ist. Der OPS differenziert nicht nach den Gründen,

die zur postoperativen Aufnahme auf die Intensivstation geführt haben. Demnach liegt in dem vorliegenden Fall (KDE-586) eine nicht geplante chirurgische Aufnahme vor."

Im strittigen Fall erfolgte eine elektive stationäre Aufnahme zur geplanten Leistenhernien-Operation. Intraoperativ war ein reanimationspflichtiges Herz-/Kreislaufversagen im Rahmen eines Myokardinfarktes aufgetreten. Daraufhin erfolgte der vorzeitige Abbruch der Operation, die notfallmäßige Durchführung einer Herzkatheteruntersuchung mit Stentimplantation und die Aufnahme auf die Intensivstation. Somit wurde der Patient ungeplant postoperativ auf der Intensivstation aufgenommen. Hier ist der Ausfüllhinweis des BfArM zum Aufnahmestatus zu beachten: Eine ungeplante chirurgische Aufnahme liegt vor, wenn der Operationstermin erst in den letzten 24 Stunden geplant war oder postoperativ eine ungeplante Aufnahme auf Intensivstation erforderlich ist. Der Schiedsspruch wurde 2026 in die Fußnoten der TISS/SAPS-Berechnung eingearbeitet.

Auch zum Vorliegen einer Metastase gab es Dissens zwischen dem MD und der DGfM, die der Bundesschlichtungsausschuss diesmal zugunsten der SEG 4 entschied (KDE 545): „Sind Metastasen gemäß den Deutschen Kodierrichtlinien entweder als Haupt- oder als Nebendiagnose zu kodieren, sind sie für die Ermittlung der SAPS-Punkte bei der Kodierung der intensivmedizinischen Komplexbehandlung unter der Kategorie ‚Chronische Leiden, metastasierende Neoplasie' entsprechend den Dokumentationsvorgaben zur Erfassung der Intensivmedizinischen Komplexbehandlung" des BfArM zu berücksichtigen. Oder umgekehrt: Es können die Punkte nur erfasst werden, wenn die entsprechende Neoplasie im gleichen Aufenthalt auch kodiert werden kann. Dies folgt den „Dokumentationsvorgaben zur Erfassung der Intensivmedizinischen Komplexbehandlung" des BfArM von 2005. Hiernach „muss ein entsprechender ICD-10-GM Kode als Haupt- oder Nebendiagnose kodiert sein", um die Punkt erfassen zu können.

Alter	Punkte
< 40	0
	5
40–59	7
60–69	12
	13
70–74	15
75–79	16
≥ 80	18
	26

Ändert sich das Alter des Patienten während des Aufenthaltes, so darf ab dem Zeitpunkt des Geburtstages der evtl. höhere Punktwert berechnet werden.

Zusätzlich werden noch folgende TISS-Parameter täglich neu abgefragt. Diese wurden 2026 überarbeitet und ausformuliert, stellen also bei den speziellen Interventionen eine abschließende Liste dar und unterscheiden nach Durchführung einer Maßnahme, Anlage oder Wechsel, Anlage allein und dem Einsatz bestimmter Systeme (dieser ist dann täglich zu zählen).

Die Gabe von Katecholaminen wurde offener formuliert, ebenso hämodynamische Messungen und Nieren-/Leberersatzverfahren, sodass hier perspektivisch mehr Leistungen zählbar werden. Als zählbare Aktion außerhalb einer Intensivstation gilt nur noch der (arztbegleitete) Transport, egal ob für eine Diagnostik oder eine Therapie wie z. B. eine OP, nicht aber bei einer internen oder externen Verlegung:

Leistung	Punkte pro Tag:
Apparative Beatmung	5
Infusion multipler Katecholamine, Vasopressoren und/oder Inotropika (> 1)	4
Flüssigkeitsersatz in hohen Mengen (> 5 l/24 Std.)	4
Peripherer arterieller Katheter	5
Erweiterte hämodynamische Messungen und Monitoring	8
Nierenersatzverfahren/Leberersatzverfahren	3
Intrakranielle Druckmessung	4
Behandlung einer metabolischen Azidose/Alkalose	4
Spezielle Interventionen auf der ITS Durchführung: Tracheotomie, Kardioversion, Intubation, Reanimationsmaßnahmen, interventionelle Blutstillung, Endo-/Bronchoskopie, Lumbalpunktion, TEE, Biopsie durch Inzision, Ableitung evozierter Potenziale, Operation, Abdominallavage, Bauchlagerung; Anlage oder Wechsel: Drainage, Pleurakatheter, PEG-Sonde, transvenöser Herzschrittmacher, Hirndrucksonde, IABP, transvasal platzierte axiale Pumpe zur Kreislaufunterstützung, externe Ventrikeldrainage, Langzeit-EEG, Katheter zur extrakorporalen Blutzirkulation, System zur Vakuumtherapie; Anlage: suprapubischer Blasenkatheter; Einsatz folgender Systeme oder Verfahren: uni- oder biventrikuläre herzunterstützende Systeme, Herz-Lungen-Maschine, extrakorporaler Gasaustausch ohne und mit Herzunterstützung, Lysetherapie, Hypothermie Behandlung, Plasmapherese, Zellapherese, LDL-Apherese, Immunadsorption	5
Aktionen außerhalb der Station (Patiententransport)	5

Die Punktwerte werden am Ende des stationären Aufenthaltes alle addiert und ergeben so in ihrer Summe den korrekten OPS-Kode:

8-980.0	1 bis 184 Aufwandspunkte
8-980.1	185 bis 552 Aufwandspunkte
.10	185 bis 368 Aufwandspunkte
.11	369 bis 552 Aufwandspunkte
8-980.2	553 bis 1104 Aufwandspunkte
.20	553 bis 828 Aufwandspunkte
.21	829 bis 1104 Aufwandspunkte
8-980.3	1105 bis 1656 Aufwandspunkte
.30	1105 bis 1380 Aufwandspunkte
.31	1381 bis 1656 Aufwandspunkte
8-980.4	1657 bis 2208 Aufwandspunkte
.40	1657 bis 1932 Aufwandspunkte
.41	1933 bis 2208 Aufwandspunkte
8-980.5	2209 bis 2760 Aufwandspunkte
.50	2209 bis 2484 Aufwandspunkte
.51	2485 bis 2760 Aufwandspunkte
8-980.6	2761 bis 3680 Aufwandspunkte
.60	2761 bis 3220 Aufwandspunkte
.61	3221 bis 3680 Aufwandspunkte
8-980.7	3681 bis 4600 Aufwandspunkte
8-980.8	4601 bis 5520 Aufwandspunkte
8-980.9	5521 bis 7360 Aufwandspunkte
8-980.a	7361 bis 9200 Aufwandspunkte
8-980.b	9201 bis 11040 Aufwandspunkte
8-980.c	11041 bis 13800 Aufwandspunkte
8-980.d	13801 bis 16560 Aufwandspunkte
8-980.e	16561 bis 19320 Aufwandspunkte
8-980.f	19321 oder mehr Aufwandspunkte

Die Ermittlung der Punkte ist bei der aufwändigen Intensivkomplexprozedur (8-98f) identisch. Neben der Beatmungszeit ist vor allem die resultierende Anzahl der Aufwandspunkte für die Eingruppierung eines intensivmedizinischen Falles entscheidend. Dabei existieren neben den bekannten Intensiv-DRGs und Beatmungs-DRGs im Kapitel „Prä-MDC" auch weitere DRGs in den fachspezifischen Kapiteln, die nur über die Aufwandspunkte zu erreichen sind. Die Angabe der „normalen" Aufwandspunkte erfolgt immer an dritter Stelle: -/-/**XXXX.**

Auswahl der wichtigsten „Intensiv-DRGs" außerhalb der Beatmungs- und SAPS-DRGs („36er DRGs"):

A01B Lebertransplantation ohne kombinierte Dünndarmtranspl. mit Beatmung > 59 und < 180 Std. od. mit Transplantatabstoßung od. [...] oder mit intensivm. Komplexbeh. > 980 / 828 / – P.

A04B Knochenmarktranspl. / Stammzelltransf., allogen, außer bei Plasmozytom oder mit Graft-versus-Host-Krankheit Grad III und IV, [...] od. intensivmed. Komplexbeh. > 2058 / – / – P.

A04C Knochenmarktransplantation / Stammzelltransfusion, allogen, [...] od. mit intensivmedizinischer Komplexbehandlung > 1764 / 1932 / 2760 P.

A15B Knochenmarktransplantation / Stammzelltransfusion, autogen, [...] oder intensivmedizinische Komplexbehandlung > 588 / 552 / 552 Aufwandspunkte

A15C Knochenmarktransplantation / Stammzelltransfusion, autogen, Alter > 17 Jahre [...] oder intensivmedizinische Komplexbehandlung > 392 / 368 / 368 Aufwandspunkte

B02A Komplexe Kraniotomie oder Wirbelsäulen-Operation bei Neubildung des Nervensystems oder intensivmedizinischer Komplexbehandlung > 392 / 368 / – Aufwandspunkte, Alter < 6 Jahre oder Alter < 16 Jahre und mehrzeitige komplexe OR-Prozedur

B02B Komplexe Kraniotomie oder Wirbelsäulen-Operation, mehr als 8 Bestrahlungen oder bei Neubildung des Nervensystems oder intensivmedizinischer Komplexbehandlung > 392 / 368 / – Aufwandspunkte, Alter < 6 Jahre oder mit schwersten CC

B02C Komplexe Kraniotomie oder Wirbelsäulen-Operation bei bestimmter Neubildung des Nervensystems oder intensivmedizinischer Komplexbehandlung > 392 / 368 / – Aufwandspunkte, Alter > 5 Jahre, ohne schwerste CC

B39A Neurologische Komplexbehandlung des akuten Schlaganfalls mit bestimmter OR-Prozedur, mehr als 72 Stunden mit komplexem Eingriff oder mit komplizierender Konstellation oder intensivmedizinischer Komplexbehandlung > 392 / 368 / – Aufwandspunkte

B70B Apoplexie mit neurologischer Komplexbehandlung des akuten Schlaganfalls, [...] oder intensivmedizinischer Komplexbehandlung > 196 / 184 / – Aufwandspunkte

E02A Andere OR-Prozeduren an den Atmungsorganen mit aufwendigem Eingriff oder schwersten CC oder IntK > 196 / 184 / 368 Punkte oder Alter < 10 Jahre

E40A Krankheiten und Störungen der Atmungsorgane mit Beatmung > 24 Std., mehr als 2 Belegungstage, mit kompl. Prozedur oder int. Komplexbehandlung > 196 / 368 / – P. oder komplizierender Diagnose oder Alter < 16 J., mit äuß. schw. CC oder ARDS

E77A Bestimmte andere Infektionen und Entzündungen der Atmungsorgane mit intensivmedizinischer Komplexbehandlung > 392/368/- Aufwandspunkte

E77B Bestimmte andere Infektionen und Entzündungen der Atmungsorgane mit komplizierender Konstellation oder hochkomplexer Diagnose oder kompl. Diagn. bei Z.n. Organtransplantation oder intensivmedizinischer Komplexbehandlung > 392 / 368 / – Aufwandspunkte

E79A COVID-19, Virus nachgewiesen und intensivmedizinische Komplexbehandlung > 196 / 184 / 184 Aufwandspunkte oder Infektion mit NonMRE, mindestens 10 Belegungstage

F01D Implantation Kardioverter / Defibrillator (AICD), Zwei-Kammer- oder Ein-Kammer-Stimulation mit äuß. schw. CC oder Ein-Kammer-Stimulation mit zusätzlichem Herz- oder Gefäßeingriff oder mit IntK > 392 / 368 / – Aufwandspunkte oder best. Sondenentfernung

F03B Herzklappeneingriff mit Herz-Lungen-Maschine, mit Dreifacheingriff oder Alter < 1 Jahr oder Eingriff in tiefer Hypothermie oder IntK > 392 / 368 / – Aufwandspunkte oder pulmonaler Endarteriektomie oder bestimmter komplizierender Konstellation

F06A	Koronare Bypass-Operation mit mehrzeitigen komplexen OR-Prozeduren, [...] oder intensivmedizinischer Komplexbehandlung > 392 / 368 / – Aufwandspunkte
F06C	Koronare Bypass-Operation ohne mehrzeitige komplexe OR-Prozeduren, mit kompl. Konstellation oder IntK > 392 / 368 / – P. oder Karotiseingriff oder [...]
F07A/B/C	Andere Eingriffe mit Herz-Lungen-Maschine, Alter [...] oder intensivmedizinischer Komplexbehandlung > – / 368 (369) / – Aufwandspunkte
F21C	Andere OR-Prozeduren bei Kreislauferkrankungen ohne komplexen Eingriff, mit mäßig komplexem Eingriff oder anderer komplizierender Konstellation oder IntK > 196 / 184 / 368 Punkte
F43A	Beatmung > 24 Stunden bei Krankheiten und Störungen des Kreislaufsystems, Alter < 6 Jahre oder intensivmedizinische Komplexbehandlung > 392 / 552 / 552 Aufwandspunkte
F43B	Beatmung > 24 Stunden bei Krankheiten und Störungen des Kreislaufsystems ohne IntK > 392 / 552 / 552 Punkte, Alter > 5 Jahre und Alter < 16 Jahre oder mit komplizierender Konstellation oder bestimmter OR-Prozedur oder IntK > – / 368 / – Punkte
F49A/B	Invasive kardiologische Diagnostik außer bei akutem Myokardinfarkt, [...] oder IntK > 196 / 184 / 368 Aufwandspunkten, mit/ohne komplexen Eingriff oder Alter [...]
F62A	Herzinsuffizienz und Schock mit äußerst schwerem CC, mit Dialyse oder komplizierender Diagnose oder mit bestimmter hochaufwändiger Behandlung mit intensivmedizinischer Komplexbehandlung > 196 / 184 / 368 Punkte oder komplizierender Konstellation
F65A	Periphere Gefäßkrankheiten mit komplexer Diagnose und äußerst schweren CC oder intensivmedizinische Komplexbehandlung > 196 / 184 / 184 Aufwandspunkte
F68A	Angeborene Herzkrankheit, Alter < 6 Jahre oder intensivmedizinische Komplexbehandlung > 196 / – / – Aufwandspunkte

G03A Große Eingriffe an Magen, Osophagus und Duodenum mit hochkomplexem Eingriff oder intensivmedizinischer Komplexbehandlung > – / 368 / – Aufwandspunkte

G16A/B Komplexe Rektumresektion oder andere Rektumresektion [...] oder IntK > – / 368 / – Aufwandspunkte

H01A Eingriffe an Pankreas und Leber und portosystemische Shuntoperationen mit großem Eingriff oder Strahlentherapie, mit komplexem Eingriff ider intensivmedizinischer Komplexbehandlung > 392 / 368 / – Aufwandspunkte

I09A Bestimmte Eingriffe an der Wirbelsäule mit sehr komplexer Osteosynthese und äußerst schweren CC oder aufwendiger intensivmedizinischer Komplexbehandlung ab 369 Punkten

I26A COVID-19, Virus nachgewiesen und intensivmedizinische Komplexbehandlung > 588 / 828 / - Aufwandspunkte oder Infektion mit NonMRE, mind. 15 Belegungstage

I66A Andere Erkrankungen des Bindegewebes oder Frakturen an Becken und Schenkelhals, mehr als ein Belegungstag, mit komplizierender Konstellation oder intensivmedizinischer Komplexbehandlung > 392 / 368 / 368 Aufwandspunkte

I66B Andere Erkrankungen des Bindegewebes, mehr als ein Belegungstag, mit äußerst schweren CC oder intensivmedizinischer Komplexbehandlung > 196 / 184 / – Aufwandspunkte

I66C Frakturen an Becken und Schenkelhals, mehr als ein Belegungstag, mit äußerst schweren CC oder intensivmedizinischer Komplexbehandlung > 196 / 184 / – Aufwandspunkte

K06A Eingriffe an Schilddrüse, Nebenschilddrüse und Ductus thyreoglossus mit IntK > 392 / 368 / – Punkte

K60A Diabetes mellitus und schwere Ernährungsstörungen, Alter < 6 Jahre, mit multimodaler Komplexbehandlung bei Diabetes mellitus oder intensivmedizinischer Komplexbehandlung > 196 / 184 / – Aufwandspunkte

K63A Angeborene Stoffwechselstörungen, mehr als ein Belegungstag, Alter < 6 Jahre oder mit komplexer Diagnose oder intensivmedizinischer Komplexbehandlung > 196 / 184 / – Aufwandspunkte

K64A Endokrinopathien mit komplexer Diagnose und äußerst schweren CC oder intensivmedizinischer Komplexbehandlung > 196 / 184 / – Aufwandspunkte

L60A Niereninsuffizienz, mehr als ein Belegungstag, mit intensivmedizinischer Komplexbehandlung > 392 / 368 / – Aufwandspunkte oder mit Dialyse und akutem Nierenversagen und äußerst schweren CC oder mit Dialyse und komplizierenden Faktoren, Alter < 16 Jahre

L60C Niereninsuffizienz, mehr als ein Belegungstag, mit Dialyse oder äußerst schweren CC oder intensivmedizinischer Komplexbehandlung 196 / 184 / – Aufwandspunkte

R60A Akute myeloische Leukämie m. hochkomplexer Chemoth., Alter > 17 J. od. [...] od. intensivmed. Komplexbeh. > 392 / 368 / – P. od. schwerste CC od. HLA-Typisierung, Alter < 16 J.

R60B Akute myeloische Leukämie mit intensiver Chemotherapie [...] od. intensivmed. Komplex-behandlung > 392 / 368 / – Aufwandspunkte od. schwerste CC, od. HLA-Typisierung, Alter > 15 J.

T60A Sepsis mit komplizierender Konstellation oder bei Zustand nach Organtransplantation, mit äußerst schweren CC oder intensivmedizinische Komplexbehandlung > 392 / 368 / – Aufwandspunkte

T60D Sepsis ohne komplizierende Konstellation, außer bei Zustand nach Organtransplantation, ohne komplexe Diagnose, ohne äußerst schwere CC, Alter < 10 Jahre oder mit intensivmedizinische Komplexbehandlung > 196 / 184 / – Aufwandspunkte

T63A Virale Erkrankung bei Zustand nach Organtransplantation oder mit intensivmedizinischer Komplexbehandlung > 196 / 184 / – Aufwandspunkte

T64A Andere infektiöse und parasitäre Krankheiten mit bestimmter komplexer Diagnose, Alter < 16 Jahre oder mit intensivmedizinischer Komplexbehandlung > 196 / 184 / – Aufwandspunkte

W01B Polytrauma mit Beatmung > 72 Stunden oder bestimmten Eingriffen oder IntK > 392 / 368 / 552, ohne Frührehabilitation, mit Beatmung > 263 Stunden oder mit komplexer Vakuumbehandlung oder mit IntK > 588 / 552 / – Aufwandspunkte

W01C Polytrauma mit Beatmung > 72 Stunden oder bestimmten Eingriffen oder IntK > 392 / 368 / 552, ohne Frührehabilitation, ohne Beatmung > 263 Stunden, ohne komplexe Vakuumbehandlung, ohne IntK > 588 / 552 / – Aufwandspunkte

W02A Polytrauma mit anderen komplexen Eingriffen mit komplizierender Konstellation oder Eingriffen an mehreren Lokalisationen oder mit intensivmedizinischer Komplexbehandlung > 392 / 368 / – Aufwandspunkte

W61A Polytrauma ohne signifikante Eingriffe mit komplizierender Diagnose oder mit intensivmedizinischer Komplexbehandlung > 196 / 184 / – Aufwandspunkte oder Alter < 12 Jahre

Y02A Andere Verbrennungen mit Hauttransplantation oder anderen Eingriffen bei Sepsis oder [...] oder intensivmedizinischer Komplexbehandlung > 588 / 552 / 552 Aufwandspunkte

801A Ausgedehnte OR-Prozedur ohne Bezug zur Hauptdiagnose mit bestimmter komplizierender Konstellation oder Strahlentherapie oder endovaskulärer Implantation von Stent-Prothesen an der Aorta oder intensivmediz. Komplexbehandlung > 392 / 368 / – Aufwandspunkte

802A Bestimmte nicht ausgedehnte OR-Prozedur ohne Bezug zur Hauptdiagnose oder andere nicht ausgedehnte OR-Prozedur mit intensivmedizinischer Komplexbehandlung > 196 / 184 / 368 Aufwandspunkte

Während der Coronapandemie wurden ferner über 120 DRGs für COVID-19-Behandlungen aufgewertet oder neu geschaffen. Für die intensivmedizinisch relevanten Fallpauschalen siehe Kapitel 1.4.5.

3.7.3 Aufwendige intensivmedizinische Komplexbehandlung (Basisprozedur)

Seit 2013 gibt es die neue „aufwendige" intensivmedizinische Komplexbehandlung, der sogenannten „Super-SAPS", die sich vor allem durch die verschärften Struktur- und Mindestmerkmale von der bisherigen Komplexbehandlung unterscheidet und seit 2015 erlösrelevant ist. Im Rahmen der systemwerten Analyse von Extremkostenfällen wurde seit 2016 der „Super-SAPS" als Split-Kriterium auch für weitere DRGs eingeführt, zuletzt auch für zahlreiche COVID-19-Behandlungen.

Ebenfalls 2016 erfolgte eine Präzisierung an die Mindestmerkmale, sodass Verfahren, die 24-stündig zur Verfügung stehen, unbedingt im eigenen Krankenhaus vorhanden sein müssen. Seit 2021 gilt diese Vorhaltung nun **pro Standort des Krankenhauses.** 2022 wurde die Anforderung an die Intensiverfahrung der Ärzte gestrichen. 2018 wurde der Kode erneut komplett umgebaut und um einige Kriterien erweitert, sodass nun folgende Merkmale vorhanden sein müssen:

Strukturmerkmale:

- Behandlungsleitung durch einen Facharzt mit der Zusatzbezeichnung Intensivmedizin, der den überwiegenden Teil seiner ärztlichen Tätigkeit auf der Intensivstation ausübt [Definition siehe bei 8-980]
- Team von Pflegepersonal und Ärzten in akuter Behandlungsbereitschaft
- Ein Facharzt mit der Zusatzbezeichnung Intensivmedizin (die Behandlungsleitung oder ein anderer Facharzt mit der Zusatzbezeichnung Intensivmedizin) muss werktags (Montag bis Freitag) zwischen 6 und 22 Uhr mindestens 7 Stunden auf der Intensivstation anwesend sein. Außerhalb dieser Anwesenheitszeit muss ein Facharzt mit der Zusatzbezeichnung Intensivmedizin innerhalb von 30 Minuten am Patienten verfügbar sein

- Eine ständige ärztliche Anwesenheit auf der Intensivstation muss gewährleistet sein. Der Arzt der Intensivstation kann zu einem kurzfristigen Notfalleinsatz innerhalb des Krankenhauses (z. B. Reanimation) hinzugezogen werden
- 24-stündige Verfügbarkeit folgender Verfahren am Standort des Krankenhauses:
  - Apparative Beatmung
  - Nicht invasives und invasives Monitoring
  - Kontinuierliche und intermittierende Nierenersatzverfahren
  - Endoskopie des Gastrointestinaltraktes und des Tracheobronchialsystems
  - Intrakranielle Druckmessung oder Hybrid-Operationssaal für kardiovaskuläre Eingriffe
  - Transösophageale Echokardiographie

Zu diesem Punkt hat das BfArM rückwirkend für 2021 festgelegt:

- Für die 24-stündige Verfügbarkeit folgender Verfahren am Standort des Krankenhauses:
  - Apparative Beatmung
  - Nicht invasives und invasives Monitoring
  - Kontinuierliche und intermittierende Nierenersatzverfahren
  - Endoskopie des Gastrointestinaltraktes und des Tracheobronchialsystems
  - Intrakranielle Druckmessung oder Hybrid-Operationssaal für kardiovaskuläre Eingriffe
  - Transösophageale Echokardiographie

Der OPS [8-98f] legt nicht fest, dass die 24-stündige Verfügbarkeit der Verfahren ausschließlich durch Fachärztinnen und Fachärzte bestimmter Fachgebiete zu erbringen ist. Das bedeutet zum einen, dass unter Beachtung der Fachgebietsgrenzen alle Fachärztinnen und Fachärzte die geforderten Verfahren erbringen können, um das Strukturmerkmal zu erfüllen. Zum anderen bedeutet das, dass auch Ärztinnen und Ärzte in der fachärztlichen Weiterbildung die geforderten Verfahren erbringen können, um das Strukturmerkmal zu erfüllen. Durch organisatorische Maßnahmen ist sicherzustellen, dass der Facharzt-Standard eingehalten wird und bei Bedarf eine Fachärztin oder ein Facharzt hinzugezogen werden kann. [OPS 2022, S. 641]

- 24-stündige Verfügbarkeit von drei der folgenden vier Verfahren **am Standort des Krankenhauses**:
  - Radiologische Diagnostik mittels CT und MRT
  - Interventionelle Kardiologie mit Akut-PTCA
  - Interventionelle (Neuro)radiologie mit akuter endovaskulärer Therapie von Gefäß- und Organverletzungen und/oder zerebralen Gefäßverschlüssen
  - Laborleistungen (z. B. Blutgasanalysen, Bestimmung von Elektrolyten, Laktat, Differenzialblutbild, Gerinnung, Retentionswerte, Enzyme, Entzündungsparameter auch Procalcitonin, Tox-Screen). Spezialisierte Labordiagnostik darf auch in Fremdlabors erfolgen.
- Mindestens 6 von den 8 folgenden Fachgebieten sind innerhalb von maximal 30 Minuten im Krankenhaus als klinische Konsiliardienste (klinikzugehörig oder aus benachbarten Kliniken) verfügbar: Kardiologie, Gastroenterologie, Neurologie, Anästhesiologie, Viszeralchirurgie, Unfallchirurgie, Gefäßchirurgie, Neurochirurgie

Auch hierzu hat das BfArM eine rückwirkende Klarstellung zur Definition veröffentlicht:

Für die Konsildienste aus 6 von 8 Fachgebieten gilt:

Der OPS [8-98f] legt nicht fest, dass die geforderten Konsiliardienste ausschließlich durch Fachärztinnen und Fachärzte erbracht werden dürfen. Das bedeutet, dass auch Ärztinnen und Ärzte in der fachärztlichen Weiterbildung die geforderten klinischen Konsiliardienste (krankenhauszugehörig oder aus benachbarten Krankenhäusern) erbringen können, um das Strukturmerkmal zu erfüllen. Durch organisatorische Maßnahmen ist sicherzustellen, dass der Facharzt-Standard eingehalten wird und bei Bedarf eine Fachärztin oder ein Facharzt innerhalb der geforderten maximal 30 Minuten am Standort des Krankenhauses hinzugezogen werden kann. [OPS 2022, S. 641]

- Tägliche Verfügbarkeit (auch am Wochenende) von Leistungen der **Physiotherapie**

Die Strukturmerkmale werden alle 2 Jahre pro Station vom MD auf Antrag des Krankenhauses überprüft, ohne einen positiven Bescheid kann das Krankenhaus die Leistung nicht mehr abrechnen. Details siehe Kapitel 1.4.1.

Etliche Vorhalteleistungen wurden nur innerhalb des OPS-Kodes verschoben, andere gestrichen oder neu geschaffen, daher hier eine Übersicht der Änderungen seit 2018:

- Werktägliche Anwesenheit des Facharztes mit Intensivweiterbildung konkretisiert
- Notwendigkeit eines fachärztlichen Rufbereitschaftsdienstes außerhalb der werktäglichen Anwesenheit
- Durchführung und Dokumentation einer fachärztlichen Visite an jedem (!) Kalendertag
- Streichung der Vorhaltungen von Blutbank und Hygiene
- Streichung der ärztlichen Intensiverfahrung
- Präzisierung der Endoskopie auf GI-Trakt **und** Bronchoskopie
- Anstatt intrakranieller Druckmessung kann auch ein Hybrid-Operationssaal für kardiovaskuläre Eingriffe vorgehalten werden
- Erfordernis der 24-stündigen Verfügbarkeit **je Standort** einer interventionellen (Neuro)Radiologie als eine von 3 aus 4 notwendigen Verfahren (neben Labor, CT/MRT und Herzkatheter). Wer Labor, CT und Herzkatheter vorhält, benötigt diese neue Anforderung also nicht.

Mindestmerkmale:

- Kontinuierliche, 24-stündige Überwachung
- Ein Facharzt mit der Zusatzbezeichnung „Intensivmedizin" (die Behandlungsleitung oder ein anderer Facharzt mit der Zusatzbezeichnung Intensivmedizin) muss täglich mindestens eine Visite durchführen (Dokumentation!)
- Spezielle intensivmedizinische Prozeduren, wie Transfusion von Plasma und Plasmabestandteilen, Plasmapherese und Immunadsorption, Anlage und Betrieb einer ECMO/ECLS, Maßnahmen im Rahmen der Reanimation u.a. sind gesondert zu kodieren
- Diese Kodes sind für Patienten, die bei stationärer Aufnahme das 14. Lebensjahr vollendet haben, anzugeben

Die Mindestmerkmale werden im Rahmen der Einzelfallprüfung vom MD geprüft, bei fehlender Dokumentation kann die Vergütung des Kodes aus 8-98f in der Einzelrechnung entfallen.

Seit 2015 triggern die beiden intensivmedizinischen Komplexbehandlungen zwar die gleichen Aufwandspunkte, aber steuern unterschiedliche DRGs an (siehe auch Kapitel 3.7.2):

8-98f.0	1 bis 184 Aufwandspunkte
8-98f.1	185 bis 552 Aufwandspunkte
.10	185 bis 368 Aufwandspunkte
.11	369 bis 552 Aufwandspunkte
8-98f.2	553 bis 1104 Aufwandspunkte
.20	553 bis 828 Aufwandspunkte
.21	829 bis 1104 Aufwandspunkte
8-98f.3	1105 bis 1656 Aufwandspunkte
.30	1105 bis 1380 Aufwandspunkte
.31	1381 bis 1656 Aufwandspunkte
8-98f.4	1657 bis 2208 Aufwandspunkte
.40	1657 bis 1932 Aufwandspunkte
.41	1933 bis 2208 Aufwandspunkte
8-98f.5	2209 bis 2760 Aufwandspunkte

	.50	2209 bis 2484 Aufwandspunkte
	.51	2485 bis 2760 Aufwandspunkte
8-98f.6		2761 bis 3680 Aufwandspunkte
	.60	2761 bis 3220 Aufwandspunkte
	.61	3221 bis 3680 Aufwandspunkte
8-98f.7		3681 bis 4600 Aufwandspunkte
8-98f.8		4601 bis 5520 Aufwandspunkte
8-98f.9		5521 bis 7360 Aufwandspunkte
8-98f.a		7361 bis 9200 Aufwandspunkte
8-98f.b		9201 bis 11040 Aufwandspunkte
8-98f.c		11041 bis 13800 Aufwandspunkte
8-98f.d		13801 bis 16560 Aufwandspunkte
8-98f.e		16561 bis 19320 Aufwandspunkte
8-98f.f		19321 oder mehr Aufwandspunkte

Dabei existieren neben den bekannten Intensiv-DRGs im Kapitel „Prä-MDC" auch weitere DRGs in den fachspezifischen Kapiteln, die über die Aufwandspunkte zu erreichen sind. Die Angabe der aufwendigen Aufwandspunkte erfolgt immer an zweiter Stelle: -/**XXXX/-.**

Liste relevanter DRGs außerhalb der Prä-MDC siehe Kapitel 3.7.2

3.7.4 Intensivmedizinische Komplexbehandlung im Kindesalter (Basisprozedur)

Die intensivmedizinische Komplexbehandlung der Kinder wurde bereits 2010 komplett überarbeitet, sodass nun auch Punkte und nicht mehr Stunden gezählt werden. Daher war es dem InEK auch für das Jahr 2012 erstmalig möglich, DRGs auf Basis dieser Punkte zu ermitteln, welche in der DRG-Schreibung den Punkten für Erwachsene vorgestellt sind. Bsp: A09A Beatmung > 499 Stunden oder > 249 Stunden mit intensivmedizinischer Komplexbehandlung > **2352**/1932/2208 Punkte, [...]. Neben der Untersuchung aller DRGs auf mögliche Kindersplits, wurden auch die intensivmedizinisch behandelten Kinder im Rahmen des Umbaus des Super-SAPS 2015 neu bewertet und der Komplexkode im Kindesalter dem Super-SAPS an vielen Stellen gleichgestellt. In der Analyse für das DRG-Jahr 2016 wurden die DRGs in vielen Fällen aufgewertet. Intensivmedizinische Aufwandspunkte bei Kindern führen daher früher als bei Erwachsenen in höher bewertete DRGs, wie z.B. in der Basis-DRG A06 Beatmung > 1799 Stunden.

Seit 2018 wurde der OPS selbst unverändert belassen, lediglich die Definition der Kinder, für die dieser Kode angewandt werden darf, wurde verändert: die bei stationärer Aufnahme älter als 27 Tage und mindestens 2.500 Gramm schwer sind und das 18. Lebensjahr noch nicht vollendet haben. Seit 2017 können diese Punkte in Ausnahmefällen auch für Erwachsene angegeben werden, wenn deren Behandlung in einer Abteilung oder Klinik für Kinder- und Jugendmedizin erforderlich ist. Dies ist bei Patienten mit komplexen Syndromen der Fall, die oft ab Geburt in einem pädiatrischen Zentrum betreut werden und dort auch nach dem Erreichen der Volljährigkeit verbleiben. Für 2021 erfolgte auch hier die Trennung in Struktur- und Mindestmerkmale, jedoch lediglich als Umsortierung der bestehenden Inhalte. Auch in diesem Kode wurde rückwirkend für 2021 das Kriterium der ärztlichen Intensiverfahrung gestrichen. Die einzigen Neuerungen seit 2023 bestehen in der Aufnahme des neuen Berufsbildes der Pflegefachfrau/des Pflegefachmannes (mit Vertiefungseinsatz „pädiatrische Versorgung") in die Liste der Pflegekräfte und der Erlaubnis des Intensivarztes, zu Reanimationen und anderen kurzfristigen Notfalleinsätzen die Station verlassen zu dürfen. Dieser Passus existiert in den Erwachsenenkodes seit langem, es handelt sich also um eine Angleichung.

Hinw.: Die Anzahl der Aufwandspunkte errechnet sich aus der Summe der Punktzahlen pro Tag für die einzelnen Kriterien im Anhang zum OPS (Berechnung der Aufwandspunkte für die intensivmedizinische Komplexbehandlung im Kindesalter).

Strukturmerkmale:

- Fachärztliche Behandlungsleitung durch einen Facharzt für Kinder- und Jugendmedizin/Kinderchirurgie mit der Zusatzbezeichnung Pädiatrische/Kinderchirurgische Intensivmedizin. Dieser kann durch einen Facharzt für Anästhesie mit der Zusatzbezeichnung Intensivmedizin und mindestens 2 Jahren Erfahrung in der intensivmedizinischen Versorgung von Kindern und Jugendlichen vertreten werden
- Team von Pflegepersonal und Ärzten in akuter Behandlungsbereitschaft
- Gesundheits- und Kinderkrankenpfleger/-innen oder Pflegefachfrauen/Pflegefachmänner (mit Vertiefungseinsatz „pädiatrische Versorgung", sofern keine Fachweiterbildung in den Bereichen Pädiatrische Intensivpflege oder Pädiatrische Intensiv- und Anästhesiepflege vorliegt) mit einer Fachweiterbildungsquote in den Bereichen Pädiatrische Intensivpflege oder Pädiatrische Intensiv- und Anästhesiepflege von 40 %. Sofern die Fachweiterbildung für die Pflege noch nicht vorliegt, ist zur Aufrechterhaltung bereits bestehender Versorgungsangebote übergangsweise für das laufende Jahr eine vergleichbare 5-jährige Erfahrung in der pädiatrischen Intensivpflege ausreichend
- Spezialisierte Einheit für die Behandlung von intensivpflichtigen Kindern und Jugendlichen
- Eine ständige ärztliche Anwesenheit auf der Intensivstation muss gewährleistet sein. Der Arzt der Intensivstation kann zu einem kurzfristigen Notfalleinsatz bei Kindern und Jugendlichen innerhalb des Krankenhauses (z. B. Reanimation) hinzugezogen werden.
- Kinderchirurgie, Kinderkardiologie, Radiologie mit Computertomographie und/oder Magnetresonanztomographie und Erfahrung in der Beurteilung von kinderradiologischen Fragestellungen, Neuropädiatrie, Labor und Mikrobiologie stehen als Dienstleistungen/Konsiliardienste in eigener Abteilung oder als fester Kooperationspartner mit kurzfristiger (max. 30-minütiger) Einsatzbereitschaft zur Verfügung

- 24-stündige Verfügbarkeit von röntgenologischer und sonographischer Diagnostik und bettseitiger Routinelabordiagnostik (z. B. Blutgasanalysen, Bestimmung von Elektrolyten, Laktat)
- 24-stündige Verfügbarkeit folgender Verfahren am Standort des Krankenhauses:
  - Apparative Beatmung
  - Nicht invasives und invasives Monitoring

Mindestmerkmale:

- Kontinuierliche, 24-stündige Überwachung
- Spezielle intensivmedizinische Prozeduren wie Transfusion von Plasma und Plasmabestandteilen, Plasmapherese und Immunadsorption, Anlage und Betrieb einer ECMO/ECLS, Maßnahmen im Rahmen der Reanimation u. a. sind gesondert zu kodieren.

8-98d.0	1 bis 196 Aufwandspunkte
8-98d.1	197 bis 392 Aufwandspunkte
8-98d.2	393 bis 588 Aufwandspunkte
8-98d.3	589 bis 784 Aufwandspunkte
8-98d.4	785 bis 980 Aufwandspunkte
8-98d.5	981 bis 1176 Aufwandspunkte
8-98d.6	1177 bis 1470 Aufwandspunkte
8-98d.7	1471 bis 1764 Aufwandspunkte
8-98d.8	1765 bis 2058 Aufwandspunkte
8-98d.9	2059 bis 2352 Aufwandspunkte
8-98d.a	2353 bis 2646 Aufwandspunkte
8-98d.b	2647 bis 2940 Aufwandspunkte
8-98d.c	2941 bis 3430 Aufwandspunkte
8-98d.d	3431 bis 3920 Aufwandspunkte
8-98d.e	3921 bis 4410 Aufwandspunkte
8-98d.f	4411 bis 4900 Aufwandspunkte
8-98d.g	4901 bis 5880 Aufwandspunkte
8-98d.h	5881 bis 6860 Aufwandspunkte

8-98d.j 6861 bis 7840 Aufwandspunkte
8-98d.k 7841 bis 9800 Aufwandspunkte
8-98d.m 9801 bis 11760 Aufwandspunkte
8-98d.n 11761 bis 13720 Aufwandspunkte
8-98d.p 13721 bis 16660 Aufwandspunkte
8-98d.q 16661 bis 19600 Aufwandspunkte
8-98d.r 19601 oder mehr Aufwandspunkte

3.7.5 Multimodale intensivmedizinische Überwachung und Behandlung bei zerebrovaskulären Vasospasmen

Hinw.: Dieser Kode ist nur anzugeben für nicht beatmete Patienten.

Die intraarterielle Spasmolyse ist gesondert zu kodieren (8-83c.4*).

Mindestmerkmale:

- Hypertensive hypervolämische Hämodilution (Triple-H-Therapie) mit systemischer Katecholamingabe
- Intensivmedizinisches Monitoring mit stündlicher Kontrolle aller neurologischen Funktionen
- Mindestens einmal täglich transkranielle Doppleruntersuchung aller intrazerebralen Gefäßabschnitte

8-97a.0 Bis zu 6 Behandlungstage
8-97a.1 Mindestens 7 bis höchstens 13 Behandlungstage
8-97a.2 Mindestens 14 Behandlungstage

3.7.6 Multimodale intensivmedizinische Überwachung und Behandlung bei neuromuskulären Erkrankungen

8-97b Multimodale intensivmedizinische Überwachung und Behandlung bei neuromuskulären Erkrankungen

Hinw.: Mindestmerkmale:

- Intensivmedizinische Überwachung bei Patienten mit einer neuromuskulären Erkrankung (ICD-10-GM G12.-, G13.-*, G61.-, G70.-, G71.-, G72.-, G73.-*, M33.-, M36.0*, M60.- außer M60.2, M63.-*)
- Die Patienten haben eine Vitalkapazität von weniger als 1,6 Liter.
- Die Patienten werden nicht maschinell beatmet.
- Basismonitoring zur intensivmedizinischen Überwachung
- Messung der Vitalkapazität mindestens 2 mal täglich
- Blutgasanalysen mindestens 2 mal täglich

8-97b.0 Bis zu 6 Behandlungstage
8-97b.1 Mindestens 7 bis höchstens 13 Behandlungstage
8-97b.2 Mindestens 14 Behandlungstage

3.7.7 Komplexbehandlung bei Besiedelung oder Infektion mit isolationspflichtigen nicht multiresistenten Erregern

Siehe Kapitel Infektionen.

3.7.8 Leistungsgruppe Intensivmedizin

Mit Verabschiedung des KHVVG im November 2024 und Inkrafttreten der Krankenhausreform werden in den nächsten Jahren sogenannte Leistungsgruppen (LG) eingeführt. Nach langen Verhandlungen hat man sich zum Start auf 65 Leistungsgruppen geeinigt, die zum großen Teil aus der etwas früher gestarteten Krankenhausreform in Nordrhein-Westfalen stammen. Die neue Regierung hat dann 4 der 5 neuen Leistungsgruppen wieder gestrichen, sodass neben den 60 NRW-LG nur noch die Spezielle Traumatologie eingeführt wird.

Eine sehr wichtige Leistungsgruppe wird die LG „Intensivmedizin" sein. Obwohl genauere Details noch in kommenden Verordnungen und Gesetzen festgelegt werden müssen, stehen im Krankenhausreformgesetz bereits einige Eckpunkte, die sehr an bestehenden Regularien wie die o.g. OPS-Komplexkodes erinnern oder auf diese verweisen. Auch bei den LG werden personelle, apparative und methodische Strukturkriterien gefordert. Auch die LG werden wie die OPS-Komplexkodes regelmäßig vom MD überprüft und sind Grundlage dafür, entsprechende Fälle abrechnen zu dürfen. Um den bürokratischen Aufwand für die Krankenhäuser zu reduzieren, müssen die bestehenden Vorgaben (G-BA, OPS usw.) mit denen der Leistungsgruppen zusammengelegt und harmonisiert werden. Im Jahr 2026 werden dazu entsprechende Entscheidungen zu treffen sein.

Die LG Intensivmedizin ist nicht nur für die Erbringung der eigentlichen intensivmedizinischen Leistungen wichtig, sondern auch Voraussetzung in zahlreichen weiteren LG als sogenannte „verwandte" LG, die man dann ebenfalls am Standort (nicht in Kooperation möglich!) vorhalten muss. So dürfen die LG „Komplexe Gastroenterologie" oder die Herzchirurgie nicht ohne eine Intensivstation durchgeführt werden.

Die Vorgaben der LG Intensivmedizin sind dreigeteilt: neben einer Mindestvoraussetzung (eine Art Basisausstattung) gibt es noch eine komplexe und eine hochkomplexe Qualitätsanforderung.

In der Grundversion (Stand KHVVG) sind vorzuhalten:

- Sachliche Ausstattung: Notfall-Labor am Standort oder Notfall-Labor in Kooperation plus PoC-Laboranalytik
- Personelle Ausstattung:
  - Qualifikation: FA aus einem Gebiet der unmittelbaren Patientenversorgung, ZW Intensivmedizin, FA Anästhesiologie
  - Verfügbarkeit: Drei intensivmedizinisch erfahrene Fachärzte, mindestens Rufbereitschaft: jederzeit; Davon mindestens ein FA mit ZW Intensivmedizin oder ein FA Anästhesiologie

- Sonstige Voraussetzungen: Erfüllung der in § 6 PpUGV festgelegten Pflegepersonaluntergrenzen

Ergänzend kommt in der komplexen Stufe hinzu:

- Sachliche Ausstattung:
  - a. Kontinuierliche Nierenersatzverfahren jederzeit
  - b. Flexible Bronchoskopie täglich acht Stunden im Zeitraum von 6 Uhr bis 18 Uhr
  - c. Ultraschall-Verfahren täglich acht Stunden im Zeitraum von 6 Uhr bis 18 Uhr: Abdomen, TTE,
  - TEE am Standort täglich acht Stunden im Zeitraum von 6 Uhr bis 18 Uhr,
  - Notfall-Labor am Standort plus PoC Laboranalytik

- Personelle Ausstattung:
  - Von den drei intensivmedizinisch erfahrenen FA, mindestens Rufbereitschaft: jederzeit, müssen mindestens zwei FA mit ZW Intensivmedizin sein (Grundversion nur einer).
  - Ständige Arztpräsenz auf der Intensivstation (Arzt kann zu einem kurzfristigen Notfalleinsatz innerhalb des Krankenhauses hinzugezogen werden)

In der hochkomplexen Stufe müssen dann zusätzlich alle drei FÄ in Rufbereitschaft die Zusatzweiterbildung Intensivmedizin besitzen.

Diese Regelungen werden erst in zwei bis drei Jahren greifen, in den kommenden Jahren werden die KH die Voraussetzungen dafür schaffen müssen. Wir werden die Entwicklung an dieser Stelle kritisch begleiten. Die Definition der LG Intensivmedizin wird sich mit Inkrafttreten des KHAG im März 2026 mit Sicherheit noch ändern.

3.8 Prozeduren

3.8.1 Nicht kodierbare Prozeduren

Zahlreiche vor allem diagnostische Prozeduren sind nicht kodierbar, da sie bei fast allen Patienten und/oder mehrfach pro Aufenthalt vorkommen und daher keinen Unterschied im Aufwand darstellen. Zu diesen gehören Sonographien inklusive ECHO, EKGs, das Legen von Magensonden und transurethralen Blasenkathetern, Visiten, Blutabnahmen, subkutane Spritzen, Aufnahmeuntersuchungen usw. (Liste unter P014o). Leider fehlt weiterhin die Möglichkeit der Kodierung manch teurer und aufwändiger diagnostischer Leistungen. Die meisten invasiven Maßnahmen einer Intensivstation sind jedoch kodierbar.

Mehrere Prozeduren können nur einmal pro Aufenthalt kodiert werden (Tabelle in den DKR P005u) und sind in diesem Leitfaden hellgrau unterlegt.

3.8.2 Zusatzentgelte

In Kürze:

- Pro ZE die addierte Gesamtmenge pro Fall kodieren.
- Bezugdatum ist die erste Gabe bzw. Anwendung.
- Kodierfähig ist nur die tatsächlich verabreichte Menge!

Seit 2005 müssen bestimmte Leistungen und Medikamente mengenmäßig kodiert werden, da für diese Prozeduren Zusatzentgelte gezahlt werden. Dabei müssen alle Mengen pro Fall addiert werden. Achtung: Liegen keine Mengenangaben vor, z. B. wegen schlechter Dokumentation, ist der Kode für die geringste Menge zu verwenden [P005u]. Als Bezugsdatum zählt bei den ZE-Prozeduren das Datum der ersten Gabe/Leistung.

Es darf nur die tatsächlich verabreichte Dosis oder Menge kodiert werden. Da es in der Praxis mitunter schwierig sein kann, diese Menge zu ermitteln, hat sich folgender Konsens gebildet: Sobald die Verabreichung eines Medikamentes begonnen wurde, gilt es als gegeben (z. B. Anschließen einer Transfusion, Richten von Tabletten in Schälchen). Ein Abbruch der Gabe (z. B. bei Transfusion nach 20 ml wegen Unverträglichkeit) ändert nichts an diesem Status, da dann das Krankenhaus keinen wirtschaftlichen Nutzen mehr aus dem Medikament/Blutprodukt ziehen kann. Können dagegen Medikamente und Materialien für andere Behandlungen verwendet werden, gelten sie nicht als gegeben. Ebenso wenig kann der Kostenträger für Unfälle und Qualitätsmängel finanziell herangezogen werden (z. B. Infusion zerbricht bei der Zubereitung, Blutprodukt muss wegen falscher oder zu langer Lagerung verworfen werden).

Verwurf

Bei der Zubereitung anfallende Reste (z. B. in Ampullen) müssen als Verwurf verbucht werden und dürfen weder kodiert noch abgerechnet werden. In der InEK-Kalkulation finden diese Verwürfe in der DRG-Matrix Berücksichtigung, nicht jedoch in der ZE-Abrechnung. Daher gilt es, die Abläufe bei zusatzentgeltfähigen Produkten und NUB von der Bestellung bis zur Rückbuchung zu optimieren.

Insbesondere die Nicht-Berücksichtigung von nicht vermeidbarem Verwurf bei der Zubereitung ist ein dauerhaftes Ärgernis für die Krankenhäuser. Hier besteht eine deutliche Benachteiligung gegenüber dem ambulanten bzw. teilstationären Bereich, wo Verwurf entweder auf dem Rezept oder über den letzten Patienten des Tages abgerechnet werden darf. Leider kommen immer wieder Medikamente auf den Markt, bei denen überproportional viel Verwurf anfällt, z. B. durch initial einschleichende Dosierungen oder zu große Ampullen und sehr kurze Haltbarkeiten nach Anbruch. Alle Beteiligten versuchen, das Problem zu reduzieren durch Anpassung der Mengen an den deutschen Markt, Daten zu längerer Stabilität und Haltbarkeit der Produkte, Optimierung der Logistik und Vereinbarung von Ampullen/Vials als abrechenbare Einheit bei NUB-Entgelten. Auch das InEK und das BfArM können einen Beitrag leisten durch Auswahl geeigneter Dosisstufen bei Zusatzentgelten. Dies gelingt beispielsweise sehr gut bei den ZE für subkutane Medikamente, deren Dosisstufen oft einer Fertigspritze entsprechen. Wünschenswert wäre eine Regelung, die die Erstattung von unvermeidlichem Verwurf analog der Regeln im ambulanten Bereich auch vollstationär ermöglicht.

Der Übersichtlichkeit halber sind die ZE-Kodes in den entsprechenden Kapiteln eingeordnet.

Seit 2006 gibt es für einige ZE sogenannte „Kindersplits" zu Medikamenten. Das sind Kodes, die nur bis zu einem gewissen Alter verwendet werden dürfen und die den geringen Verbräuchen bei diesen Patienten Rechnung tragen. Diese Kodes dürfen bei Erwachsenen auch dann nicht verwendet werden, wenn die Bedingungen formal erfüllt sind. Die Kinderdosierklassen wurden in den letzten Jahren immer wieder ausgeweitet und bestehen 2026 bei 70 Zusatzentgelten.

3.8.3 Liste der Zusatzentgelte

Die folgende Liste zeigt eine Auswahl über ZE-fähige Medikamente, Verfahren und Blutprodukte in der Intensivmedizin:

ZE	Bezeichnung	OPS
Blutwäscheverfahren		
ZE01.01	Hämodialyse, Alter > 14 Jahre	8-854.2 bis 8-854.5
ZE01.02	Hämodialyse, Alter < 15 Jahre	8-854.2 bis 8-854.5
ZE02	Hämodiafiltration, intermittierend	8-855.3 bis 8-855.6
ZE36	Plasmapherese	8-820 (27 Unterkodes nach Anzahl)
ZE62	Hämofiltration, intermittierend	8-853.3 bis 8-853.6

ZE	Bezeichnung	OPS
ZE119	Hämofiltration, kontinuierlich	8-853.1- (arteriovenös), 8-853.7- (venovenös, Heparin/ohne) und 8-853.8- (venovenös, sonstige Antikoag)
ZE120	Hämodialyse, kontinuierlich, venovenös, pumpengetrieben (CVVHD)	8-854.6-, 8-854.7-
ZE121	Hämodiafiltration, kontinuierlich	8-855.1-, 8-855.7- und 8-855.8-
ZE122	Peritonealdialyse, intermittierend, maschinell unterstützt (IPD)	8-857.0
ZE123	Peritonealdialyse, kontinuierlich, nicht maschinell unterstützt (CAPD)	8-857.1- 12 Unterkodes nach Dauer in Stunden
ZE2026-08	Sonstige Dialyse	.x und .y Kodes aus 8-853, 8-854, 8-855 und 8-857
ZE2026-09	Hämoperfusion [Vollblut-Adsorption]	8-821.30 selektiv zur Entfernung hydrophober Substanzen 8-821.31 selektiv zur Entfernung sonstiger Substanzen 8-821.32 spezifisch

ZE	Bezeichnung	OPS
ZE2026-10	Leberersatztherapie	8-858 Extrakorporale Leberersatztherapie [Leberdialyse] .0 zur Leberersatztherapie .1 zur Leberersatztherapie und zum Azidoseausgleich .2 zum Azidoseausgleich
ZE2026-15	Zellapherese	8-823 Zellapherese, 8-825.- Spezielle Zellaphereseverfahren
ZE2026-109	Dialyse mit High-Cut-off-Dialysemembran	854.8 Hämodialyse: Verlängert intermittierend, zur Elimination von Proteinen mit Molekularmasse bis 60.000
Blut und Blutprodukte (genaue OPS-Liste siehe unten)		
ZE30	Gabe von Prothrombin-Komplex, parenteral	8-812.5-
ZE47	Gabe von Antithrombin III, parenteral	8-810.g–
ZE93	Gabe von Human-Immunglobulin, polyvalent, parenteral	8-810.w
ZE107	Gabe von Erythrozyten-Konzentraten	8-800.c-
ZE108	Gabe von patienten-bezogenen Thrombozytenkonzentraten [auch pathogeninaktiviert]	8-800.6- 8-800.p-
ZE146	Gabe von Thrombozyten-Konzentraten	8-800.g- 8-800.m-

ZE	Bezeichnung	OPS
ZE147	Gabe von Apherese-Thrombozyten-Konzentraten	8-800.f- 8-800.k-
ZE164	Gabe von pathogeninaktivierten Thrombozyten-Konzentraten	8-800.h- 8-800.n-
ZE165	Gabe von pathogeninaktivierten Apherese-TK	8-800.d- 8-800.j-
ZE2026-97	Behandlung von Blutern mit Blutgerinnungsfaktoren	diverse OPS
ZE2026-137	Gabe von rekomb. aktiviertem Faktor VII	8-810.6-
ZE2026-138	Gabe von Fibrinogenkonzentrat	8-810.j-
ZE2026-139	Gabe von Blutgerinnungsfaktoren	diverse OPS
ZE2026-219	Gabe von rekomb. aktiviertem Faktor VII bei postpartaler Blutung	8-810.6- mit O72.-
Antimykotika (genaue OPS-Liste siehe unten)		
ZE110	Gabe von Liposomalem Amphotericin B, parenteral	6-002.q-
ZE2026-80	Gabe von Amphotericin-B-Lipidkomplex, parenteral	6-003.1-
ZE2026-123	Gabe von Caspofungin, parenteral	6-002.p-
ZE2026-124	Gabe von Voriconazol, oral	6-002.5-
ZE2026-125	Gabe von Voriconazol, parenteral	6-002.r-
ZE2026-154	Gabe von Anidulafungin, parenteral	6-003.k-
ZE2026-156	Gabe von Posaconazol, parenteral	6-007.k-
ZE2026-166	Gabe von Isavuconazol, parenteral	6-008.g-
ZE2026-167	Gabe von Isavuconazol, oral	6-008.h-

ZE	Bezeichnung	OPS
ZE2026-172	Gabe von Posaconazol, Suspension	6-007.0-
ZE2026-173	Gabe von Posaconazol, Tabletten	6-007.p-
ZE2026-196	Gabe von Micafungin, parenteral	6-004.5-
ZE2026-207	Gabe von Itraconazol, parenteral	6-002.c-
Wachstumsfaktoren (genaue OPS-Liste siehe unten)		
ZE144	Gabe von Romiplostim, parenteral	6-005.9-
ZE2026-33	Gabe von Sargramostim, parenteral	6-001.4-
ZE2026-175	Gabe von Filgrastim, parenteral	6-002.1-
ZE2026-176	Gabe von Lenograstim, parenteral	6-002.2-
ZE2026-177	Gabe von Pegfilgrastim, parenteral	6-002.7-
ZE2026-178	Gabe von Lipegfilgrastim, parenteral	6-007.7-
ZE2026-209	Gabe von Plerixafor, parenteral	6-005.e-
Sonstiges (genaue OPS-Liste siehe unten)		
ZE70	Gabe von C1-Esteraseinhibitor, parenteral	8-810.h-
ZE2026-02	Links- und rechtsventrikuläre Herzassistenzsysteme („Kunstherz“)	5-376.-
ZE2026-03	ECMO und PECLA	8-852.-
ZE2026-10	Leberersatztherapie	8-858
ZE2026-22	IABP	5-376.00, 8-839.0
ZE2026-62	Mikroaxial-Blutpumpe	8-839.4-, 8-83a.3-
ZE2026-212	Gabe von Idarucizumab, parenteral	6-008.f
ZE2026-213	Gabe von Andexanet alfa, parenteral	6-00c.0

3.8.4 Definition von Prozeduren

Für die meisten in der Intensivmedizin verwendeten Prozeduren ergeben sich keine Probleme bei der Definition. Einige Prozedurenkodes unterscheiden zwischen diagnostischer und therapeutischer Anwendung (z. B. Pleurapunktionen).

Manche Prozeduren sind nur auf Intensivstationen anwendbar. Diese Ziffern sind nicht auf Normalstation zu verwenden, auch wenn technisch und vom Aufwand her kein Unterschied besteht. Dagegen sind andere Kodes nur auf einer Normalstation kodierbar, so z. B. die Kodes für Ernährungstherapie als Nebenbehandlung.

Bei manchen Prozeduren muss die Seite des Eingriffs [R(echts), L(inks)] kodiert werden. Achtung: Das Merkmal beidseits wurde 2026 gestrichen, stattdessen wird nun bei beidseitigen Prozeduren jeweils die linke und rechte Seite kodiert. Dazu wurde der Absatz „Bilaterale Prozeduren“ in der DKR P005y angepasst: „Wenn eine Prozedur beidseitig durchgeführt wird, ist jeweils ein Kode für die linke und für die rechte Seite anzugeben.“

Im Folgenden werden einige Prozeduren, deren Definition erfahrungsgemäß Probleme bereitet, erläutert.

Ernährung
Der Kode für enterale Ernährung lautet

8-015.- Enterale Ernährungstherapie als medizinische Hauptbehandlung

Er unterscheidet nach dem Zugangsweg und darf nur verwendet werden, wenn der Patient zur Ernährung stationär aufgenommen wird, z. B. bei Anorexie oder extremer Tumorkachexie. Diese Fälle kommen auf einer Intensivstation praktisch nicht vor.

Für die parenterale Ernährung gilt analog

8-016 Parenterale Ernährungstherapie als medizinische Hauptbehandlung

Die Ziffern 8-017 und 8-018 für die Ernährung als Nebenbehandlung dürfen nicht bei intensivmedizinisch versorgten Patienten benutzt werden.

Blutwäscheverfahren

Die Dialyseverfahren werden komplex nach folgenden Kriterien kodiert:

- Art des Verfahrens:
  - Hämofiltration
  - Dialyse
  - Hämodiafiltration
- Art der Antikoagulation:
  - Heparin
  - ohne
  - sonstige, z. B. Citrat
- Dauer des Verfahrens:
  - kontinuierlich (unterteilt nach Länge in Stunden)
  - intermittierend
  - verlängert intermittierend (mehr als 6 Stunden)
- Zugangsart:
  - arteriovenös
  - venovenös

Die Verfahren sind Zusatzentgelt-relevant. Jede Blutwäsche muss daher kodiert werden. Auch Anfang und Ende sind genau definiert: Beginn mit der Dialyse, Ende mit Entlassung oder bei mehr als 24-stündiger Unterbrechung. Filter-, Beutel-, System- oder Datumswechsel sowie Unterbrechungen bis zu 24 Stunden bedeuten keine neue Verschlüsselung der Prozedur.

Für Dialyseverfahren wegen mangelnder Funktionsaufnahme oder Versagen des Transplantates während desselben stationären Aufenthaltes, bei dem auch die Nierentransplantation erfolgte, gibt es eigene Kodes, die zusätzlich genannt werden müssen (siehe 8-85a im OPS-Katalog). Diese unterscheiden ebenfalls nach Dauer in Stunden und Anwendung intermittierend/kontinuierlich.

Gabe von Blutprodukten allgemein

Die einzelnen Transfusionen wurden nach Menge aufgeschlüsselt und ab einem gewissen Schwellenwert mit Zusatzentgelten versehen, welche Erlöse generieren. Daher ist die exakte Dokumentation der Art und Menge der verabreichten Transfusionen und Blutprodukte auch für die Abrechnung unabdingbar. Da die Kodierung auch von der Definition der Blutprodukte abhängt, müssen die verwendeten Blutprodukte mit den offiziellen Definitionen abgeglichen werden. Diese Definitionen der verschiedenen Blutprodukte sind den aktuellen Transfusions-Richtlinien der BÄK entnommen. Dort werden genaue Angaben über Volumen, Zellzahl u. a. gemacht.

Eine **Bestrahlung** ist nicht kodierbar, was wegen des vergleichsweise geringen Aufwands auch nicht erforderlich ist. Achtung: Insbesondere bei TKs ist es nicht zulässig, eine Bestrahlung automatisch mit „patienten-bezogenes THK" zu kodieren. Die Bestrahlung ist nicht in diesem Sinn zu verstehen. Ebenso wenig stellt die Bestrahlung eine Pathogeninaktivierung im Sinne der Zusatzentgelte dar. Bestrahlte Blutprodukte sind aufgrund der Zulassungsbestimmungen der Blutbank Fertigarzneimittel und haben keine unterschiedlichen Haltbarkeiten im Vergleich zu nicht bestrahlen Produkten [MD 342].

Transfusionen können immer kodiert werden, wenn sie verabreicht werden. Die frühere Ausnahme bei Einsatz der Herz-Lungen-Maschine wurde gestrichen. [P001f]

Thrombozytensubstitution

Werden **Apphereseprodukte** verwendet, kann bei Patienten ab 15 Jahren bereits ab dem 2. THK während des Aufenthalts ein Zusatzentgelt abgerechnet werden (für Kinder ist schon ein THK abrechenbar).

Laut Definition des InEK haben Aphereseprodukte

- ein Volumen > 200 ml
- einen Thrombozytengehalt > 200 x 10^9/Einheit.

Mit den Ziffern 8-800.6- und 8-800.p (für pathogeninaktivierte Produkte) ist die Möglichkeit gegeben, eine sehr teure (z. B. HLA-kompatible) patientenbezogene THK-Versorgung bereits ab dem 1. Präparat zu erfassen. Diese Ziffern können bei Verdacht auf bzw. Nachweis von Thrombozyten spezifischen oder HLA-Antikörpern verwendet werden, wenn entsprechende Präparate (auch pathogeninaktivierte) transfundiert werden. Auch hier besteht die Notwendigkeit, die Anzahl dieser Präparate zu erfassen.

Seit 2014 wurde ein neuer OPS-Kode für pathogeninaktivierte Apherese-TK geschaffen. Dieser ist ab 2018 in einem eigenen bewerteten Zusatzentgelt erlösrelevant. Gleiches gilt für Pool-TK. Bei den HLA-kompatiblen TK wurden die OPS-Kodes für pathogeninaktivierte Produkte in das ZE108 integriert, ohne Erlösrelevanz zu entfalten aufgrund der hohen Grundkosten dieser Produkte.

Für **gepoolte TKs** wurde 2009 die Kodierung geändert. Vorher war der lokale „Umrechnungsfaktor" (aus wie vielen TKs das gepoolte Präparat hergestellt wird) für die Berechnung des ZE mit entscheidend. Das InEK hat die gepoolten Thrombozytenkonzentrate 2009 analog den Richtlinien der BÄK wie folgt definiert:

Thrombozytenzahl > 200 x 10^9 pro Transfusionseinheit.

Es ist also nur noch die Thrombozytenzahl als objektiver, leicht messbarer Parameter das Definitionskriterium. Dadurch änderten sich auch die Schwellenwerte für die Abrechnung. Auch bei den Pool-TK wurde 2014 ein neuer OPS-Kode geschaffen, der pathogeninaktivierte Produkte erfasst. Dieser Kode führt seit 2018 in ein eigenes bewertetes Zusatzentgelt.

Inzwischen werden von einigen MDen die teureren Apherese-TKs nur noch in wenigen ausgewählten Indikationen anerkannt

(z. B. allogene Stammzelltransplantationen, Leukämien, häufige Transfusionsnotwendigkeit wie bei MDS, nicht aber solide Tumore oder Herzchirurgie). Auch logistische Gründe werden nach einem Urteil des BSG von März 2015 nicht mehr automatisch akzeptiert, sozialrechtlich gilt das Pool-TK als gleichwertig, aber wirtschaftlicher. Die Selbstverwaltung versucht daher, eine Lösung zu finden, die die Vergütung im Einzelfall und gleichzeitig die Versorgungssicherheit mit Apherese-TK in der Fläche sicherstellen soll. Als Lösung bietet sich dabei eine Verschmelzung der Zusatzentgelte für Pool- und Apherese-TK an, um keine ökonomischen Fehlanreize mehr zu setzen. Bereits für 2016 wurde der Unterschied in der Vergütung innerhalb der „komplizierenden Konstellation" aufgehoben.

Die Dosisstufen der Apherese- und Pool-Präparate wurden 2015 angeglichen, noch nicht jedoch deren Erlöse. Die ersten 5 Präparate sind einzeln kodierbar, danach aufsteigend in 2er-, 4er- und 8er Schritten bis zu einer oberen Schwelle von 374 Einheiten. Diese sehr hohen oberen Dosisstufen wurden neu geschaffen, da solche Verbräuche aus dem Extremkostenbericht zurückgemeldet wurden.

Erythrozytenkonzentrate und andere Blutprodukte

Auch hier zählt die Anzahl der transfundierten EKs pro Aufenthalt. Der Schwellenwert für Erwachsene, ab dem ein Zusatzentgelt abgerechnet werden kann, liegt bei 16 EKs (Kinder < 15 Jahre ab 6 EKs), es kann aber bereits ab dem 1. EK kodiert werden. Dies hilft bei der Plausibilisierung kodierter Anämien. Erfahrungsgemäß erreichen nur ca. 5% der Fälle den unteren Schwellenwert und damit eine ZE-Vergütung. In der überwiegenden Mehrzahl der Fälle werden EK in der Fallpauschale mit vergütet. Dadurch besteht ein hoher Einsparanreiz für die Kliniken, was im Sinne des Patient Blood Managements begrüßenswert ist.

Für die Gabe von Plasma, Immunglobulinen und Gerinnungsfaktoren wurde eine umfangreiche Systematik entwickelt, die eine semiquantitative Erfassung der infundierten Mengen ermöglicht (OPS-Kodes 8-81). 2013 neu geregelt wurde die Vergütung von Gerinnungsfaktoren über das sogenannte „Bluterentgelt" ZE20XX-97 bei der Behandlung angeborener Gerinnungsstörungen und über ein Zusatzentgelt für die Gabe bei nicht angeborenen Gerinnungsstörungen. Dieses ZE wurde 2018 dreigeteilt in eines für rekomb. aktivierten Faktor VII (ZE20XX-137), Fibrinogen (ZE20XX-138) und alle übrigen Faktoren (ZE20XX-139), mit jeweils eigenen Schwellenwerten. Hier bestanden bis 2012 sehr unterschiedliche Ländervereinbarungen, die nun durch eine bundeseinheitliche Regelung abgelöst wurden. 2024 wurde für die Gabe von rekombinantem Faktor VII für die Indikation postpartale Blutung ein ZE (ZE20XX-219) ergänzt, da hierfür deutlich weniger Menge benötigt wird und das vorhandene ZE 20XX-137 aufgrund des hohen Schwellenwertes daher nicht „auslösen" würde. 2025 wurde Faktor XI als letzter Faktor trotz sehr seltener Indikation in die Vergütung bei ZE20XX-139 aufgenommen.

Chemotherapie allgemein

Bei der Kodierung von Zytostatika gab es 2022 gravierende Änderungen. Nach mehrjährigen Beratungen und Verhandlungen konnte sich die Selbstverwaltung nun endlich auf einen Änderungsvorschlag der DGHO verständigen, der die Kodierung einfacher und logischer macht. Das InEK hat aufgrund der Bedeutung dieser Kodes für die Vergütung (v. a. als Funktionen und in etlichen Basis-DRGs) bereits für 2022 die neue Kodierung simuliert und die Fälle entsprechend neu sortiert und bewertet. Üblicherweise wäre dies erst nach Ermittlung der neuen Leistungs- und Kostendaten in frühestens 2 Jahren geschehen. 2022 erfolgte noch keine reguläre Kalkulation auf Basis der Falldaten aus 2021, dies erfolgte erst ab 2023, aufgrund anderer Umbauten und Coronamaßnahmen (z.B. Dämpfungen) aber ohne deutlichen Effekt.

Die Bedeutung der Chemotherapie als Kostentrenner ist nach anfänglicher Zunahme über die letzten Jahre gesunken und geht über die reine Bewertung der Substanzen hinaus. Vielmehr sind die Kodes Surrogatparameter für komplexe Fälle mit langer Verweildauer.

Die Chemotherapieprotokolle werden entsprechend der **Komplexität der Verabreichung** (Anzahl der Medikamente pro Zyklus, Infusionsdauer, Überwachungsaufwand, Spiegelmessungen usw.) in 3 Kategorien eingeteilt. Dabei wird der finanzielle Aufwand nicht berücksichtigt, sodass einfach zu applizierende, aber teure Zytostatika in der Gruppe „Nicht komplexe Chemotherapie" eingruppiert werden und umgekehrt.

Seit 2005 können einige Zytostatika auch als Zusatzentgelt abgerechnet werden. Da in vielen Krankenhäusern eine zentrale Chemotherapie-Zubereitung besteht und die Mengen dort erfasst werden, steht in diesem Leitfaden nicht die Auflistung sämtlicher Kodes.

Achtung: Die **Prozeduren**-Kodes für Chemotherapie gelten **immer** (z. B. auch bei Verabreichung bei Amyloidose, MTX- oder Cyclophosphamid-Gabe bei rheumatischen Erkrankungen oder Rituximab bei Thrombopenien).

Bei Chemotherapie nichtmaligner Krankheiten kann zur Erläuterung der **Diagnose**kode

Z51.2 Zytostatische Therapie bei nichtmalignen Erkrankungen

als Nebendiagnose verwendet werden.

Bei der Kodierung müssen ein Prozedurenkode aus 8-54 und gegebenenfalls ein zusätzlicher Kode aus 6-00 für das Zusatzentgelt eingegeben werden.

Die redundanten Diagnose-Kodes

Z51.1 Chemotherapiesitzung wegen bösartiger Neubildung
Z51.82 Kombinierte Strahlen- und Chemotherapiesitzung wegen bösartiger Neubildung

entfallen ersatzlos.

Orale Chemotherapie ist in der OPS-Definition nicht enthalten, ebenso wenig zählt die Gabe von **Steroiden** im Sinne des OPS-Katalogs zu Chemotherapie.

Die Chemotherapie wird entsprechend der protokollgemäßen Dauer und Komplexität der während des stationären Aufenthaltes applizierten **parenteralen** Chemotherapie kodiert. Maßgeblich sind die im offiziellen, aktuellen Chemotherapieprotokoll gemachten Tagesvorgaben. Individuell notwendig werdende Verzögerungen bleiben unberücksichtigt. Verkürzungen führen nicht mehr zu einer niedrigeren Klassifizierung, diese Regel wurde 2022 gestrichen. Jeder stationäre Aufenthalt und jeder Block müssen einzeln kodiert werden. Die 2022 gestrichenen Regelungen für Pausentage wurden 2023 wieder aufgenommen.

Fest an Zytostatika gekoppelte Supportivmedikamente gelten nicht als eigene Medikamente und dürfen nicht kodiert und auch nicht zu den Medikamenten gezählt werden (Beispiele: Uromitexan nach Cyclophosphamid/Ifosfamid; Folinsäure nach Methotrexat). Diese Substanzen werden schon bei der Kalkulation der Relativgewichte berücksichtigt. Auch wirkungsverstärkende Substanzen (z. B. Leukovorin), Wachstumsfaktoren, Immunglobuline und Antikörper werden nicht als zusätzliche Substanzen gezählt. Ebenso zählen an Antikörper gekoppelte Toxine (in sogenannten Konjugaten) nicht zu den zählbaren Substanzen.

Um die neuen Ziffern etwas verständlicher zu machen, sind im Folgenden die Regeln zur Erfassung der Therapietage und Substanzen zusammengefasst:

Berechnung der Therapietage:

- Es zählen nur die Tage, an denen Substanzen iv oder sc appliziert werden und einzelne Pausentage. Orale Medikamente zählen nicht!
- Tage mit Vorspülung und Nachspülung zählen nicht.
- Protokollgemäße Pausen bis einen Kalendertag gelten weiterhin als ein Protokoll, werden auch mitgezählt
- Einzelne Pausentage wegen Therapieverzögerung, welche nicht zum Protokoll gehören, werden nicht mitgezählt.
- Protokollgemäße Pausen ab zwei (Kalender)-Tagen führen dazu, dass ein neuer Kode angegeben werden muss (Beispiel: BEACOPP Tag 1–3 und Tag 8 werden gesondert kodiert)

- Bei Gaben über Nacht zählt nur der Tag, an dem die Gabe begonnen wurde (Beispiel: bei AraC über 24 Stunden zählt nur der Tag, an dem die Infusion gestartet wurde)
- Bei Gabe von Hochdosis-Methotrexat unter 1,5g/m2 zählen die Tage mit Spiegelmessung zur Chemotherapie (Eine Chemotherapie mit Hochdosis-Methotrexat mit mindestens 1,5g/m2 plus Leukovorin-Rescue ist in der Liste der Protokolle, die mit 8-544 zu kodieren sind; eine Zählung der Tage ist daher bei der hohen Dosis nicht erforderlich). Die Dauer des Leukovorin-Rescue ist keine Bedingung mehr, da sie in vielen Protokollen sehr unterschiedlich gehandhabt wird, es aber eindeutig HD-MTX-Protokolle sind.
- Die Chemotherapie wird entsprechend der protokollgemäßen Dauer kodiert. Der Satz mit den Kürzungen wurde 2022 gestrichen, sodass nun Kürzungen und Abbruch der Chemotherapie deren Kodierung nicht verändern. Es zählt die geplante Dauer. Dies gilt auch für Verlängerungen der Therapie.

Zählung der Substanzen

Kodiert werden alle Substanzen, die intravenös oder subkutan verabreicht werden.

Es wurde eine neue Definition der Medikamente, die gezählt werden dürfen, eingeführt. Dabei spricht mal neutral nur noch von Substanzen. Folgende Einzelsubstanzen oder Substanzgruppen dürfen gezählt werden:

- Alkylierende Substanzen
- Antimetaboliten
- Pflanzliche Alkaloide (mit Ausnahme von homöopathischen und anthroposophischen Mitteln und anderen pflanzlichen Mitteln)
- Zytotoxische Antibiotika und verwandte Substanzen
- Platin-haltige Verbindungen
- Methylhydrazine
- Amsacrin, Asparaginase und Derivate wie Pegaspargase, Pemtostatin, Topotecan, Irinotecan, Arsentrioxid, Denile-

ukindiftitox, Bortezomib, Vorinostat, Romidepsin, Eribulin, Aflibercept, Carfilzomib, Belinostat und Talimogen laherparepvec sowie neue antineoplastische Substanzen mit unterjähriger Zulassung, die bisher noch nicht berücksichtigt werden konnten, mit Ausnahme von zellulären Therapien und unter Berücksichtigung der Inklusiva und Exklusiva

Jede Substanz der o.a. Liste wird einzeln gezählt, auch wenn mehrere Substanzen in einem Medikament als Kombination enthalten sind. Nicht gezählt werden jedoch Toxine in Antikörper-Konjugaten.

Es werden die verwendeten Substanzen und nicht die Einzelapplikationen gezählt, also unabhängig davon, ob sie über alle zu berechnenden Tage verabreicht wurden oder über weniger Tage bzw. nur einmal.

Nicht gezählt werden:

- Orale Substanzen
- Lokal applizierte Substanzen (z.B. intrathekal, hierfür ein Kode aus 8.541.-)
- Steroide
- Antikörper (hierfür 8-547.-)
- Toxine in Antikörper-Konjugaten
- wirkungsverstärkende Substanzen (z.B. Leukovorin)
- Wachstumsfaktoren
- Immunglobuline

Fest an Zytostatika gekoppelte Supportivmedikamente (Beispiele: Uromitexan nach Cyclophosphamid/Ifosfamid; Folinsäure nach Methotrexat).

Neben den Klarstellungen zu Dauer der Chemotherapie und Anzahl der Substanzen, wie oben beschrieben, konnten die 3 Kodes für nicht, mittelgradig und hoch komplexe Chemotherapie nun endlich überschneidungsfrei definiert werden. Dadurch konnten eine ganze Reihe von Kodes sowie alle Beispiellisten endlich gestrichen werden.

Nicht-komplexe Chemotherapie (8-542)

Dieser Kode beinhaltet nur noch eintägige Protokolle mit einer oder zwei Substanzen. Entsprechend gibt es nur noch 2 Kodes:

8-542.11 ein Tag mit einer Substanz
8-542.12 ein Tag mit zwei Substanzen

Die Ziffer gilt für systemisch gegebene Substanzen, nicht jedoch für Steroide, Antikörpergabe (8-547.-) und andere Applikationen wie orale Gabe oder intrathekale Verabreichung u. ä. (8-541.-).

Sind Pausentage von mehr als einem Kalendertag in der Behandlung (z. B. Gabe an Tag 1, 8 und 15), muss die Ziffer jeweils neu kodiert werden.

Mittelgradig komplexe und intensive Chemotherapie (8-543)

Dieser Kode gilt für Protokolle, bei denen an mindestens 2 Tagen mindestens eine Substanz (Zytostatika, Inhibitoren) oder als Eintages-Chemotherapie mindestens 3 Substanzen gegeben werden. Weiterhin gilt der Kode auch für Chemotherapie mit einer aufwendigen Therapiesteuerung mit Messung von Medikamentenspiegeln (z. B. MTX) oder Laborwerten (z. B. AT III bei Asparaginase).

Auch hier gelten die Ausnahmen von nicht intravenöser/subkutaner Therapie wie bei Ziffer 8-542.

Achtung: per Ausnahmedefinition zählen zusätzliche Gaben einer 5-FU-Dauerinfusion und/oder Decitabin und/oder Azacitidin und/oder niedrig dosiertem ARA-C nicht als Gaben einer weiteren Substanz. Somit bleiben solche Protokolle mittelgradig komplex (8-543), ohne diese Ausnahme wären diese Protokolle trotz geringem Applikationsaufwand in 8-544 zu hoch eingestuft worden.

Hochgradig komplexe und intensive Chemotherapie (8-544)
Hier werden die aufwändigen Therapien hauptsächlich bei akuten Leukämien, aber auch bei Lymphomen, Hodentumoren und kindlichen Sarkomen erfasst. Es werden mindestens 2 Substanzen (Zytostatika, Inhibitoren) innerhalb eines Therapieblocks von mindestens 5 Tagen Dauer subkutan oder intravenös verabfolgt oder eines der Protokolle angewendet, die in einer Art Positivliste im OPS-Katalog zu finden sind. Hierbei handelt es sich v. a. um Protokolle gegen akute Leukämien und Lymphome. Theoretisch kann aber jede Therapie, die die o. g. Bedingungen erfüllt, mit diesem Kode verschlüsselt werden.

Als besondere Therapieform wurden Therapieblöcke mit 5-FU-Dauerinfusion, Decitabin, Azacitidin und niedrig dosiertem ARA-C hier explizit ausgeschlossen, diese werden in 8-543 kodiert, obwohl sie formal in die hochkomplexen Therapien gehören würden. Durch die eindeutige Definition ist eine Unterscheidung in einen oder zwei Blöcke pro Aufenthalt nun obsolet, die 5. Stelle des Kodes wurde daher gestrichen. Bei einer Doppelinduktion wird der Kode 8-544 einfach zweimal kodiert, jeweils unter dem Tag der ersten Gabe.

Mit dieser Änderung stimmt die Kodierung nun auch mit der KDE Nr. 604 des MD überein, in der der Teil einer Induktion entsprechend „niedriger" kodiert wird.

Um die Abgrenzung der Kodes voneinander anschaulich zu machen, hilft folgende Tabelle:

Tage/Substanzen	1	2	3	4	5	6	7	8	≥9
1	542.11	543.21	543.31.	543.41	543.51	543.61	543.71	543.81	543.91
2	542.12	543.22	543.32	543.42	544	544	544	544	544
3	543.13	543.23	543.33	543.43	544	544	544	544	544
4	543.14	543.24	543.34	543.44	544	544	544	544	544
5	543.15	543.25	543.35	543.45	544	544	544	544	544
6	543.16	543.26	543.36	543.46	544	544	544	544	544
≥ 7	543.17	543.27	543.37	543.47	544	544	544	544	544

3.8.5 Gerinnungsfaktoren

Ausgangslage

Nachdem viele Jahre über länderspezifische oder regionale Vereinbarungen Gerinnungsfaktoren (nicht) erstattet wurden, konnte 2013 endlich eine bundesweite Vereinbarung über den Zusatzentgeltkatalog getroffen werden.

Diese Vereinbarung war erforderlich geworden, da etwa die Hälfte der Bundesländer keine oder eine auf die sogenannten „Erbbluter" (angeborene Gerinnungsstörungen wie Hämophilie A) beschränkte Vergütung von Gerinnungsfaktoren hatte. Dies führte dazu, dass die Erstattung von Gerinnungsfaktoren bei erworbenen Gerinnungsstörungen in diesen Bundesländern regelhaft aus formalen Gründen von den Kassen verweigert wurde. In Bundesländern mit großzügigen Vereinbarungen dagegen wurden über das Bluterentgelt selbst Thrombozytenstörungen oder die Therapie des Morbus Werlhof vergütet.

Auf Initiative der Krankenhausgesellschaften wurde daher auf Bundesebene mit dem GKV-Spitzenverband ein Vergütungskompromiss ausgehandelt, der als Einstieg in eine sachgerechte Vergütung von Gerinnungsfaktoren zu sehen ist, aber in den folgenden Jahren noch vereinfacht und verbessert werden musste. Das komplizierte Vergütungsmodell ist der Tatsache geschuldet, dass die Behandlung der angeborenen Gerinnungsstörungen gesetzlich geregelt außerhalb des Erlösbudgets der Krankenhäuser vergütet werden muss. Damit nicht auch erworbene und passagere Gerinnungsstörungen in diesen Budgettopf gelangen, war den Krankenkassen eine deutliche Abgrenzung dieser Fälle zum Bluterentgelt wichtig. Die 2013 grundsätzlich getroffene Vereinbarung konnte für 2014/2015 noch einmal nachgebessert werden. So sank die untere Schwelle, ab der eine Vergütung erfolgt, von 15.000 auf 9.500 EUR, gleichzeitig wurde von einer Faktorensicht (15.000 EUR pro Faktor) auf eine Fallsicht (9.500 EUR/Fall) umgestellt. Beide Maßnahmen führten dazu, dass seitdem mehr Fälle in den Genuss einer ZE-Vergütung kommen. 2015 wurden für den plasmatischen Faktor X und 2017 für den Faktor XI neue Kodes eingeführt. Beide sind inzwischen auch ZE-fähig.

Aus den Kostendaten des InEK für 2016 war eine Dreiteilung der Kosten für Gerinnungsfaktoren in den Kalkulationshäusern ersichtlich: wenige, aber sehr teure Fälle erhielten rekombinanten Faktor VII, eine weitere, sehr große Gruppe von Patienten erhielt Fibrinogen. Alle anderen Faktoren zusammen genommen bildeten den dritten Kostenblock. Daher wurden aus dem ZE2017-98 für die Gerinnungsfaktorgabe bei erworbenen Störungen seit 2018 drei Zusatzentgelte mit jeweils unterschiedlicher Einstiegsschwelle gebildet. 2024 wurde für die Gabe von rekombinantem Faktor VII für die Indikation postpartale Blutung ein ZE (ZE20XX-219) ergänzt, da hierfür deutlich weniger Menge benötigt wird und das vorhandene ZE aufgrund des hohen Schwellenwertes daher nicht „auslösen" würde. Die Höhe der Einstiegsschwelle orientiert sich dabei jeweils an den Kosten für etwa 7–8 Einzelgaben. Alles darunter verbleibt in den Kosten der Fallpauschalen:

Zusatzentgelt	Bezeichnung	Schwellenwert
ZE20XX-137	Gabe von rekombinantem aktiviertem Faktor VI	20.000 €
ZE20XX-138	Gabe von Fibrinogenkonzentrat	2.500 €
ZE20XX-139	Gabe von Blutgerinnungsfaktoren	6.000 € (für die Summe der Faktoren)
ZE20XX-219	Gabe von rekombinantem aktiviertem Faktor VII bei postpartaler Blutung (O72.-)	ab 200 kIE, entsprechend etwa 3.500 €

Bis 2013 war die Kodierung der Gerinnungsfaktoren bezüglich der applizierten Menge nur semiquantitativ möglich. Es existierten nur 3 Mengenkodes für die Gabe bis 2.000, bis 5.000 und für mehr als 5.000 Einheiten. Dies, zusammen mit den inkonsistenten Kostendaten der Kalkulationshäuser, stellte das InEK vor große Probleme, zu diesen Verbräuchen sachgerechte Kosten und damit Entgelte zu berechnen. Daher wurden im Katalog 2014 zahlreiche neue Dosisstufen für sämtliche Gerinnungsfaktoren eingeführt und 2016 noch einmal erweitert. Diese ermöglichen selbst ohne Kenntnis der Kostendaten der Kalkulationshäuser eine recht genaue Erfassung der fallbezogenen Kosten. Die Ergebnisse dieser genaueren Kodierung konnten vom InEK allerdings erst 2018 in eine sachgerechtere Vergütung übersetzt werden, da vorher auch zu viele Fehler in Kodierung, Abrechnung und Kostenkalkulation der Gerinnungsfaktoren vorhanden waren.

Im Ergebnis bestehen nun fünf Zusatzentgelte für die Vergütung von Gerinnungsfaktoren:

Gerinnungsfaktoren bei angeborenen Gerinnungsstörungen
Im ZE2026-97 „Behandlung von Blutern mit Blutgerinnungsfaktoren" ging das bereits bestehende „Bluterentgelt" (zuletzt ZE2012-27) auf. Dieses wird extrabudgetär vergütet und definiert sich über eine Liste von Diagnosen, welche in Kombination mit bestimmten OPS-Kodes in das ZE münden. Die Diagnoseliste befindet sich in der Anlage 7 des Fallpauschalenkatalogs und beinhaltet neben sämtlichen angeborenen Gerinnungsstörungen auch die Hemmkörperhämophilien (D68.31 und .32, nicht jedoch .38!), die primäre Thrombopenie, das Wiskott-Aldrich-Syndrom und das Moschkowitz-Syndrom. Vor allem die nicht angeborenen Gerinnungsstörungen müssen exakt dokumentiert und schlüssig belegt werden, da sonst die Abrechnung des Bluter-ZE nicht möglich ist. Bei den Hemmkörperhämophilien empfehlen sich ein gerinnungsphysiologisches Konsil und eine genaue Labordiagnostik, da hier beim Faktorverbrauch schnell Summen von mehreren Hunderttausend Euro erreicht werden.

Neben einer dieser Diagnosen muss zur Abrechnung des ZE2026-97 mindestens einer der folgenden OPS-Kodes erfasst werden:

OPS-Kode	Transfusion von Plasmabestandteilen und gentechnisch hergestellten Plasmaproteinen:
8-810.6*	Rekombinanter aktivierter Faktor VII
8-810.7*	Plasmatischer Faktor VII
8-810.8*	Rekombinanter Faktor VIII
8-810.9*	Plasmatischer Faktor VIII
8-810.a*	Rekombinanter Faktor IX
8-810.b*	Plasmatischer Faktor IX
8-810.c*	Feiba – Prothrombinkomplex mit Faktor-VIII-Inhibitor-Bypass-Aktivität
8-810.d*	Von-Willebrand-Faktor
8-810.e*	Faktor XIII
8-810.j*	Fibrinogenkonzentrat
8-812.5*	Prothrombinkomplex
8-812.9	Humanes Protein C, parenteral
8-812.a	Plasmatischer Faktor X
8-812.b	Plasmatischer Faktor XI

In dieser Liste sind sämtliche kodierbaren Gerinnungsfaktoren enthalten. Für PPSB existiert bereits das ZE30, vereinbarungsgemäß kann bei Abrechnung des ZE2026-97 nicht gleichzeitig das ZE30 abgerechnet werden.

Der neu geschaffene Kode für humanes Protein C konnte vom InEK nicht endgültig überprüft werden. Das Produkt ist nicht zu verwechseln mit dem rekombinanten Protein C, das bei der Sepsis eingesetzt wurde und bis 2012 als ZE73 abzurechnen war, dann jedoch vom Hersteller vom Markt genommen und als ZE gestrichen wurde. Bedauerlich ist das Fehlen des zu Protein C-Mangel passenden Diagnosekodes D68.5 in Anlage 7. Bisher gab es bei den wenigen behandelten Fällen aber keine Abrechnungsprobleme.

Gerinnungsfaktoren bei erworbenen Gerinnungsstörungen

Neu geschaffen wurde 2013 das ZE20XX-98 „Gabe von Blutgerinnungsfaktoren", welches nicht bewertet ist, jedoch intrabudgetär vergütet wird. Dieses ZE hat also Effekte auf den Landesbasisfallwert und führt damit zu Umverteilungen zwischen den Krankenhäusern. Krankenhäuser, die in Bundesländern ohne historische Blutervereinbarung liegen, hatten im Jahr 2013 erstmals die Möglichkeit, Gerinnungsfaktoren bei erworbenen Störungen abrechnen zu können. Aus Furcht vor Fehlanreizen bestanden die Krankenkassen allerdings auf einem unrealistisch hohen unteren Schwellenwert in Höhe von 15.000 EUR für das ZE2013-98, und zwar jeweils für jeden Faktor getrennt. Ab Überschreitung dieses Schwellenwertes ist dann der gesamte für die Behandlung mit diesem Blutgerinnungsfaktor angefallene Betrag abzurechnen. Dieser Schwellenwert schloss über 99 % der Fälle in 2013 von einer Vergütung aus. Ab dem Katalog 2014 sank der Schwellenwert auf 9.500 EUR pro Fall. In einem weiteren Verbesserungsschritt wurde das ZE2017-98 für 2018 in drei neue ZE geteilt, mit differenzierten Einstiegsschwellen. Insgesamt ist mit einer weiteren Verbesserung der Vergütung der Faktorkonzentrate über die ZE zu rechnen.

Aus dem alten ZE2017-98 wurden Fibrinogen und rekombinanter Faktor VII entnommen, alle anderen Faktoren verblieben in dem ZE20XX-139. Für Faktor VII wurde das ZE20XX-137 geschaffen, Fibrinogen wird seit 2018 mit dem ZE20XX-138 ab einer Schwelle von 2.500 Euro vergütet.

In Anlage 7 der Fallpauschalenvereinbarung sind die Diagnosen genannt, die zusammen mit einem entsprechenden OPS aus Anlage 6 in die ZE2026-137 bis 139 führen. Hierbei handelt es sich um die Antikoagulanzienblutung, die ITP, die HIT, weitere thrombozytäre Störungen, aber auch um unspezifische Kodes. Details siehe in Anlage 7 Tabelle 2 der Fallpauschalenvereinbarung.

Folgende OPS-Kodes (seit 2025 auch Faktor XI) triggern zusammen mit den genannten Diagnosen in die drei ZE2026-137 bis 139 bei erworbenen Gerinnungsstörungen:

OPS-Kode	Transfusion von Plasmabestandteilen und gentechnisch hergestellten Plasmaproteinen:
8-810.6*	Rekombinanter aktivierter Faktor VII
8-810.7*	Plasmatischer Faktor VII
8-810.8*	Rekombinanter Faktor VIII
8-810.9*	Plasmatischer Faktor VIII
8-810.a*	Rekombinanter Faktor IX
8-810.b*	Plasmatischer Faktor IX
8-810.c*	Feiba-Prothrombinkomplex mit Faktor-VIII-Inhibitor-Bypass-Aktivität
8-810.d*	Von-Willebrand-Faktor
8-810.e*	Faktor XIII
8-810.j*	Fibrinogenkonzentrat
8-812.9	Humanes Protein C, parenteral
8-812.a	Plasmatischer Faktor X
8-812.b	Plasmatischer Faktor XI

Die Liste ist bis auf das Fehlen von Prothrombinkomplex identisch mit der Liste für ZE2026-97. Für PPSB besteht das ZE30, daher ist die Vergütung darüber problemlos möglich. ZE30 kann nicht gleichzeitig mit dem entsprechenden ZE2026-97 für PPSB abgerechnet werden. Der selten benötigte Faktor XI wurde 2025 ergänzt.

Gerinnungsfaktoren bei Gerinnungsstörungen der „Liste 3"

Leider konnten sich die Selbstverwaltungspartner bisher nicht bei allen Gerinnungsstörungen auf eine Zuordnung einigen, daher blieben 13 Kodes übrig, die nun im Einzelfall jeweils einem der beiden ZE zugeordnet werden müssen. Es handelt sich um Kodes aus D65 (inkl. Verbrauchskoagulopathie), die sonstige Hemmkörperhämophilie sowie unspezifische Kodes.

Die Einteilung von Fall zu Fall soll über das Kriterium „dauerhaft erworben" (in Bluter-ZE) und „temporär" (in ZE2026-137 bis 139) erfolgen, ohne dass diese Begriffe medizinisch definiert wären. Dauerhaft erworben wäre auf alle Fälle eine Störung, die lebenslang besteht bzw. bei Lebererkrankungen nur durch eine Lebertransplantation heilbar wäre. Daher können sicherlich Faktoren bei Patienten, die bereits gelistet sind oder zur Lebertransplantation aufgenommen wurden, über das ZE2026-97 abgerechnet werden. Auch Substitutionen bei schwersten Lebererkrankungen bei Alkoholikern, die nicht gelistet werden können, würden über das Bluter-ZE abgerechnet werden.

Details zu den Diagnosen in Anlage 7 Tabelle 3 der Fallpauschalenvereinbarung.

Liste 3: Folgende Diagnosekodes werden von Fall zu Fall dem Bluter- [97] oder Gerinnungsfaktoren-ZE [137-139] zugeordnet:

<table>
<tr><th>Kode</th><th>Bezeichnung</th><th>Führt in ZE2026-</th></tr>
<tr><td>D65.0</td><td>Erworbene Afibrinogenämie [auch erworbener Fibrinogenmangel, siehe SAB-Entscheidung]</td><td>138</td></tr>
<tr><td>D65.1</td><td>Disseminierte intravasale Gerinnung [DIG, DIC]</td><td rowspan="2">In der Regel temporär, da mit Überwindung der Ursache auch die Gerinnungsstörung behoben ist; daher 137-139</td></tr>
<tr><td>D65.2</td><td>Erworbene Fibrinolyseblutung</td></tr>
<tr><td>D68.01</td><td>Erworbenes Willebrand-Jürgens-Syndrom</td><td>97 oder 137-139</td></tr>
<tr><td>D68.09</td><td>Willebrand-Jürgens-Syndrom, nicht näher bezeichnet</td><td>97 oder 137-139</td></tr>
<tr><td>D68.38</td><td>Sonstige hämorrhagische Diathese durch sonstige und nicht näher bezeichnete Antikörper</td><td>Cave: die spezifischeren Kodes .31 und .32 führen eindeutig in das Bluter-ZE2026-97!</td></tr>
</table>

Kode	Bezeichnung	Führt in ZE2026-
D68.4	Erworbener Mangel an Gerinnungsfaktoren	Blutgerinnungsstörungen, die nur durch eine Lebertransplantation heilbar wären, sind dem ZE2026-97 zuzuordnen.
D68.8	Sonstige näher bezeichnete Koagulopathien	97 oder 137-139
D69.1	Qualitative Thrombozytendefekte	97 oder 137-139
D69.88	Sonstige näher bezeichnete hämorrhagische Diathesen	97 oder 137-139
P53	Hämorrhagische Krankheit beim Fetus und Neugeborenen	97 oder 137-139
P60	Disseminierte intravasale Gerinnung beim Fetus und Neugeborenen	97 oder 137-139

Da die Zuordnung der Diagnosen zu einem der beiden Zusatzentgelte Probleme bereiten kann, sollen im Folgenden einige Hilfestellungen dazu gegeben werden:

Disseminierte intravasale Gerinnung

Die Kodes aus D65 beschreiben in der Regel die Komplikation einer anderen Erkrankung, z.B. eines Polytraumas mit Schock, einer geburtshilflichen Komplikation oder einer Sepsis. Mit Beherrschen dieser schweren Grunderkrankung normalisiert sich in der Regel auch die Gerinnungssituation, sodass bei diesen Kodes von einer temporären Störung und damit einer Vergütung über die Zusatzentgelte ZE2026-137 bis 139 auszugehen ist. Eine länger andauernde disseminierte intravasale Gerinnung führt andererseits rasch zum Tod des Patienten. Das Gesagte gilt auch für die Verbrauchskoagulopathie des Neugeborenen (P60).

Erworbenes Willebrand-Jürgens-Syndrom

Die beiden Kodes zum Willebrand-Jürgens-Syndrom aus Liste 3 beschreiben ein sehr seltenes Phänomen. In der Regel ist das Willebrand-Jürgens-Syndrom angeboren. Seltene erworbene

Formen treten meistens als Begleiterkrankung bei Herzklappendefekten (vor allem bei der Aortenstenose), im Rahmen von einigen Autoimmunerkrankungen (wie zum Beispiel bei der Purpura Schönlein-Henoch), bei Malignen Lymphomen, als Folge des Einsatzes einer Herz-Lungen-Maschine oder als Nebenwirkung einer Therapie mit Valproat auf. Meist ist die Störung temporär, in extrem seltenen Fällen wie als Symptom einer Autoimmunerkrankung kann die Gerinnungsstörung aber auch persistieren. Nur dann kommt bei Substitution von Faktoren das Bluterentgelt zur Abrechnung.

D68.4 Sonstige Gerinnungsstörung

Kritisch ist der Kode D68.4 zu sehen, da über diesen Kode recht viele erworbene Gerinnungsstörungen, v. a. bei Lebererkrankungen, kodiert werden. Außerdem wird dieser Kode oft irrtümlich zusätzlich kodiert und löst damit eine falsche Vergütung aus. Bei diesem Kode ist das Streitpotential mit dem MD also bereits vorprogrammiert.

Daher können sicherlich Faktoren bei Patienten, die bereits zur Lebertransplantation gelistet sind oder zur Lebertransplantation aufgenommen wurden, über das ZE2026-97 abgerechnet werden. Auch Substitutionen bei schwersten Lebererkrankungen bei Alkoholikern, die nicht gelistet werden können, würden über das Bluter-ZE abgerechnet werden.

Folgende Einschränkungen finden sich im ICD-10 zu D68.4:

Enthalten sind die Gerinnungsstörungen bei Lebererkrankungen und durch Vitamin-K-Mangel, nicht jedoch, wenn der Vitamin K-Mangel iatrogen bei Cumaringabe (dann D68.33) oder anderen Medikamenten (dann anderer Kode aus D68.3-) oder bei Neugeborenen (dann P53) auftritt. Ebenso wenig kann D68.4 bei einem erworbenen Willebrand-Jürgens-Syndrom (dann D68.01) kodiert werden.

Folgende Diagnosen für schwere Lebererkrankungen qualifizieren (ohne Anspruch auf Vollständigkeit) zusammen mit dem Kode D68.4 bei Faktorengabe wegen Gerinnungsstörung zur Abrechnung im ZE2026-97:

ICD-Kode	Bezeichnung
K70.4	Alkoholisches Leberversagen [sämtliche Kodes]
K71.1	Toxische Leberkrankheit mit Lebernekrose
K72.-	Leberversagen, andernorts nicht klassifiziert [sämtliche Kodes]
K74.3	Primäre biliäre Cholangitis
K74.4	Sekundäre biliäre Zirrhose
K74.72!	Leberzirrhose, Stadium Child-Pugh C [Zusatzkode]
K76.5	VOD
K76.7	Hepatorenales Syndrom
O90.4	Hepatorenales Syndrom, postpartal
K77.13*	Stadium 3 der akuten Leber-Graft-versus-Host-Krankheit (mit T86.02†)
K77.14*	Stadium 4 der akuten Leber-Graft-versus-Host-Krankheit (mit T86.02†)

3.8.6 Hitliste Prozeduren

Diese Liste stellt eine Hitliste der wichtigsten Prozeduren und deren Regeln bei der Verschlüsselung für eine **internistische** Station mit intensivmedizinischem Schwerpunkt dar. Es wurden v. a. Kodes für Leistungen aufgenommen, welche auf Station erbracht werden können.

Die Prozeduren werden in die Bereiche

- Diagnostik
- Infektionsdiagnostik
- Therapeutische Maßnahmen
- Transfusionen
- Dialyseverfahren
- Chemotherapie
- ZE-Medikamente (Antimykotika, Wachstumsfaktoren)
- Notfälle, kardiologische Prozeduren, Reanimation

unterteilt.

Nomenklatur:
Fettgedruckte Ziffern sind nur Kapitelüberschriften und nicht verwendbar. Hellgrau unterlegte Ziffern nur einmal pro Aufenthalt verschlüsseln, alle anderen bei jeder Maßnahme (z. B. Gastroskopie über 2 Tage – 2 × die Ziffer eingeben).

⇆ bei diesem Symbol muss die Seite mit kodiert werden: R = rechts, L = links. Beidseitige Prozeduren werden seit 2026 mit jeweils links und rechts kodiert.

Diagnostik

Ziffer	Bezeichnung	Bemerkung
1-202	**Diagnostik zur Feststellung des Hirntodes Nach den gültigen Festlegungen der BÄK, Einzelkodes dann nicht zusätzlich kodierbar**	
1-202.0-	bei potenziellem Organspender	Endziffer 0: ohne Feststellung Hirntod Endziffer 1: mit Feststellung Hirntod
1-202.1	bei sonstigen Patienten	
1-204.2	Lumbale Liquorpunktion	nur Diagnostik
1-204.5	Liquorentnahme aus Shunt	z. B. aus Rickham-Reservoir, nur Diagnostik
1-424	Biopsie am Knochenmark, Stanzbiopsie	gilt für alle KM-Punktionen (Stanzen, Zytologien, Beckenkamm und Sternum)
1-430	**Endoskopische Biopsie ohne Inzision an respiratorischen Organen**	1–5 Biopsien Inkl. Blutstillung Inkl. endoskopische Biopsie (dann Endoskopie zusätzlich kodieren)
1-430.1-	Biopsie Bronchus ⇆	.10 Zangenbiopsie .11 Kryobiopsie .12 Biopsie durch Schlingenabtragung .1x Sonstige

Ziffer	Bezeichnung	Bemerkung
1-430.2-	Biopsie Lunge ⇆	1–5 Biopsien .20 Zangenbiopsie .21 Kryobiopsie .2x Sonstige .
1-430.3-	Stufenbiopsie Lunge ⇆	Mehr als 5 Biopsien .30 Zangenbiopsie .31 Kryobiopsie .3x Sonstige
1-431.0	Perkutane Biopsie Lunge ⇆	
1-432	**Perkutane Biopsie an respiratorischen Organen mit Steuerung Bildgebung**	
1-432.00	Lunge durch Feinnadelaspiration ⇆	
1-432.01	Lunge durch Stanzbiopsie ohne Clip-Markierung ⇆	
1-432.02	Lunge durch Stanzbiopsie mit Clip-Markierung ⇆	
1-432.0x	Lunge sonstige ⇆	
1-620	**Diagnostische Tracheobronchoskopie**	
1-620.00	mit flexiblem Instrument ohne weitere Maßnahmen	Inklusive Foto- und Videodokumentation Auch über Stoma Biopsien gesondert kodieren (siehe unten)
1-620.01	mit flexiblem Instrument mit bronchoalveolärer Lavage	
1-620.02	mit flexiblem Instrument mit Alveoloskopie	
1-620.03	Mit katheterbasierter Luftstrommessung	
1-620.10	Mit starrem Instrument: Ohne weitere Maßnahmen	
1-620.11	Mit starrem Instrument: Mit katheterbasierter Luftstrommessung	

Ziffer	Bezeichnung	Bemerkung
1-613	**Evaluation des Schluckens mit flexiblem Endoskop** nicht Diagnostische Laryngoskopie (1-610 ff.), Diagnostische Pharyngoskopie (1-611 ff.)	
1-630.0	Ösophagoskopie mit flexiblem Instrument	Inklusive Foto- und Videodokumentation Biopsien gesondert kodieren (siehe unten) Kodes für Endoskopie über Stoma siehe 1-638
1-630.1	Ösophagoskopie mit starrem Instrument	
1-631	Ösophagogastroskopie	
1-632	ÖGD	
1-440	**Endoskopische Biopsie an oberem Verdauungstrakt**	
1-440.a	1-5 Biopsien	Bis 5 Biopsien, falls > 5 Biopsien, mit 1-440.9 kodieren Zugang mittels Endoskopie zusätzlich kodieren
1-440.9	Stufenbiopsie	Mehr als 5 Biopsien
1-65	Diagnostische Endoskopie des unteren Verdauungstraktes	
1-653	Proktoskopie	Inklusive Foto- und Videodokumentation Biopsien gesondert kodieren (siehe unten) Kodes für Endoskopie über Stoma siehe 1-652 weitere Kodes für Koloskopie
1-654.0	Rektoskopie mit flexiblem Instrument	
1-654.1	Rektoskopie mit starrem Instrument	
1-444	**Endoskopische Biopsie am unteren Verdauungstrakt**	
1-444.7	1-5 Biopsien	Bis 5 Biopsien, falls > 5 Biopsien, mit 1-444.6 kodieren, Zugang mittels Endoskopie zusätzlich kodieren
1-444.6	Stufenbiopsie	Mehr als 5 Biopsien
1-842	Perikardpunktion	nur Diagnostik
1-843⇆	Punktion aus Bronchus	nur Diagnostik
1-844⇆	Pleurapunktion	nur Diagnostik, nur 1x/ Aufenthalt!

Ziffer	Bezeichnung	Bemerkung
1-494.20	Feinnadelbiopsie Mediastinum mit Steuerung durch Bildgebung	(perkutan)
1-494.2x	Sonstige Biopsie Mediastinum mit Steuerung durch Bildgebung	(perkutan)
1-859.0	Punktion Schilddrüse	nur Diagnostik
1-845	Leberpunktion (auch Zyste)	nur Diagnostik
1-853.2	Aszitespunktion	nur Diagnostik, nur 1x/ Aufenthalt!
1-853.0	Peritoneallavage	nur Diagnostik
1-999.1	Fluoreszenz-gestützte diagnostische Verfahren	Als Ergänzung bei Endoskopien
3-052	Transösophageales ECHO	[TEE]
8-93	**Monitoring Atmung, Herz, Kreislauf** **Nur einmal pro Aufenthalt kodieren.** **Nur für Patienten auf einer Intensivstation!**	
8-930	Ohne Messung PA-Druck und ZVD	Beinhaltet kontinuierliche Messung von EKG, RR, AF, sonstigen Vitalzeichen, O_2-Sättigung, Bilanzierung sowie die Auswertung und klinische Beurteilung der Werte
8-931.0	Mit Messung von ZVD, ohne kontinuierliche reflexionsspektrom. Messung der zentralven. O_2-Sättigung	
8-931.1	Mit Messung von ZVD, mit kontin. reflexionsspektrom. Messung der zentralven. O_2Sättigung	
8-932	Mit Messung von PA-Druck	
8-933	Funkgesteuerte kardiologische Telemetrie	nur für stationär behandelte Patienten

Infektionen – Diagnostik und Therapie

Ziffer	Bezeichnung	Bemerkung
	Klinische Untersuchung	Nicht kodierbar
	Blutkultur/Urinkultur	Nicht kodierbar
1-920	Medizinische Evaluation und Entscheidung über die Indikation zur Transplantation	

Ziffer	Bezeichnung	Bemerkung
1-930.0	Infektiologisch-mikro-biologisches Monitoring bei Immunsuppression	Monitoring auf Infektionen (z. B. durch M. tuberculosis, nichttuberkulöse Mykobakt., Mykoplasmen, Legionellen, CMV, HSV, VZV, Chlamydia pneumoniae, Pneumocystis carinii (jirove-ci), Toxoplasma gondii, Aspergillus u. a. Fadenpilze und Candida) mit speziellen Methoden (Nukleinsäurenach-weis, Antigennachweis, Spezialkulturen) bei Immunsuppression
1-930.1	Quantitative Virus-Nukleinsäurebestimmung	
1-931.0	Molekularbiologisch-mikrobiologische Diagnostik – ohne Resistenzbestimmung	Inkl.: Multiplex-PCR, FISH [Fluoreszenz-in-situ-Hybridisierung], 16rDNA-Sequenzierung, Mehrfach-PCR Nicht gleichzeitig mit 1-930 Ein Kode aus diesem Bereich ist zu verwenden bei Verfahren zur schnellen Erregeridentifikation z. B. bei Blutstrominfektionen, schweren respiratorischen Infektionen, Meningitis, Enzephalitis, Gewebs- und Implantatinfektionen Mindestmerkmale: Es werden in einem einzigen diagnostischen Schritt mit einem spezialisierten Verfahren zum Nukleinsäurenachweis (mit/ohne Amplifikation) mindestens 10 Erreger gleichzeitig bestimmt
1-931.1	Molekularbiologisch-mikrobiologische Diagnostik – mit Resistenzbestimmung	
	Sonst. aufwändige Labordiagnostik	Nicht kodierbar

Ziffer	Bezeichnung	Bemerkung
8-831.2-	ZVK-Wechsel	Auch für PIC-Katheter zu verwenden 5. Stelle: 0= anterograd 1= retrograd
	ZVK-Entfernung mit bakteriologischer Probenentnahme	Einschicken der ZVK-Spitze nicht kodierbar
	Gabe von Antibiotika	Nicht kodierbar Vereinzelt NUBs für neue Antibiotika
	Gabe von Antimykotika	Kodes siehe ZE-Liste
8-987.-	Komplexbehandlung bei Besiedelung oder Infektion mit multiresistenten Erregern [MRE]	0=Isolierstation 1= Normalstation 6. Stelle: Behandlungsdauer
8-98g	Komplexbehandlung bei Besiedelung oder Infektion mit isolationspflichtigen nicht multiresistenten Erregern	Auch Corona (Sars CoV2)

Therapeutische Maßnahmen

Ziffer	Bezeichnung	Bemerkung
8-020.8	Systemische Thrombolyse	Bei Verwendung von Alteplase oder Tenecteplase zusätzlich entspr. Kodes aus Kapitel 6 mit Dosisstufe
8-020.c	Thrombininjektion nach Anwendung eines Katheters in einer Arterie	bei Nachblutung oder Aneurysma spurium nach einer diagnostischen oder interventionellen Anwendung eines Katheters

Ziffer	Bezeichnung	Bemerkung
8-390– (Auswahl)	**Lagerungsbehandlung**	Nur bei deutlich erhöhtem personellem, zeitlichem od. materiellem Aufwand, keine Antidekubituslagerung, nicht die standardmäßige Decubitusprophylaxe, siehe MD-Empfehlung Nr. 93
8-390.0	Lagerung im Spezialbett	Spezielle Lagerung (Schienen, Extensionen, Spezialbetten, bei Hemi- und Tetraplegie, bei WS-Instabilitäten (MM!) Beispiele: Sandwich- oder Rotationsbett, programmierbares elektrisches Schwergewichtigenbett
8-390.1	Therapeutisch-funktionelle Lagerung (mehrmals täglich!)	
8-390.2	Lagerung im Schlingentisch	
8-390.3	Lagerung bei Schienen	
8-390.5	Lagerung im Weichlagerungsbett	Mit programmierbarer automatischer Lagerungshilfe
8-547.30	Immunsuppression intravenös	
8-547.31	Immunsuppression sonstige Applikationsform	
8-015.-	Enterale Ernährungstherapie als medizinische Hauptbehandlung	Inkl. Erstellung des Behandlungsplanes
8-015.0	Über eine Sonde	
8-015.1	Über ein Stoma	
8-015.2	Therapeutische Hyperalimentation	
8-015.x	Sonstige	
8-016	Parenterale Ernährungstherapie als medizinische Hauptbehandlung	Inkl. Erstellung des Behandlungsplanes

Ziffer	Bezeichnung	Bemerkung
8-017.-	Enterale Ernährung als medizinische Nebenbehandlung	Inkl. Erstellung des Behandlungsplanes Die enterale Ernährung erfolgt über eine Sonde bzw. ein Stoma. Nicht auf Intensivstation
8-017.0	Mindestens 7 bis höchstens 13 Behandlungstage	
8-017.1	Mindestens 14 bis höchstens 20 Behandlungstage	
8-017.2	Mindestens 21 Behandlungstage	
8-018.-	Komplette parenterale Ernährung als medizinische Nebenbehandlung	Inkl. Erstellung des Behandlungsplanes Die parenterale Ernährung erfolgt intravenös. **Nicht auf Intensivstation.** Eine komplette parenterale Ernährung enthält die Makronährstoffe Glukose, Fette u. Aminosäuren und die Mikronährstoffe fett- und wasserlösliche Vitamine und Spurenelemente
8-018.0	Mindestens 7 bis höchstens 13 Behandlungstage	
8-018.1	Mindestens 14 bis höchstens 20 Behandlungstage	
8-018.2	Mindestens 21 Behandlungstage	
8-120	Magenspülung	
8-121	Darmspülung	Hebe-/Senk-Einlauf Nicht Micro-Clyss, nicht Oralav u. ä. Nicht als Vorbereitung auf einen Eingriff, z. B. Koloskopie!
5-431	Anlegen einer PEG	
8-123.0	Wechsel einer PEG	
8-123.1	Entfernung einer PEG	
8-125	**Anlegen und Wechsel einer duodenalen oder jejunalen Ernährungssonde**	
8-125.0	Transnasal	
8-125.1	Transnasal endoskopisch	

Ziffer	Bezeichnung	Bemerkung
8-125.2	Über liegende PEG-Sonde, endoskopisch	ÖGD im Kode bereits enthalten
8-127	**Endoskopisches Einlegen und Entfernung eines Magenballons**	
8-127.0	Einlegen	ÖGD im Kode bereits enthalten
8-127.1	Entfernung	
8-132	**Manipulationen an der Harnblase**	
8-132.1	Spülung, einmalig	
8-132.2	Spülung, intermittierend	
8-132.3	Spülung, kontinuierlich	
	Transurethrales Legen eines Blasenkatheters	Kein Kode
5-572.1	Anlegen eines suprapubischen Harnblasenkatheters	
8-133	**Wechsel und Entfernung eines suprapubischen Katheters**	
8-133.0	Wechsel	
8-133.1	Entfernung	
8-144.-	Therapeutische Drainage Pleurahöhle	Therapeutische Spülungen der Pleurahöhle gesondert kodieren (8-173.1 ff.)
8-144.0	Großlumig	Inkl.: Thoraxdrainage durch Mini-Thorakotomie
8-144.1	Kleinlumig, dauerhaftes Verweilsystem	
8-144.2	Kleinlumig, sonstiger Katheter	Inkl.: Pleurakatheter Einführung der Drainage über Hohlnadel
8-152.0	Therapeutische Punktion Perikard	Perikardpunktion zur Entlastung Perikarddrainage

Ziffer	Bezeichnung	Bemerkung
8-152.1⇆	Therapeutische Punktion Pleurahöhle	Pleurapunktion zur Entlastung Nicht Chemotherapiegabe in die Pleurahöhle
8-173.1-	Therapeutische Spülung (Lavage) der Pleurahöhle	Bei kontinuierlichen Spülungen der Pleurahöhle ist für jeden Tag eine Spülung zu zählen.
8-173.10	1 bis 7 Spülungen	Diskontinuierliche Spülungen sind immer dann einzeln zu zählen, wenn zwischen 2 Spülungen ein zeitlicher Abstand von mindestens 4 Stunden liegt
8-173.11	8 bis 14 Spülungen	
8-173.12	15 bis 21 Spülungen	
8-173.13	22 oder mehr Spülungen	
8-173.0	Therapeutische Spülung (Lavage) der Lunge	Nicht Bronchiallavage, nur die sehr aufwändige Spülung der ganzen Lunge
8-153	Therapeutische Punktion Bauchhöhle	Aszitespunktion zur Entlastung
8-151.2	Therapeutische Punktion Ventrikelshunt	z. B. Punktion Rickham-Reservoir in Verbindung mit intrathekaler Chemotherapie
8-151.4	Therapeutische Lumbalpunktion	z. B. in Verbindung mit intrathekaler Chemotherapie
8-820	**Plasmapherse**	**Die Gabe von Plasma oder Albumin ist im Kode enthalten!**
8-820.0-	Therapeutische Plasmapherese mit normalem Plasma	z. B. bei HUS, letzte Ziffer: Anzahl der Plasmapheresen, siehe OPS. ZE!
8-820.1-	Therapeutische Plasmapherese mit kryodepletiertem Plasma	z. B. bei HUS, letzte Ziffer: Anzahl der Plasmapheresen, siehe OPS. ZE!

Ziffer	Bezeichnung	Bemerkung
8-820.2-	Therapeutische Plasmapherese mit gefrorenem, pathogeninaktiviertem Plasma	letzte Ziffer: Anzahl der Plasmapheresen, siehe OPS. ZE!
8-823	Zellapherese	Therapeutisch z. B. bei Leukämien mit sehr hohen Zellzahlen zur Blastenreduktion. Hat nichts mit der Leukapherese zur Stammzellgewinnung zu tun!
8-826.0-	Doppelfiltrationsplasmapherese ohne Kryofiltration	letzte Ziffer: Anzahl der Plasmapheresen, siehe OPS. ZE!
8-826.1-	Doppelfiltrationsplasmapherese mit Kryofiltration	letzte Ziffer: Anzahl der Plasmapheresen, siehe OPS. ZE!
Gefäßkatheter		
8-831	**ZVK und periperer Katheter**	
8-831.0-	Legen (Katheter muss mind. 6 cm lang sein)	6. Stelle: 0=zentral anterograd 1=zentral retrograd 2=von peripher in zentrales Gefäß 3=von peripher in peripheres Gefäß
8-831.2-	Wechsel	6. Stelle: wie Legen Kodes für Entfernung ab 2008 gestrichen!
8-831.04	Legen eines großlumigen Katheters zur extrakorporalen Blutzirkulation in zentralvenöses Gefäß	Shaldonkatheter zur Dialyse
8-832.0	Legen Pulmonaliskatheter	
8-832.2	Wechsel Pulmonaliskatheter	

Ziffer	Bezeichnung	Bemerkung
8-839.0	**Perkutane Einführung einer intraaortalen Ballonpumpe**	Dauer der Behandlung zusätzlich kodieren (siehe unten)
8-83a.00	Dauer der Pumpenbehandlung unter 48 h	
8-83a.01	Dauer der Pumpenbehandlung 48 bis unter 96 h	
8-83a.02	Dauer der Pumpenbehandlung 96 h oder mehr	
8-839.3	Entfernung einer intraaortalen Ballonpumpe	

Dialyseverfahren

8-853	**Hämofiltration** Jede einzelne Hämofiltration wird kodiert. Beginn: mit Anschluss an die Dialysemaschine Ende: mit Entlassung des Patienten oder der Unterbrechung des Verfahrens für mehr als 24 Stunden. Bei Unterbrechungen bis zu 24 Stunden keine neue Kodierung erforderlich	
8-853.1-	Kontinuierlich, arteriovenös (CAVH)	Letzte Ziffer: Dauer 3 Bis 24 Stunden 4 Mehr als 24 bis 72 Stunden 5 Mehr als 72 bis 144 Stunden 6 Mehr als 144 bis 264 Stunden 7 Mehr als 264 bis 432 Stunden 9 Mehr als 432 bis 600 Stunden a Mehr als 600 bis 960 Stunden b Mehr als 960 bis 1.320 Stunden c Mehr als 1.320 bis 1.680 Stunden d Mehr als 1.680 bis 2.040 Stunden e Mehr als 2.040 bis 2.400 Stunden f Mehr als 2.400 Stunden
8-853.3	Intermittierend	Antikoagulation mit Heparin oder ohne Antikoagulation

8-853.4	Intermittierend	Antikoagulation mit sonstigen Substanzen Antikoagulation mit Citrat
8-853.5	Verlängert intermittierend	Mehr als 6 Stunden Antikoagulation mit Heparin oder ohne Antikoagulation
8-853.6	Verlängert intermittierend	Mehr als 6 Stunden Antikoagulation mit sonstigen Substanzen Antikoagulation mit Citrat
8-853.7-	Kontinuierlich, venovenös, pumpengetrieben (CVVH),	Antikoagulation mit Heparin oder ohne Antikoagulation Letzte Ziffer: Dauer 0 Bis 24 Stunden 1 Mehr als 24 bis 72 Stunden 2 Mehr als 72 bis 144 Stunden 3 Mehr als 144 bis 264 Stunden 4 Mehr als 264 bis 432 Stunden 6 Mehr als 432 bis 600 Stunden 7 Mehr als 600 bis 960 Stunden 8 Mehr als 960 bis 1.320 Stunden 9 Mehr als 1.320 bis 1.680 Stunden a Mehr als 1.680 bis 2.040 Stunden b Mehr als 2.040 bis 2.400 Stunden c Mehr als 2.400 Stunden

8-853.8-	Kontinuierlich, venovenös, pumpengetrieben (CVVH),	Antikoagulation mit sonstigen Substanzen Antikoagulation mit Citrat Letzte Ziffer: Dauer 0 Bis 24 Stunden 1 Mehr als 24 bis 72 Stunden 2 Mehr als 72 bis 144 Stunden 3 Mehr als 144 bis 264 Stunden 4 Mehr als 264 bis 432 Stunden 6 Mehr als 432 bis 600 Stunden 7 Mehr als 600 bis 960 Stunden 8 Mehr als 960 bis 1.320 Stunden 9 Mehr als 1.320 bis 1.680 Stunden a Mehr als 1.680 bis 2.040 Stunden b Mehr als 2.040 bis 2.400 Stunden c Mehr als 2.400 Stunden
8-854	**Hämodialyse** Jede einzelne Dialyse wird kodiert. Beginn: mit Anschluss an die Dialysemaschine Ende: mit Entlassung des Patienten oder der Unterbrechung des Verfahrens für mehr als 24 Stunden. Bei Unterbrechungen bis zu 24 Stunden keine neue Kodierung erforderlich	
8-854.2	Intermittierend,	Antikoagulation mit Heparin oder ohne Antikoagulation
8-854.3	Intermittierend,	Antikoagulation mit sonstigen Substanzen Antikoagulation mit Citrat
8-854.4	Verlängert intermittierend	Mehr als 6 Stunden Antikoagulation mit Heparin oder ohne Antikoagulation
8-854.5	Verlängert intermittierend	Mehr als 6 Stunden Antikoagulation mit sonstigen Substanzen Antikoagulation mit Citrat

8-854.6-	Kontinuierlich, venovenös, pumpengetrieben (CVVH),	Antikoagulation mit Heparin oder ohne Antikoagulation Letzte Ziffer: Dauer 0 Bis 24 Stunden 1 Mehr als 24 bis 72 Stunden 2 Mehr als 72 bis 144 Stunden 3 Mehr als 144 bis 264 Stunden 4 Mehr als 264 bis 432 Stunden 6 Mehr als 432 bis 600 Stunden 7 Mehr als 600 bis 960 Stunden 8 Mehr als 960 bis 1.320 Stunden 9 Mehr als 1.320 bis 1.680 Stunden a Mehr als 1.680 bis 2.040 Stunden b Mehr als 2.040 bis 2.400 Stunden c Mehr als 2.400 Stunden
8-854.7-	Kontinuierlich, venovenös, pumpengetrieben (CVVH),	Antikoagulation mit sonstigen Substanzen Antikoagulation mit Citrat Letzte Ziffer: Dauer 0 Bis 24 Stunden 1 Mehr als 24 bis 72 Stunden 2 Mehr als 72 bis 144 Stunden 3 Mehr als 144 bis 264 Stunden 4 Mehr als 264 bis 432 Stunden 6 Mehr als 432 bis 600 Stunden 7 Mehr als 600 bis 960 Stunden 8 Mehr als 960 bis 1.320 Stunden 9 Mehr als 1.320 bis 1.680 Stunden a Mehr als 1.680 bis 2.040 Stunden b Mehr als 2.040 bis 2.400 Stunden c Mehr als 2.400 Stunden

8-854.8	Verlängert intermittierend, zur Elimination von Proteinen mit einer Molekularmasse bis 60.000	Elimination von Leichtketten Eine verlängerte intermittierende Hämodialyse dauert mehr als 6 Stunden
8-855	**Hämodiafiltration** Jede einzelne Hämodiafiltration wird kodiert. Beginn: mit Anschluss an die Dialysemaschine Ende: mit Entlassung des Patienten oder der Unterbrechung des Verfahrens für mehr als 24 Stunden. Bei Unterbrechungen bis zu 24 Stunden keine neue Kodierung erforderlich	
8-855.1-	Kontinuierlich, arteriovenös (CAVH)	Letzte Ziffer: Dauer 3 Bis 24 Stunden 4 Mehr als 24 bis 72 Stunden 5 Mehr als 72 bis 144 Stunden 6 Mehr als 144 bis 264 Stunden 7 Mehr als 264 bis 432 Stunden 9 Mehr als 432 bis 600 Stunden a Mehr als 600 bis 960 Stunden b Mehr als 960 bis 1.320 Stunden c Mehr als 1.320 bis 1.680 Stunden d Mehr als 1.680 bis 2.040 Stunden e Mehr als 2.040 bis 2.400 Stunden f Mehr als 2.400 Stunden
8-855.3	Intermittierend,	Antikoagulation mit Heparin oder ohne Antikoagulation
8-855.4	Intermittierend,	Antikoagulation mit sonstigen Substanzen Antikoagulation mit Citrat
8-855.5	Verlängert intermittierend	Mehr als 6 Stunden Antikoagulation mit Heparin oder ohne Antikoagulation

8-855.6	Verlängert intermittierend	Mehr als 6 Stunden Antikoagulation mit sonstigen Substanzen Antikoagulation mit Citrat
8-855.7-	Kontinuierlich, venovenös, pumpengetrieben (CVVH),	Antikoagulation mit Heparin oder ohne Antikoagulation Letzte Ziffer: Dauer 0 Bis 24 Stunden 1 Mehr als 24 bis 72 Stunden 2 Mehr als 72 bis 144 Stunden 3 Mehr als 144 bis 264 Stunden 4 Mehr als 264 bis 432 Stunden 6 Mehr als 432 bis 600 Stunden 7 Mehr als 600 bis 960 Stunden 8 Mehr als 960 bis 1.320 Stunden 9 Mehr als 1.320 bis 1.680 Stunden a Mehr als 1.680 bis 2.040 Stunden b Mehr als 2.040 bis 2.400 Stunden c Mehr als 2.400 Stunden
8-855.8-	Kontinuierlich, venovenös, pumpengetrieben (CVVH),	Antikoagulation mit sonstigen Substanzen Antikoagulation mit Citrat Letzte Ziffer: Dauer 0 Bis 24 Stunden 1 Mehr als 24 bis 72 Stunden 2 Mehr als 72 bis 144 Stunden 3 Mehr als 144 bis 264 Stunden 4 Mehr als 264 bis 432 Stunden 6 Mehr als 432 bis 600 Stunden 7 Mehr als 600 bis 960 Stunden 8 Mehr als 960 bis 1.320 Stunden 9 Mehr als 1.320 bis 1.680 Stunden a Mehr als 1.680 bis 2.040 Stunden b Mehr als 2.040 bis 2.400 Stunden c Mehr als 2.400 Stunden

8-821.3-	Hämoperfusion [Vollblut-Adsorption]	.30 Selektiv, zur Entfernung hydrophober Substanzen (niedrig- und/oder mittelmolekular) Inkl.: Zytokin-Adsorption .31 Selektiv, zur Entfernung sonstiger Substanzen .32 Spezifisch
8-858.-	Extrakorporale Leberersatztherapie	[Leberdialyse] [5. Stelle mit/ohne pH-Steuerung zur Azidoseausgleich]

Chemotherapie

8-541.-	**Instillation von und lokoregionale Therapie mit zytotoxischen Materialien und Immunmodulatoren**
8-541.0	Intrathekal
8-541.1	Intrazerebral
8-541.2	In die Pleurahöhle ⇆
8-541.3	Intraperitoneal
8-541.4	In die Harnblase
8-541.5	In das Nierenbecken ⇆
8-541.6	Arteriell
8-541.x	Sonstige ⇆
8-542.-	Nicht komplexe Chemotherapie [ein Tag, .11 eine Substanz, 12 zwei Substanzen]
8-543.-	Mittelgradig komplexe und intensive Blockchemotherapie [5. Ziffer Anzahl der Tage, 6. Ziffer Anzahl der Substanzen]
8-544	**Hochgradig komplexe und intensive Blockchemotherapie**
8-547.-	**Andere Immuntherapie**
8-547.0	Mit Antikörpern gegen ein Zielepitop [die „klassischen AK, z. B. Rituximab, Trastuzumab, Bevacizumab]
8-547.2	Mit Immunmodulatoren
8-547.4	Mit Antikörper-Wirkstoff-Konjugaten Exkl.: Therapie mit radioaktiven Antikörpern (8-530.7) [zytotox. Substanz im Kode enthalten, nicht extra kodieren!]
8-547.5	Mit bispezifischen Antikörpern

Transfusionen

Übersicht

Die Kodes dieses Kapitels fuhren zum Teil in Zusatzentgelte, zum Teil nicht. Zusatzentgelte werden berechnet nach Menge oder Anzahl der verabreichten Substanzen.

8-80	**Transfusion von Blutzellen**
8-800.0	Vollblut 1–5 TE
8-800.1	Vollblut > 5 TE
8-800.6- 8-800.p-	Thrombozytenkonzentrate, patientenbezogen (HLA-kompatibel) [auch pathogeninaktiviert]
8-800.c-	Erythrozytenkonzentrate
8-800.g- 8-800.m-	Thrombozytenkonzentrate [früher: gepoolt]
8-800.h- 8-800.n-	pathogeninaktiviertes Thrombozytenkonzentrat
8-800.f- 8-800.k-	Apherese-Thrombozytenkonzentrate
8-800.d- 8-800.j-	pathogeninaktiviertes Apherese-Thrombozytenkonzentrat
8-81	**Transfusion von Plasma und Plasmabestandteilen**
	Tabelle siehe unten; deutliche Spezifizierung der Dosisstufen seit 2014

Transfusion von Blutzellen

8-80	**Transfusion von Blutzellen**	
8-800.0	Vollblut 1–5 TE	Inkl. Bedside-Test
8-800.1	Vollblut > 5 TE	Inkl. Massentransfusion
8-800.c.-	**Erythrozytenkonzentrate**	
8-800.c0	EKs 1–5 TE	Kein ZE
8-800.c1	EKs 6–10 TE	Kindersplitt! Nur abrechenbar für Patienten < 15 Jahre.

8-800.c2	EKs 11–15 TE	Kindersplitt! Nur abrechenbar für Patienten < 15 Jahre.	
8-800.c3	EKs 16–23 TE	8-800.ce	EKs 120–135 TE
8-800.c4	EKs 24–31 TE	8-800.cf	EKs 136–151 TE
8-800.c5	EKs 32–39 TE	8-800.cg	EKs 152–167 TE
8-800.c6	EKs 40–47 TE	8-800.ch	EKs 168–183 TE
8-800.c7	EKs 48–55 TE	8-800.ci	EKs 184–199 TE
8-800.c8	EKs 56–63 TE	8-800.ck	EKs 200–215 TE
8-800.c9	EKs 64–71 TE	8-800.cm	EKs 216–231 TE
8-800.ca	EKs 72–79 TE	8-800.cn	EKs 232–247 TE
8-800.cb	EKs 80–87 TE	8-800.cp	EKs 248–263 TE
8-800.cc	EKs 88–103 TE	8-800.cq	EKs 264–279 TE
8-800.cd	EKs 104–119 TE	8-800.cr	EKs 280 oder mehr
8-800.g-	**Thrombozytenkonzentrat [Pool]**		
8-800.g0	1 TK	Kein ZE	
8-800.g1	2 TK	Kindersplit! Nur abrechenbar für Patienten < 15 Jahre.	
8-800.g2	3 TK	Kindersplit! Nur abrechenbar für Patienten < 15 Jahre.	
8-800.g3	4 TK	8-800.gs	94 bis unter 102 TK
8-800.g4	5 TK	8-800.gt	102 bis unter 110 TK
8-800.g5	6 bis unter 8 TK	8-800.gu	110 bis unter 118 TK
8-800.g6	8 bis unter 10 TK	8-800.gv	118 bis unter 126 TK
8-800.g7	10 bis unter 12 TK	8-800.gz	126 bis unter 134 TK
8-800.g8	12 bis unter 14 TK	8-800.m0	134 bis unter 146 TK
8-800.g9	14 bis unter 16 TK	8-800.m1	146 bis unter 158 TK
8-800.ga	16 bis unter 18 TK	8-800.m2	158 bis unter 170 TK
8-800.gb	18 bis unter 20 TK	8-800.m3	170 bis unter 182 TK
8-800.gc	20 bis unter 24 TK	8-800.m4	182 bis unter 194 TK
8-800.gd	24 bis unter 28 TK	8-800.m5	194 bis unter 210 TK
8-800.ge	28 bis unter 32 TK	8-800.m6	210 bis unter 226 TK
8-800.gf	32 bis unter 36 TK	8-800.m7	226 bis unter 242 TK

8-800.gg	36 bis unter 40 TK	8-800.m8	242 bis unter 258 TK
8-800.gh	40 bis unter 46 TK	8-800.m9	258 bis unter 274 TK
8-800.gj	46 bis unter 52 TK	8-800.ma	274 bis unter 294 TK
8-800.gk	52 bis unter 58 TK	8-800.mb	294 bis unter 314 TK
8-800.gm	58 bis unter 64 TK	8-800.mc	314 bis unter 334 TK
8-800.gn	64 bis unter 70 TK	8-800.md	334 bis unter 354 TK
8-800.gp	70 bis unter 78 TK	8-800.me	354 bis unter 374 TK
8-800.gq	78 bis unter 86 TK	8-800.mf	374 oder mehr TK
8-800.gr	86 bis unter 94 TK		
8-800.h-/n-	**Pathogeninaktiviertes Thrombozytenkonzentrat**		
	OPS-Kodes und Stufen analog zu normalem Pool-TK		
8-800.f-	**Apherese-Thrombozytenkonzentrat**		
8-800.f0	1 TK	Kindersplitt! Nur abrechenbar für Patienten < 15 Jahre	
8-800.f1	2 TK	8-800.fr	86 bis unter 94 TK
8-800.f2	3 TK	8-800.fs	94 bis unter 102 TK
8-800.f3	4 TK	8-800.ft	102 bis unter 110 TK
8-800.f4	5 TK	8-800.fu	110 bis unter 118 TK
8-800.f5	6 bis unter 8 TK	8-800.fv	118 bis unter 126 TK
8-800.f6	8 bis unter 10 TK	8-800.fz	126 bis unter 134 TK
8-800.f7	10 bis unter 12 TK	8-800.k0	134 bis unter 146 TK
8-800.f8	12 bis unter 14 TK	8-800.k1	146 bis unter 158 TK
8-800.f9	14 bis unter 16 TK	8-800.k2	158 bis unter 170 TK
8-800.fa	16 bis unter 18 TK	8-800.k3	170 bis unter 182 TK
8-800.fb	18 bis unter 20 TK	8-800.k4	182 bis unter 194 TK
8-800.fc	20 bis unter 24 TK	8-800.k5	194 bis unter 210 TK
8-800.fd	24 bis unter 28 TK	8-800.k6	210 bis unter 226 TK
8-800.fe	28 bis unter 32 TK	8-800.k7	226 bis unter 242 TK
8-800.ff	32 bis unter 36 TK	8-800.k8	242 bis unter 258 TK
8-800.fg	36 bis unter 40 TK	8-800.k9	258 bis unter 274 TK

8-800.fh	40 bis unter 46 TK	8-800.ka	274 bis unter 294 TK
8-800.fj	46 bis unter 52 TK	8-800.kb	294 bis unter 314 TK
8-800.fk	52 bis unter 58 TK	8-800.kc	314 bis unter 334 TK
8-800.fm	58 bis unter 64 TK	8-800.kd	334 bis unter 354 TK
8-800.fn	64 bis unter 70 TK	8-800.ke	354 bis unter 374 TK
8-800.fp	70 bis unter 78 TK	8-800.kf	374 oder mehr
8-800.fq	78 bis unter 86 TK		
8-800.d-/i-	**Pathogeninaktiviertes Apherese-Thrombozytenkonzentrat**		
	OPS-Kodes und Stufen analog zu normalem Apherese-TK		
8-800.6-	**THK, patientenbezogen HLA-kompatibel** Bei Gabe von THKs, die wegen (V. a.) HLA- und andere(n) AK spezifisch für den Patienten hergestellt wurden.		
8-800.60	Pat-bez TKs 1 TE	8-800.6g	Pat-bez TKs 39–42 TE
8-800.61	Pat-bez TKs 2 TE	8-800.6h	Pat-bez TKs 43–46 TE
8-800.62	Pat-bez TKs 3–4 TE	8-800.6j	Pat-bez TKs 47–50 TE
8-800.63	Pat-bez TKs 5–6 TE	8-800.6k	Pat-bez TKs 51–54 TE
8-800.64	Pat-bez TKs 7–8 TE	8-800.6m	Pat-bez TKs 55–58 TE
8-800.65	Pat-bez TKs 9–10 TE	8-800.6n	Pat-bez TKs 59–62 TE
8-800.66	Pat-bez TKs 11–12 TE	8-800.6p	Pat-bez TKs 63–66 TE
8-800.67	Pat-bez TKs 13–14 TE	8-800.6q	Pat-bez TKs 67–70 TE
8-800.68	Pat-bez TKs 15–16 TE	8-800.6s	Pat-bez TKs 71–78 TE
8-800.69	Pat-bez TKs 17–18 TE	8-800.6t	Pat-bez TKs 79–86 TE
8-800.6a	Pat-bez TKs 19–22 TE	8-800.6u	Pat-bez TKs 87–94 TE
8-800.6b	Pat-bez TKs 23–26 TE	8-800.6v	Pat-bez TKs 95–102 TE
8-800.6c	Pat-bez TKs 27–30 TE	8-800.6w	Pat-bez TKs 103–110 TE
8-800.6d	Pat-bez TKs 31–34 TE	8-800.6z	Pat-bez TKs 111 oder mehr TE
8-800.6e	Pat-bez TKs 35–38 TE		
8.800.p-	**Pathogeninaktiviertes patientenbezogenes Thrombozytenkonzentrat**		
	OPS-Kodes und Stufen analog zu normalem HLA-TK		

Transfusion von Plasma und Plasmabestandteilen (Auswahl)

Diese Tabelle stellt nur eine Auswahl der wichtigsten Präparate dar. Weitere Faktorenkonzentrate und Plasmaprodukte siehe OPS-Katalog.

8.812	**Transfusion von Plasma und anderen Plasmabestandteilen und gentechnisch hergestellten Plasmaproteinen (Auswahl)**		
8-812.6	**Normales Plasma**		
8-812.60	1 TE bis unter 6 TE	8-812.63	21 TE bis unter 31 TE
8-812.61	6 TE bis unter 11 TE	8-812.64	31 TE oder mehr
8-812.62	11 TE bis unter 21 TE		
8-812.7-	**Kryodepletiertes Plasma**		
8-812.70	1 TE bis unter 6 TE	8-812.73	21 TE bis unter 31 TE
8-812.71	6 TE bis unter 11 TE	8-812.74	31 TE oder mehr
8-812.72	11 TE bis unter 21 TE		
8-812.8-	**Pathogeninaktiviertes Plasma**		
8-812.80	1 TE bis unter 6 TE	8-812.83	21 TE bis unter 31 TE
8-812.81	6 TE bis unter 11 TE	8-812.84	31 TE oder mehr
8-812.82	11 TE bis unter 21 TE		
8-812.9-	Humanes Protein C, parenteral	14 Dosisstufen von unter 1.000 IE bis 70.000 IE oder mehr	
8-812.5	**Prothrombinkomplex-Gabe**	**PPSB u.ä.** **ZE30 oder ZE2026-97**	
8-812.50	500 bis unter 1.500 IE	nur im ZE2026-97 abrechenbar	
8-812.51	1.500 bis unter 2.500 IE	nur im ZE2026-97 abrechenbar	
8-812.52	2.500 bis unter 3.500 IE	nur im ZE2026-97 abrechenbar	

8-812.53	3.500 bis unter 4.500 IE	8-812.5c	20.500 bis unter 25.500 IE
8-812.54	4.500 bis unter 5.500 IE	8-812.5d	25.500 bis unter 30.500 IE
8-812.55	5.500 bis unter 6.500 IE	8-812.5f	30.500 IE bis unter 40.500 IE
8-812.56	6.500 bis unter 7.500 IE	8-812.5g	40.500 IE bis unter 50.500 IE
8-812.57	7.500 bis unter 8.500 IE	8-812.5h	50.500 IE bis unter 60.500 IE
8-812.58	8.500 bis unter 9.500 IE	8-812.5j	60.500 IE bis unter 80.500 IE
8-812.59	9.500 bis unter 10.500 IE	8-812.5k	80.500 IE bis unter 100.500 IE
8-812.5a	10.500 bis unter 15.500 IE	8-812.5m	100.500 IE bis unter 120.500 IE
8-812.5b	15.500 bis unter 20.500 IE	8-812.5n	120.500 IE bis unter 140.500 IE
8-812.5p	140.500 IE bis unter 160.500 IE	8-812.5q	160.500 IE bis unter 200.500 IE
8-812.5r	200.500 IE oder mehr		
8-810.g	**AT III-Gabe**	ZE47	
	bis unter 2.000 IE	nicht kodierbar	
8-810.g1	2.000 bis unter 3.500 IE	nur bei Patienten < 15 Jahren kodierbar	
8-810.g2	3.500 bis unter 5.000 IE		
8-810.g3	5.000 bis unter 7.000 IE		
8-810.g4	7.000 bis unter 10.000 IE	8-810.gc	50.000 bis unter 60.000 IE
8-810.g5	10.000 bis unter 15.000 IE	8-810.gd	60.000 bis unter 70.000 IE

8-810.g6	15.000 bis unter 20.000 IE	8-810.ge	70.000 bis unter 90.000 IE
8-810.g7	20.000 bis unter 25.000 IE	8-810.gf	90.000 bis unter 110.000 IE
8-810.g8	25.000 bis unter 30.000 IE	8-810.gg	110.000 bis unter 130.000 IE
8-810.ga	30.000 IE bis unter 40.000 IE	8-810.gh	130.000 bis unter 150.000 IE
8-810.gb	40.000 bis unter 50.000 IE	8-810.gj	150.000 IE oder mehr
8-810.h	**C1-Esteraseinhibitor**		
8-810.h3	500 bis unter 1.000 IE	8-810.h9	4.000 bis unter 5.000 IE
8-810.h4	1.000 bis unter 1.500 IE	8-810.ha	5.000 bis unter 6.000 IE
8-810.h5	1.500 bis unter 2.000 IE	8-810.hb	6.000 bis unter 7.000 IE
8-810.h6	2.000 bis unter 2.500 IE	8-810.hc	7.000 bis unter 9.000 IE
8-810.h7	2.500 bis unter 3.000 IE	8-810.hd	9.000 bis unter 11.000 IE
8-810.h8	3.000 bis unter 4.000 IE	8-810.he	11.000 IE oder mehr
8-810.j-	**Fibrinogen-Gabe**		
8-810.j3	bis unter 1,0 g		
8-810.j4	1,0 g bis unter 2,0 g	8-810.jh	20,0 g bis unter 25,0 g
8-810.j5	2,0 g bis unter 3,0 g	8-810.jj	25,0 g bis unter 30,0 g
8-810.j6	3,0 g bis unter 4,0 g	8-810.jk	30,0 g bis unter 35,0 g
8-810.j7	4,0 g bis unter 5,0 g	8-810.jm	35,0 g bis unter 40,0 g
8-810.j8	5,0 g bis unter 6,0 g	8-810.jn	40,0 g bis unter 50,0 g
8-810.j9	6,0 g bis unter 7,0 g	8-810.jp	50,0 g bis unter 60,0 g
8-810.ja	7,0 g bis unter 8,0 g	8-810.jq	60,0 g bis unter 70,0 g
8-810.jb	8,0 g bis unter 9,0 g	8-810.jr	70,0 g bis unter 80,0 g

8-810.jc	9,0 g bis unter 10,0 g	8-810.js	80,0 g bis unter 90,0 g
8-810.jd	10,0 g bis unter 12,5 g	8-810.jt	90,0 g bis unter 100,0 g
8-810.je	12,5 g bis unter 15,0 g	8-810.jv	100,0 g bis unter 120,0 g
8-810.jf	15,0 g bis unter 17,5 g	8-810.jw	120,0 g bis unter 160,0 g
8-810.jg	17,5 g bis unter 20,0 g	8-810.jz	160,0 g oder mehr
8-810.w	**Gabe von Human-Immunglobulinen, polyvalent**		
	bis unter 2,0 g	nicht kodierbar	
8-810.wv	2,0 bis unter 2,5 g	nur bei Patienten < 15 Jahren kodierbar [neu 2025, ZE93]	
8-810.w0	2,5 bis unter 5 g	nur bei Patienten < 15 Jahren kodierbar	
8-810.w1	5 bis unter 10 g	nur bei Patienten < 15 Jahren kodierbar	
8-810.w2	10 bis unter 15 g	8-810.wf	185 bis unter 205 g
8-810.w3	15 bis unter 25 g	8-810.wg	205 bis unter 225 g
8-810.w4	25 bis unter 35 g	8-810.wh	225 bis unter 245 g
8-810.w5	35 bis unter 45 g	8-810.wj	245 bis unter 285 g
8-810.w6	45 bis unter 55 g	8-810.wk	285 bis unter 325 g
8-810.w7	55 bis unter 65 g	8-810.wm	325 bis unter 365 g
8-810.w8	65 bis unter 75 g	8-810.wn	365 bis unter 445 g
8-810.w9	75 bis unter 85 g	8-810.wp	445 bis unter 525 g
8-810.wa	85 bis unter 105 g	8-810.wq	525 bis unter 605 g
8-810.wb	105 bis unter 125 g	8-810.wr	605 bis unter 685 g
8-810.wc	125 bis unter 145 g	8-810.ws	685 bis unter 765 g
8-810.wd	145 bis unter 165 g	8-810.wt	765 bis unter 845 g
8-810.we	165 bis unter 185 g	8-810.wu	845 g oder mehr

8-810.6-	**Rekombinanter aktivierter Faktor VII**		
8-810.63	bis unter 25 kIE	8-810.6f	3.000 kIE bis unter 4.000 kIE
8-810.64	25 kIE bis unter 50 kIE	8-810.6g	4.000 kIE bis unter 5.000 kIE
8-810.65	50 kIE bis unter 100 kIE	8-810.6h	5.000 kIE bis unter 6.000 kIE
8-810.66	100 kIE bis unter 200 kIE	8-810.6j	6.000 kIE bis unter 7.000 kIE
8-810.67	200 kIE bis unter 300 kIE	8-810.6k	7.000 kIE bis unter 8.000 kIE
8-810.68	300 kIE bis unter 400 kIE	8-810.6m	8.000 kIE bis unter 9.000 kIE
8-810.69	400 kIE bis unter 500 kIE	8-810.6n	9.000 kIE bis unter 10.000 kIE
8-810.6a	500 kIE bis unter 1.000 kIE	8-810.6p	10.000 kIE bis unter 15.000 kIE
8-810.6b	1.000 kIE bis unter 1.500 kIE	8-810.6q	15.000 kIE bis unter 20.000 kIE
8-810.6c	1.500 kIE bis unter 2.000 kIE	8-810.6r	20.000 kIE bis unter 25.000 kIE
8-810.6d	2.000 kIE bis unter 2.500 kIE	8-810.6s	25.000 kIE bis unter 30.000 kIE
8-810.6e	2.500 kIE bis unter 3.000 kIE	8-810.6u	30.000 kIE bis unter 40.000 kIE
8-810.6v	40.000 kIE bis unter 50.000 kIE	8-810.6w	50.000 kIE bis unter 70.000 kIE
8-810.6z	70.000 kIE oder mehr		
8-810.7-	**Plasmatischer Faktor VII**		
8-810.73	bis unter 500 Einheiten	8-810.7e	8.000 bis unter 9.000 Einheiten
8-810.74	500 bis unter 1.000 Einheiten	8-810.7f	9.000 bis unter 10.000 Einheiten
8-810.75	1.000 bis unter 1.500 Einheiten	8-810.7g	10.000 bis unter 15.000 Einheiten

8-810.76	1.500 bis unter 2.000 Einheiten	8-810.7h	15.000 bis unter 20.000 Einheiten
8-810.77	2.000 bis unter 2.500 Einheiten	8-810.7j	20.000 bis unter 25.000 Einheiten
8-810.78	2.500 bis unter 3.000 Einheiten	8-810.7k	25.000 bis unter 30.000 Einheiten
8-810.79	3.000 bis unter 4.000 Einheiten	8-810.7n	30.000 bis unter 40.000 Einheiten
8-810.7a	4.000 bis unter 5.000 Einheiten	8-810.7p	40.000 bis unter 50.000 Einheiten
8-810.7b	5.000 bis unter 6.000 Einheiten	8-810.7q	50.000 bis unter 70.000 Einheiten
8-810.7c	6.000 bis unter 7.000 Einheiten	8-810.7r	70.000 Einheiten oder mehr
8-810.7d	7.000 bis unter 8.000 Einheiten		
8-810.8-	**Rekombinanter Faktor VIII**		
8-810.83	bis unter 500 Einheiten	8-810.8g	40.000 bis unter 45.000 Einheiten
8-810.84	500 bis unter 1.000 Einheiten	8-810.8h	45.000 bis unter 50.000 Einheiten
8-810.85	1.000 bis unter 2.000 Einheiten	8-810.8j	50.000 bis unter 60.000 Einheiten
8-810.86	2.000 bis unter 3.000 Einheiten	8-810.8k	60.000 bis unter 70.000 Einheiten
8-810.87	3.000 bis unter 4.000 Einheiten	8-810.8m	70.000 bis unter 80.000 Einheiten
8-810.88	4.000 bis unter 5.000 Einheiten	8-810.8n	80.000 bis unter 90.000 Einheiten
8-810.89	5.000 bis unter 10.000 Einheiten	8-810.8p	90.000 bis unter 100.000 Einheiten
8-810.8a	10.000 bis unter 15.000 Einheiten	8-810.8r	100.000 bis unter 120.000 Einheiten
8-810.8b	15.000 bis unter 20.000 Einheiten	8-810.8s	120.000 bis unter 140.000 Einheiten

8-810.8c	20.000 bis unter 25.000 Einheiten	8-810.8t	140.000 bis unter 160.000 Einheiten
8-810.8d	25.000 bis unter 30.000 Einheiten	8-810.8u	160.000 bis unter 200.000 Einheiten
8-810.8e	30.000 bis unter 35.000 Einheiten	8-810.8v	200.000 bis unter 240.000 Einheiten
8-810.8f	35.000 bis unter 40.000 Einheiten	8-810.8w	240.000 bis unter 280.000 Einheiten
8-810.8z	280.000 Einheiten oder mehr		
8-810.9-	**Plasmatischer Faktor VIII**		
8-810.93	bis unter 500 Einheiten	8-810.9h	45.000 bis unter 50.000 Einheiten
8-810.94	500 bis unter 1.000 Einheiten	8-810.9j	50.000 bis unter 60.000 Einheiten
8-810.95	1.000 bis unter 2.000 Einheiten	8-810.9k	60.000 bis unter 70.000 Einheiten
8-810.96	2.000 bis unter 3.000 Einheiten	8-810.9m	70.000 bis unter 80.000 Einheiten
8-810.97	3.000 bis unter 4.000 Einheiten	8-810.9n	80.000 bis unter 90.000 Einheiten
8-810.98	4.000 bis unter 5.000 Einheiten	8-810.9p	90.000 bis unter 100.000 Einheiten
8-810.99	5.000 bis unter 10.000 Einheiten	8-810.9r	100.000 bis unter 120.000 Einheiten
8-810.9a	10.000 bis unter 15.000 Einheiten	8-810.9s	120.000 bis unter 140.000 Einheiten
8-810.9b	15.000 bis unter 20.000 Einheiten	8-810.9t	140.000 bis unter 160.000 Einheiten
8-810.9c	20.000 bis unter 25.000 Einheiten	8-810.9u	160.000 bis unter 200.000 Einheiten
8-810.9d	25.000 bis unter 30.000 Einheiten	8-810.9v	200.000 bis unter 240.000 Einheiten
8-810.9e	30.000 bis unter 35.000 Einheiten	8-810.9w	240.000 bis unter 280.000 Einheiten

8-810.9f	35.000 bis unter 40.000 Einheiten	8-810.9z	280.000 Einheiten oder mehr
8-810.9g	40.000 bis unter 45.000 Einheiten		
8-810.a-	**Rekombinanter Faktor IX**		
8-810.a3	bis unter 500 Einheiten	8-810.a5	1.000 bis unter 2.000 Einheiten
8-810.a4	500 bis unter 1.000 Einheiten	8-810.a6	2.000 bis unter 3.000 Einheiten
8-810.a7	3.000 bis unter 4.000 Einheiten	8-810.ak	60.000 bis unter 70.000 Einheiten
8-810.a8	4.000 bis unter 5.000 Einheiten	8-810.am	70.000 bis unter 80.000 Einheiten
8-810.a9	5.000 bis unter 10.000 Einheiten	8-810.an	80.000 bis unter 90.000 Einheiten
8-810.aa	10.000 bis unter 15.000 Einheiten	8-810.ap	90.000 bis unter 100.000 Einheiten
8-810.ab	15.000 bis unter 20.000 Einheiten	8-810.ar	100.000 bis unter 120.000 Einheiten
8-810.ac	20.000 bis unter 25.000 Einheiten	8-810.as	120.000 bis unter 140.000 Einheiten
8-810.ad	25.000 bis unter 30.000 Einheiten	8-810.at	140.000 bis unter 160.000 Einheiten
8-810.ae	30.000 bis unter 35.000 Einheiten	8-810.au	160.000 bis unter 200.000 Einheiten
8-810.af	35.000 bis unter 40.000 Einheiten	8-810.av	200.000 bis unter 240.000 Einheiten
8-810.ag	40.000 bis unter 45.000 Einheiten	8-810.aw	240.000 bis unter 280.000 Einheiten
8-810.ah	45.000 bis unter 50.000 Einheiten	8-810.az	280.000 Einheiten oder mehr
8-810.aj	50.000 bis unter 60.000 Einheiten		

8-810.b-	**Plasmatischer Faktor IX**		
8-810.b3	bis unter 500 Einheiten	8-810.b8	4.000 bis unter 5.000 Einheiten
8-810.b4	500 bis unter 1.000 Einheiten	8-810.b9	5.000 bis unter 10.000 Einheiten
8-810.b5	1.000 bis unter 2.000 Einheiten	8-810.ba	10.000 bis unter 15.000 Einheiten
8-810.b6	2.000 bis unter 3.000 Einheiten	8-810.bb	15.000 bis unter 20.000 Einheiten
8-810.b7	3.000 bis unter 4.000 Einheiten	8-810.bc	20.000 bis unter 25.000 Einheiten
8-810.bd	25.000 bis unter 30.000 Einheiten	8-810.bp	90.000 bis unter 100.000 Einheiten
8-810.be	30.000 bis unter 35.000 Einheiten	8-810.br	100.000 bis unter 120.000 Einheiten
8-810.bf	35.000 bis unter 40.000 Einheiten	8-810.bs	120.000 bis unter 140.000 Einheiten
8-810.bg	40.000 bis unter 45.000 Einheiten	8-810.bt	140.000 bis unter 160.000 Einheiten
8-810.bh	45.000 bis unter 50.000 Einheiten	8-810.bu	160.000 bis unter 200.000 Einheiten
8-810.bj	50.000 bis unter 60.000 Einheiten	8-810.bv	200.000 bis unter 240.000 Einheiten
8-810.bk	60.000 bis unter 70.000 Einheiten	8-810.bw	240.000 bis unter 280.000 Einheiten
8-810.bm	70.000 bis unter 80.000 Einheiten	8-810.bz	280.000 Einheiten oder mehr
8-810.bn	80.000 bis unter 90.000 Einheiten		
8-810.c-	**FEIBA – Prothrombinkomplex mit Faktor-VIII-Inhibitor-Bypass-Aktivität**		
8-810.c3	bis unter 500 Einheiten	8-810.ch	45.000 bis unter 50.000 Einheiten
8-810.c4	500 bis unter 1.000 Einheiten	8-810.cj	50.000 bis unter 60.000 Einheiten

8-810.c5	1.000 bis unter 2.000 Einheiten	8-810.ck	60.000 bis unter 70.000 Einheiten
8-810.c6	2.000 bis unter 3.000 Einheiten	8-810.cm	70.000 bis unter 80.000 Einheiten
8-810.c7	3.000 bis unter 4.000 Einheiten	8-810.cn	80.000 bis unter 90.000 Einheiten
8-810.c8	4.000 bis unter 5.000 Einheiten	8-810.cp	90.000 bis unter 100.000 Einheiten
8-810.c9	5.000 bis unter 10.000 Einheiten	8-810.cr	100.000 bis unter 120.000 Einheiten
8-810.ca	10.000 bis unter 15.000 Einheiten	8-810.cs	120.000 bis unter 140.000 Einheiten
8-810.cb	15.000 bis unter 20.000 Einheiten	8-810.ct	140.000 bis unter 160.000 Einheiten
8-810.cc	20.000 bis unter 25.000 Einheiten	8-810.cu	160.000 bis unter 200.000 Einheiten
8-810.cd	25.000 bis unter 30.000 Einheiten	8-810.cv	200.000 bis unter 240.000 Einheiten
8-810.ce	30.000 bis unter 35.000 Einheiten	8-810.cw	240.000 bis unter 280.000 Einheiten
8-810.cf	35.000 bis unter 40.000 Einheiten	8-810.cz	280.000 Einheiten oder mehr
8-810.cg	40.000 bis unter 45.000 Einheiten		
8-810.d-	**Von-Willebrand-Faktor**		
8-810.d3	bis unter 500 Einheiten	8-810.dh	45.000 bis unter 50.000 Einheiten
8-810.d4	500 bis unter 1.000 Einheiten	8-810.dj	50.000 bis unter 60.000 Einheiten
8-810.d5	1.000 bis unter 2.000 Einheiten	8-810.dk	60.000 bis unter 70.000 Einheiten
8-810.d6	2.000 bis unter 3.000 Einheiten	8-810.dm	70.000 bis unter 80.000 Einheiten
8-810.d7	3.000 bis unter 4.000 Einheiten	8-810.dn	80.000 bis unter 90.000 Einheiten

8-810.d8	4.000 bis unter 5.000 Einheiten	8-810.dp	90.000 bis unter 100.000 Einheiten
8-810.d9	5.000 bis unter 10.000 Einheiten	8-810.dr	100.000 bis unter 120.000 Einheiten
8-810.da	10.000 bis unter 15.000 Einheiten	8-810.ds	120.000 bis unter 140.000 Einheiten
8-810.db	15.000 bis unter 20.000 Einheiten	8-810.dt	140.000 bis unter 160.000 Einheiten
8-810.dc	20.000 bis unter 25.000 Einheiten	8-810.du	160.000 bis unter 200.000 Einheiten
8-810.dd	25.000 bis unter 30.000 Einheiten	8-810.dv	200.000 bis unter 240.000 Einheiten
8-810.de	30.000 bis unter 35.000 Einheiten	8-810.dw	240.000 bis unter 280.000 Einheiten
8-810.df	35.000 bis unter 40.000 Einheiten	8-810.dz	280.000 Einheiten oder mehr
8-810.dg	40.000 bis unter 45.000 Einheiten		
8-810.e-	**Faktor XIII**		
8-810.e5	unter 250 Einheiten	8-810.ej	35.000 bis unter 40.000 Einheiten
8-810.e6	250 bis unter 500 Einheiten	8-810.ek	40.000 bis unter 45.000 Einheiten
8-810.e7	500 bis unter 1.000 Einheiten	8-810.em	45.000 bis unter 50.000 Einheiten
8-810.e8	1.000 bis unter 2.000 Einheiten	8-810.en	50.000 bis unter 60.000 Einheiten
8-810.e9	2.000 bis unter 3.000 Einheiten	8-810.ep	60.000 bis unter 70.000 Einheiten
8-810.ea	3.000 bis unter 4.000 Einheiten	8-810.eq	70.000 bis unter 80.000 Einheiten
8-810.eb	4.000 bis unter 5.000 Einheiten	8-810.er	80.000 bis unter 90.000 Einheiten
8-810.ec	5.000 bis unter 10.000 Einheiten	8-810.es	90.000 bis unter 100.000 Einheiten

8-810.ed	10.000 bis unter 15.000 Einheiten	8-810.et	100.000 bis unter 120.000 Einheiten
8-810.ee	15.000 bis unter 20.000 Einheiten	8-810.ev	120.000 bis unter 140.000 Einheiten
8-810.ef	20.000 bis unter 25.000 Einheiten	8-810.ew	140.000 bis unter 180.000 Einheiten
8-810.eg	25.000 bis unter 30.000 Einheiten	8-810.ez	180.000 Einheiten oder mehr
8-810.eh	30.000 bis unter 35.000 Einheiten		
8-812.4	**Plasmatischer Faktor X**		
8-812.a0	bis unter 500 Einheiten	8-812.ab	30.000 bis unter 35.000 Einheiten
8-812.a1	500 bis unter 1.000 Einheiten	8-812.ac	35.000 bis unter 40.000 Einheiten
8-812.a2	1.000 bis unter 2.000 Einheiten	8-812.ad	40.000 bis unter 45.000 Einheiten
8-812.a3	2.000 bis unter 3.000 Einheiten	8-812.ae	45.000 bis unter 50.000 Einheiten
8-812.a4	3.000 bis unter 4.000 Einheiten	8-812.af	50.000 bis unter 60.000 Einheiten
8-812.a5	4.000 bis unter 5.000 Einheiten	8-812.ag	60.000 bis unter 70.000 Einheiten
8-812.a6	5.000 bis unter 10.000 Einheiten	8-812.ah	70.000 bis unter 80.000 Einheiten
8-812.a7	10.000 bis unter 15.000 Einheiten	8-812.aj	80.000 bis unter 90.000 Einheiten
8-812.a8	15.000 bis unter 20.000 Einheiten	8-812.ak	90.000 bis unter 100.000 Einheiten
8-812.a9	20.000 bis unter 25.000 Einheiten	8-812.am	100.000 Einheiten oder mehr
8-812.aa	25.000 bis unter 30.000 Einheiten		
8-812.b	Faktor XI	Keine Dosisstufen	

Zusatzentgeltfähige Medikamente
Antimykotika

ZE	Bezeichnung	Nummer	OPS	OPS-Text
ZE2026-123	Gabe von Caspofungin, parenteral		6-002.p0	35 mg bis unter 65 mg (nur Kinder < 5 Jahre!)
			6-002.p1	65 mg bis unter 100 mg
			6-002.p2	100 mg bis unter 150 mg
			6-002.p3	150 mg bis unter 200 mg
			6-002.p4	200 mg bis unter 250 mg
			6-002.p5	250 mg bis unter 300 mg
			6-002.p6	300 mg bis unter 350 mg
			6-002.p7	350 mg bis unter 400 mg
			6-002.p8	400 mg bis unter 450 mg
			6-002.p9	450 mg bis unter 500 mg
			6-002.pa	500 mg bis unter 600 mg
			6-002.pb	600 mg bis unter 700 mg
			6-002.pc	700 mg bis unter 800 mg
			6-002.pd	800 mg bis unter 900 mg
			6-002.pe	900 mg bis unter 1.000 mg
			6-002.pf	1.000 mg bis unter 1.200 mg
			6-002.pg	1.200 mg bis unter 1.400 mg
			6-002.ph	1.400 mg bis unter 1.600 mg
			6-002.pj	1.600 mg bis unter 2.000 mg
			6-002.pk	2.000 mg bis unter 2.400 mg
			6-002.pm	2.400 mg bis unter 2.800 mg
			6-002.pn	2.800 mg bis unter 3.600 mg
			6-002.pp	3.600 mg bis unter 4.400 mg
			6-002.pq	4.400 mg bis unter 5.200 mg
			6-002.pr	5.200 mg bis unter 6.000 mg
			6-002.ps	6.000 mg bis unter 6.800 mg
			6-002.pt	6.800 mg bis unter 7.600 mg
			6-002.pu	7.600 mg bis unter 8.400 mg
			6-002.pv	8.400 mg oder mehr

ZE	Bezeichnung	Nummer	OPS	OPS-Text
ZE110	Gabe von Liposomalem Amphotericin B, parenteral	ZE110.01	6-002.q0	100 mg bis unter 175 mg (nur Kinder < 3 Jahre!)
		ZE110.02	6-002.q1	175 mg bis unter 250 mg (nur Kinder < 3 Jahre!)
		ZE110.03	6-002.q2	250 mg bis unter 350 mg
		ZE110.04	6-002.q3	350 mg bis unter 450 mg
		ZE110.05	6-002.q4	450 mg bis unter 550 mg
		ZE110.06	6-002.q5	550 mg bis unter 650 mg
		ZE110.07	6-002.q6	650 mg bis unter 750 mg
		ZE110.08	6-002.q7	750 mg bis unter 850 mg
		ZE110.09	6-002.q8	850 mg bis unter 950 mg
		ZE110.10	6-002.q9	950 mg bis unter 1.150 mg
		ZE110.11	6-002.qa	1.150 mg bis unter 1.350 mg
		ZE110.12	6-002.qb	1.350 mg bis unter 1.550 mg
		ZE110.13	6-002.qc	1.550 mg bis unter 1.750 mg
		ZE110.14	6-002.qd	1.750 mg bis unter 1.950 mg
		ZE110.15	6-002.qe	1.950 mg bis unter 2.150 mg
		ZE110.16	6-002.qf	2.150 mg bis unter 3.150 mg
		ZE110.17	6-002.qg	3.150 mg bis unter 4.150 mg
		ZE110.18	6-002.qh	4.150 mg bis unter 5.150 mg
		ZE110.19	6-002.qj	5.150 mg bis unter 6.150 mg
		ZE110.20	6-002.qk	6.150 mg bis unter 8.650 mg
		ZE110.21	6-002.qm	8.650 mg bis unter 11.150 mg
		ZE110.22	6-002.qn	11.150 mg bis unter 13.650 mg
		ZE110.23	6-002.qp	13.650 mg bis unter 18.650 mg
		ZE110.24	6-002.qq	18.650 mg bis unter 23.650 mg
		ZE110.25	6-002.qr	23.650 mg bis unter 28.650 mg
		ZE110.26	6-002.qs	28.650 mg bis unter 33.650 mg
		ZE110.27	6-002.qt	33.650 mg bis unter 38.650 mg
		ZE110.28	6-002.qu	38.650 mg bis unter 43.650 mg
		ZE110.29	6-002.qv	43.650 mg oder mehr

ZE	Bezeichnung	Nummer	OPS	OPS-Text
ZE2026-124	Gabe von Voriconazol, oral		6-002.50	1,00 g bis unter 1,75 g (nur Kinder < 15 Jahre!)
			6-002.51	1,75 g bis unter 2,50 g (nur Kinder < 15 Jahre!)
			6-002.52	2,50 g bis unter 3,50 g
			6-002.53	3,50 g bis unter 4,50 g
			6-002.54	4,50 g bis unter 6,50 g
			6-002.55	6,50 g bis unter 8,50 g
			6-002.56	8,50 g bis unter 10,50 g
			6-002.57	10,50 g bis unter 15,50 g
			6-002.58	15,50 g bis unter 20,50 g
			6-002.59	20,50 g bis unter 25,50 g
			6-002.5a	25,50 g bis unter 30,50 g
			6-002.5c	30,50 g bis unter 35,5 g
			6-002.5d	35,50 g bis unter 40,50 g
			6-002.5e	40,50 g bis unter 45,50 g
			6-002.5f	45,50 g oder mehr
ZE2026-125	Gabe von Voriconazol, parenteral		6-002.r0	0,4 g bis unter 0,6 g (nur Kinder < 10 Jahre!)
			6-002.r1	0,6 g bis unter 0,8 g (nur Kinder < 10 Jahre!)
			6-002.r2	0,8 g bis unter 1,2 g
			6-002.r3	1,2 g bis unter 1,6 g
			6-002.r4	1,6 g bis unter 2,0 g
			6-002.r5	2,0 g bis unter 2,4 g
			6-002.r6	2,4 g bis unter 3,2 g
			6-002.r7	3,2 g bis unter 4,0 g
			6-002.r8	4,0 g bis unter 4,8 g
			6-002.r9	4,8 g bis unter 5,6 g
			6-002.ra	5,6 g bis unter 6,4 g
			6-002.rb	6,4 g bis unter 7,2 g
			6-002.rc	7,2 g bis unter 8,8 g
			6-002.rd	8,8 g bis unter 10,4 g
			6-002.re	10,4 g bis unter 12,0 g
			6-002.rf	12,0 g bis unter 13,6 g
			6-002.rg	13,6 g bis unter 16,8 g

ZE	Bezeichnung	Nummer	OPS	OPS-Text
			6-002.rh	16,8 g bis unter 20,0 g
			6-002.rj	20,0 g bis unter 23,2 g
			6-002.rk	23,2 g bis unter 26,4 g
			6-002.rm	26,4 g bis unter 32,8 g
			6-002.rn	32,8 g bis unter 39,2 g
			6-002.rp	39,2 g bis unter 45,6 g
			6-002.rq	45,6 g bis unter 52,0 g
			6-002.rr	52,0 g bis unter 64,8 g
			6-002.rs	64,8 g bis unter 77,6 g
			6-002.rt	77,6 g bis unter 90,4 g
			6-002.ru	90,4 g oder mehr
ZE2026-207	Gabe von Itraconazol, parenteral		6-002.c0	400 mg bis unter 800 mg (nur Kinder < 10 Jahre!)
			6-002.c1	800 mg bis unter 1200 mg (nur Kinder < 10 Jahre!)
			6-002.c2	1200 mg bis unter 1600 mg
			6-002.c3	1600 mg bis unter 2000 mg
			6-002.c4	2000 mg bis unter 2400 mg
			6-002.c5	2400 mg bis unter 2800 mg
			6-002.c6	2800 mg bis unter 3200 mg
			6-002.c7	3200 mg bis unter 3600 mg
			6-002.c8	3600 mg bis unter 4000 mg
			6-002.c9	4000 mg bis unter 4800 mg
			6-002.ca	4800 mg bis unter 5600 mg
			6-002.cb	5600 mg bis unter 6400 mg
			6-002.cc	6400 mg bis unter 7200 mg
			6-002.cd	7200 mg bis unter 8000 mg
			6-002.ce	8000 mg bis unter 8800 mg
			6-002.cg	8800 mg bis unter 10400 mg
			6-002.ch	10.400 mg bis unter 12.000 mg
			6-002.cj	12.000 mg bis unter 13.600 mg
			6-002.ck	13.600 mg bis unter 16.800 mg
			6-002.cm	16.800 mg bis unter 20.000 mg
			6-002.cn	20.000 mg bis unter 23.200 mg
			6-002.cp	23.200 mg oder mehr

ZE	Bezeichnung	Nummer	OPS	OPS-Text
ZE2026-172	Gabe von Posaconazol, oral, Suspension		6-003.00	1.000 mg bis unter 2.000 mg (nur Kinder < 10 Jahre!)
			6-003.01	2.000 mg bis unter 3.000 mg (nur Kinder < 10 Jahre!)
			6-003.02	3.000 mg bis unter 4.200 mg
			6-003.03	4.200 mg bis unter 5.400 mg
			6-003.04	5.400 mg bis unter 6.600 mg
			6-003.05	6.600 mg bis unter 7.800 mg
			6-003.06	7.800 mg bis unter 9.000 mg
			6-003.07	9.000 mg bis unter 11.400 mg
			6-003.08	11.400 mg bis unter 13.800 mg
			6-003.09	13.800 mg bis unter 16.200 mg
			6-003.0a	16.200 mg bis unter 18.600 mg
			6-003.0b	18.600 mg bis unter 21.000 mg
			6-003.0c	21.000 mg bis unter 25.800 mg
			6-003.0d	25.800 mg bis unter 30.600 mg
			6-003.0e	30.600 mg bis unter 35.400 mg
			6-003.0g	35.400 mg bis unter 40.200 mg
			6-003.0h	40.200 mg bis unter 45.000 mg
			6-003.0j	45.000 mg bis unter 54.600 mg
			6-003.0k	54.600 mg bis unter 64.200 mg
			6-003.0m	64.200 mg bis unter 73.800 mg
			6-003.0n	73.800 mg bis unter 83.400 mg
			6-003.0p	83.400 mg bis unter 93.000 mg
			6-003.0q	93.000 mg oder mehr

ZE	Bezeichnung	Nummer	OPS	OPS-Text
ZE2026-173	Posaconazol, oral, Tabletten		6-007.p0	600 mg bis unter 900 mg (nur Kinder < 10 Jahre!)
			6-007.p1	900 mg bis unter 1.200 mg (nur Kinder < 10 Jahre!)
			6-007.p2	1.200 mg bis unter 1.500 mg (nur Kinder < 10 Jahre!)
			6-007.p3	1.500 mg bis unter 2.100 mg
			6-007.p4	2.100 mg bis unter 2.700 mg
			6-007.p5	2.700 mg bis unter 3.300 mg
			6-007.p6	3.300 mg bis unter 3.900 mg
			6-007.p7	3.900 mg bis unter 4.500 mg
			6-007.p8	4.500 mg bis unter 5.700 mg
			6-007.p9	5.700 mg bis unter 6.900 mg
			6-007.pa	6.900 mg bis unter 8.100 mg
			6-007.pb	8.100 mg bis unter 9.300 mg
			6-007.pc	9.300 mg bis unter 10.500 mg
			6-007.pd	10.500 mg bis unter 12.900 mg
			6-007.pe	12.900 mg bis unter 15.300 mg
			6-007.pf	15.300 mg bis unter 17.700 mg
			6-007.pg	17.700 mg bis unter 20.100 mg
			6-007.ph	20.100 mg bis unter 22.500 mg
			6-007.pj	22.500 mg bis unter 27.300 mg
			6-007.pk	27.300 mg bis unter 32.100 mg
			6-007.pm	32.100 mg bis unter 36.900 mg
			6-007.pn	36.900 mg bis unter 41.700 mg
			6-007.pp	41.700 mg bis unter 46.500 mg
			6-007.pq	46.500 mg oder mehr

ZE	Bezeichnung	Nummer	OPS	OPS-Text
ZE2026-154	Anidulafungin, parenteral		6-003.k0	75 mg bis unter 125 mg (nur für Kinder unter 15 Jahren)
			6-003.k1	125 mg bis unter 200 mg (nur für Kinder unter 15 Jahren)
			6-003.k2	200 mg bis unter 300 mg
			6-003.k3	300 mg bis unter 400 mg
			6-003.k4	400 mg bis unter 500 mg
			6-003.k5	500 mg bis unter 600 mg
			6-003.k6	600 mg bis unter 700 mg
			6-003.k7	700 mg bis unter 800 mg
			6-003.k8	800 mg bis unter 900 mg
			6-003.ka	1.000 mg bis unter 1.200 mg
			6-003.kb	1.200 mg bis unter 1.400 mg
			6-003.kc	1.400 mg bis unter 1.600 mg
			6-003.kd	1.600 mg bis unter 1.800 mg
			6-003.ke	1.800 mg bis unter 2.000 mg
			6-003.kf	2.000 mg bis unter 2.400 mg
			6-003.kg	2.400 mg bis unter 2.800 mg
			6-003.kh	2.800 mg bis unter 3.200 mg
			6-003.kj	3.200 mg bis unter 4.000 mg
			6-003.kk	4.000 mg bis unter 4.800 mg
			6-003.km	4.800 mg bis unter 5.600 mg
			6-003.kn	5.600 mg bis unter 6.400 mg
			6-003.kp	6.400 mg bis unter 8.000 mg
			6-003.kq	8.000 mg bis unter 9.600 mg
			6-003.kr	9.600 mg bis unter 11.200 mg
			6-003.ks	11.200 mg bis unter 12.800 mg
			6-003.kt	12.800 mg oder mehr

ZE	Bezeichnung	Nummer	OPS	OPS-Text
ZE2026-196	Gabe von Micafungin, parenteral		6-004.50	75 mg bis unter 150 mg (nur für Kinder unter 15 Jahren)
			6-004.51	150 mg bis unter 250 mg
			6-004.52	250 mg bis unter 350 mg
			6-004.53	350 mg bis unter 450 mg
			6-004.54	450 mg bis unter 550 mg
			6-004.55	550 mg bis unter 650 mg
			6-004.56	650 mg bis unter 750 mg
			6-004.57	750 mg bis unter 850 mg
			6-004.58	850 mg bis unter 950 mg
			6-004.59	950 mg bis unter 1.150 mg
			6-004.5a	1.150 mg bis unter 1.350 mg
			6-004.5b	1.350 mg bis unter 1.550 mg
			6-004.5c	1.550 mg bis unter 1.950 mg
			6-004.5d	1.950 mg bis unter 2.350 mg
			6-004.5e	2.350 mg bis unter 2.750 mg
			6-004.5f	2.750 mg bis unter 3.150 mg
			6-004.5g	3.150 mg bis unter 3.950 mg
			6-004.5h	3.950 mg bis unter 4.750 mg
			6-004.5j	4.750 mg bis unter 5.550 mg
			6-004.5k	5.550 mg bis unter 6.350 mg
			6-004.5m	6.350 mg bis unter 7.950 mg
			6-004.5n	7.950 mg bis unter 9.550 mg
			6-004.5p	9.550 mg bis unter 11.150 mg
			6-004.5q	11.150 mg bis unter 12.750 mg
			6-004.5r	12.750 mg bis unter 14.350 mg
			6-004.5s	14.350 mg bis unter 15.950 mg
			6-004.5t	15.950 mg bis unter 17.550 mg
			6-004.5u	17.550 mg oder mehr

ZE	Bezeichnung	Nummer	OPS	OPS-Text
ZE2026-80	Gabe von Amphotericin-B-Lipidkomplex, parenteral		6-003.10	200 mg bis unter 400 mg (nur für Kinder unter 15 Jahren)
			6-003.11	400 mg bis unter 600 mg (nur für Kinder unter 15 Jahren)
			6-003.12	600 mg bis unter 800 mg
			6-003.13	800 mg bis unter 1.000 mg
			6-003.14	1.000 mg bis unter 1.400 mg
			6-003.15	1.400 mg bis unter 1.800 mg
			6-003.16	1.800 mg bis unter 2.200 mg
			6-003.17	2.200 mg bis unter 2.600 mg
			6-003.18	2.600 mg bis unter 3.400 mg
			6-003.19	3.400 mg bis unter 4.200 mg
			6-003.1a	4.200 mg bis unter 5.000 mg
			6-003.1b	5.000 mg bis unter 5.800 mg
			6-003.1c	5.800 mg bis unter 7.400 mg
			6-003.1d	7.400 mg bis unter 9.000 mg
			6-003.1e	9.000 mg bis unter 10.600 mg
			6-003.1f	10.600 mg bis unter 12.200 mg
			6-003.1g	12.200 mg bis unter 15.400 mg
			6-003.1h	15.400 mg bis unter 18.600 mg
			6-003.1j	18.600 mg bis unter 21.800 mg
			6-003.1k	21.800 mg bis unter 25.000 mg
			6-003.1m	25.000 mg bis unter 31.400 mg
			6-003.1n	31.400 mg bis unter 37.800 mg
			6-003.1p	37.800 mg bis unter 44.200 mg
			6-003.1q	44.200 mg bis unter 50.600 mg
			6-003.1r	50.600 mg bis unter 57.000 mg
			6-003.1s	57.000 mg bis unter 63.400 mg
			6-003.1t	63.400 mg oder mehr

ZE	Bezeichnung	Nummer	OPS	OPS-Text
ZE2026-156	Gabe von Posaconazol, parenteral		6-007.k0	300 mg bis unter 600 mg (nur bei Alter < 15 Jahren!)
			6-007.k1	600 mg bis unter 900 mg
			6-007.k2	900 mg bis unter 1.200 mg
			6-007.k3	1.200 mg bis unter 1.500 mg
			6-007.k4	1.500 mg bis unter 1.800 mg
			6-007.k5	1.800 mg bis unter 2.100 mg
			6-007.k6	2.100 mg bis unter 2.400 mg
			6-007.k7	2.400 mg bis unter 2.700 mg
			6-007.k8	2.700 mg bis unter 3.000 mg
			6-007.k9	3.000 mg bis unter 3.300 mg
			6-007.ka	3.300 mg bis unter 3.600 mg
			6-007.kb	3.600 mg bis unter 3.900 mg
			6-007.kc	3.900 mg bis unter 4.200 mg
			6-007.kd	4.200 mg bis unter 4.800 mg
			6-007.ke	4.800 mg bis unter 5.400 mg
			6-007.kf	5.400 mg bis unter 6.000 mg
			6-007.kg	6.000 mg bis unter 7.200 mg
			6-007.kh	7.200 mg bis unter 8.400 mg
			6-007.kj	8.400 mg bis unter 9.600 mg
			6-007.kk	9.600 mg bis unter 12.000 mg
			6-007.km	12.000 mg bis unter 14.400 mg
			6-007.kn	14.400 mg bis unter 16.800 mg
			6-007.kp	16.800 mg bis unter 21.600 mg
			6-007.kq	21.600 mg bis unter 26.400 mg
			6-007.kr	26.400 mg bis unter 31.200 mg
			6-007.ks	31.200 mg bis unter 40.800 mg
			6-007.kt	40.800 mg bis unter 50.400 mg
			6-007.ku	50.400 mg bis unter 60.000 mg
			6-007.kv	60.000 mg oder mehr

ZE	Bezeichnung	Nummer	OPS	OPS-Text
ZE2026-166	Gabe von Isavuconazol, parenteral		6-008.g0	100 mg bis unter 200 mg (nur bei Alter < 15 Jahren!)
			6-008.g1	200 mg bis unter 400 mg
			6-008.g2	400 mg bis unter 600 mg
			6-008.g3	600 mg bis unter 800 mg
			6-008.g4	800 mg bis unter 1.000 mg
			6-008.g5	1.000 mg bis unter 1.200 mg
			6-008.g6	1.200 mg bis unter 1.400 mg
			6-008.g7	1.400 mg bis unter 1.600 mg
			6-008.g8	1.600 mg bis unter 1.800 mg
			6-008.g9	1.800 mg bis unter 2.000 mg
			6-008.ga	2.000 mg bis unter 2.200 mg
			6-008.gb	2.200 mg bis unter 2.400 mg
			6-008.gc	2.400 mg bis unter 2.600 mg
			6-008.gd	2.600 mg bis unter 3.000 mg
			6-008.ge	3.000 mg bis unter 3.400 mg
			6-008.gf	3.400 mg bis unter 3.800 mg
			6-008.gg	3.800 mg bis unter 4.600 mg
			6-008.gh	4.600 mg bis unter 5.400 mg
			6-008.gj	5.400 mg bis unter 6.200 mg
			6-008.gk	6.200 mg bis unter 7.800 mg
			6-008.gm	7.800 mg bis unter 9.400 mg
			6-008.gn	9.400 mg bis unter 11.000 mg
			6-008.gp	11.000 mg bis unter 14.200 mg
			6-008.gq	14.200 mg bis unter 17.400 mg
			6-008.gr	17.400 mg bis unter 20.600 mg
			6-008.gs	20.600 mg bis unter 27.000 mg
			6-008.gt	27.000 mg bis unter 33.400 mg
			6-008.gu	33.400 mg bis unter 39.800 mg
			6-008.gv	39.800 mg oder mehr

ZE	Bezeichnung	Nummer	OPS	OPS-Text
ZE2026-167	Gabe von Isavuconazol, oral		6-008.h0	200 mg bis unter 400 mg (nur bei Alter < 10 Jahren!)
			6-008.h1	400 mg bis unter 600 mg (nur bei Alter < 10 Jahren!)
			6-008.h2	600 mg bis unter 800 mg (nur bei Alter < 10 Jahren!)
			6-008.h3	800 mg bis unter 1000 mg (nur bei Alter < 10 Jahren!)
			6-008.h4	1.000 mg bis unter 1.400 mg
			6-008.h5	1.400 mg bis unter 1.800 mg
			6-008.h6	1.800 mg bis unter 2.200 mg
			6-008.h7	2.200 mg bis unter 2.600 mg
			6-008.h8	2.600 mg bis unter 3.000 mg
			6-008.h9	3.000 mg bis unter 3.800 mg
			6-008.ha	3.800 mg bis unter 4.600 mg
			6-008.hb	4.600 mg bis unter 5.400 mg
			6-008.hc	5.400 mg bis unter 6.200 mg
			6-008.hd	6.200 mg bis unter 7.000 mg
			6-008.he	7.000 mg bis unter 8.600 mg
			6-008.hf	8.600 mg bis unter 10.200 mg
			6-008.hg	10.200 mg bis unter 11.800 mg
			6-008.hh	11.800 mg bis unter 13.400 mg
			6-008.hj	13.400 mg bis unter 15.000 mg
			6-008.hk	15.000 mg bis unter 18.200 mg
			6-008.hm	18.200 mg bis unter 21.400 mg
			6-008.hn	21.400 mg bis unter 24.600 mg
			6-008.hp	24.600 mg bis unter 27.800 mg
			6-008.hq	27.800 mg bis unter 31.000 mg
			6-008.hr	31.000 mg oder mehr

Wachstumsfaktoren

ZE	Bezeichnung	Nummer	OPS	OPS-Text
ZE2026-175	Gabe von Filgrastim, parenteral		6-002.10	70 Mio. bis unter 130 Mio. IE (nur Kinder < 15 Jahre!)
			6-002.11	130 Mio. bis unter 190 Mio. IE (nur Kinder < 15 Jahre)
			6-002.12	190 Mio. bis unter 250 Mio. IE (nur Kinder < 15 Jahre!)
			6-002.13	250 Mio. bis unter 350 Mio. IE
			6-002.14	350 Mio. bis unter 450 Mio. IE
			6-002.15	450 Mio. bis unter 550 Mio. IE
			6-002.16	550 Mio. bis unter 650 Mio. IE
			6-002.17	650 Mio. bis unter 750 Mio. IE
			6-002.18	750 Mio. bis unter 850 Mio. IE
			6-002.19	850 Mio. bis unter 950 Mio. IE
			6-002.1a	950 Mio. bis unter 1.050 Mio. IE
			6-002.1b	1.050 Mio. bis unter 1.250 Mio. IE
			6-002.1c	1.250 Mio. bis unter 1.450 Mio. IE
			6-002.1d	1.450 Mio. bis unter 1.650 Mio. IE
			6-002.1e	1.650 Mio. bis unter 1.850 Mio. IE
			6-002.1f	1.850 Mio. bis unter 2.050 Mio. IE
			6-002.1g	2.050 Mio. bis unter 2.250 Mio. IE
			6-002.1h	2.250 Mio. bis unter 2.450 Mio. IE
			6-002.1j	2.450 Mio. IE oder mehr

ZE	Bezeichnung	Nummer	OPS	OPS-Text
ZE2026-176	Gabe von Lenograstim, parenteral		6-002.20	75 Mio. bis unter 150 Mio. IE (nur Kinder < 15 J!)
			6-002.21	150 Mio. bis unter 225 Mio. IE (nur Kinder < 15 J!)
			6-002.22	225 Mio. bis unter 300 Mio. IE (nur Kinder < 15 J!)
			6-002.23	300 Mio. bis unter 400 Mio. IE
			6-002.24	400 Mio. bis unter 500 Mio. IE
			6-002.25	500 Mio. bis unter 600 Mio. IE
			6-002.26	600 Mio. bis unter 800 Mio. IE
			6-002.27	800 Mio. bis unter 1.000 Mio. IE
			6-002.28	1.000 Mio. bis unter 1.200 Mio. IE
			6-002.29	1.200 Mio. bis unter 1.400 Mio. IE
			6-002.2a	1.400 Mio. bis unter 1.600 Mio. IE
			6-002.2b	1.600 Mio. bis unter 1.800 Mio. IE
			6-002.2c	1.800 Mio. bis unter 2.000 Mio. IE
			6-002.2d	2.000 Mio. bis unter 2.200 Mio. IE
			6-002.2e	2.200 Mio. bis unter 2.400 Mio. IE
			6-002.2f	2.400 Mio. bis unter 2.600 Mio. IE
			6-002.2g	2.600 Mio. bis unter 2.800 Mio. IE
			6-002.2h	2.800 Mio. bis unter 3.000 Mio. IE
			6-002.2j	3.000 Mio. IE oder mehr

ZE	Bezeichnung	Nummer	OPS	OPS-Text
ZE2026-177	Gabe von Pegfilgrastim, parenteral		6-002.70	1 mg bis unter 3 mg (nur Kinder < 15 Jahre!)
			6-002.71	3 mg bis unter 6 mg (nur Kinder < 15 Jahre!)
			6-002.72	6 mg bis unter 12 mg
			6-002.73	12 mg bis unter 18 mg
			6-002.74	18 mg bis unter 24 mg
			6-002.75	24 mg bis unter 30 mg
			6-002.76	30 mg oder mehr
ZE144	Gabe von Romiplostim, parental	ZE144.01	6-005.90	100 µg bis unter 200 µg (nur Kinder < 15 Jahre!)
		ZE144.02	6-005.91	200 µg bis unter 300 µg
		ZE144.03	6-005.92	300 µg bis unter 400 µg
		ZE144.04	6-005.93	400 µg bis unter 500 µg
		ZE144.05	6-005.94	500 µg bis unter 600 µg
		ZE144.06	6-005.95	600 µg bis unter 700 µg
		ZE144.07	6-005.96	700 µg bis unter 800 µg
		ZE144.08	6-005.97	800 µg bis unter 900 µg
		ZE144.09	6-005.98	900 µg bis unter 1.000 µg
		ZE144.10	6-005.99	1.000 µg bis unter 1.200 µg
		ZE144.11	6-005.9a	1.200 µg bis unter 1.400 µg
		ZE144.12	6-005.9b	1.400 µg bis unter 1.600 µg
		ZE144.13	6-005.9c	1.600 µg bis unter 1.800 µg
		ZE144.14	6-005.9d	1.800 µg bis unter 2.000 µg
		ZE144.15	6-005.9e	2.000 µg bis unter 2.400 µg
		ZE144.16	6-005.9f	2.400 µg bis unter 2.800 µg
		ZE144.17	6-005.9g	2.800 µg bis unter 3.200 µg
		ZE144.18	6-005.9h	3.200 µg bis unter 3.600 µg
		ZE144.19	6-005.9j	3.600 µg bis unter 4.000 µg
		ZE144.20	6-005.9k	4.000 µg bis unter 4.400 µg
		ZE144.21	6-005.9m	4.400 µg bis unter 4.800 µg
		ZE144.22	6-005.9n	4.800 µg bis unter 5.200 µg
		ZE144.23	6-005.9p	5.200 µg bis unter 5.600 µg
		ZE144.24		[gestrichen]
		ZE144.25	6-005.9r	5.600 µg bis unter 6.400 µg
		ZE144.26	6-005.9s	6.400 µg bis unter 7.200 µg

ZE	Bezeichnung	Nummer	OPS	OPS-Text
		ZE144.27	6-005.9t	7.200 µg bis unter 8.000 µg
		ZE144.28	6-005.9u	8.000 µg bis unter 8.800 µg
		ZE144.29	6-005.9v	8.800 µg oder mehr
ZE2026-178	Gabe von Lipegfilgrastim		6-007.70	1 mg bis unter 3 mg
			6-007.71	3 mg bis unter 6 mg
			6-007.72	6 mg bis unter 12 mg
			6-007.73	12 mg bis unter 18 mg
			6-007.74	18 mg bis unter 24 mg
			6-007.75	24 mg bis unter 30 mg
			6-007.76	30 mg oder mehr

Notfallmedikamente

Für die beiden Antidote Andexanet alfa und Idarucizumab wurden 2024 Zusatzentgelte geschaffen, nachdem sich Kassen geweigert hatten, mit insbesondere kleineren Häusern NUB-Entgelte zu vereinbaren. Diese Medikamente müssen unmittelbar verfügbar sein, um durch NOAC verursachte Blutungen zu antagonisieren. Da keine Dosisstufen definiert wurden, müssen die beiden Produkte weiterhin über einen mg-Preis abgerechnet werden.

ZE	Bezeichnung	Nummer	OPS	OPS-Text
ZE2026-212	Gabe von Idarucizumab		6-008.f	Idarucizumab, parenteral
ZE2026-213	Gabe von Andexanet alfa		6-00c.0	Gabe von Andexanet alfa, parenteral

Notfälle, kardiologische Prozeduren, Reanimation

8-640.0	Kardioversion	Synchronisiert!
8-640.1	Defibrillation	Nicht synchronisiert!
8-641	Externer temporärer Schrittmacher	Inkl. Implantation, Justieren, Repositionierung, Manipulation und Entfernung von temporären Schrittmacherelektroden

8-642	Interner temporärer Schrittmacher	Inkl. Implantation, Justieren, Repositionierung, Manipulation und Entfernung von temporären Schrittmacherelektroden, Überstimulation
5-311	Temporäre Tracheostomie	
8-700	**Offenhalten der oberen Atemwege**	
8-700.0	durch oropharyngealen Tubus	Güdel-Tubus
8-700.1	durch nasopharyngealen Tubus	Wendl-Tubus
8-701	Einfache Intubation	Notfallintubation, Tubuswechsel
8-704	Intubation mit Doppellumentubus	Notfallintubation, Tubuswechsel
8-706	Anlegen einer Maske zur maschinellen Beatmung	Anpassen einer Gesichts- oder Nasenmaske
5-311	temporäre Tracheostomie	
5-312	permanente Tracheostomie	
8-721	**Hyperbare Oxygenation [HBO]**	
8-721.0	Dauer bis unter 145 Minuten	ohne Intensivüberwachung
8-721.4	Dauer 145 bis 280 Minuten	
8-721.1	Dauer bis unter 145 Minuten	mit Intensivüberwachung
8-721.2	Dauer 145 bis 280 Minuten	
8-721.3	Dauer über 280 Minuten	
8-771	Kardiale oder kardiopulmonale Reanimation	
8-83a	**Dauer der Behandlung mit einem herzunterstützenden System**	
8-83a.0	**Intraaortale Ballonpumpe**	
8-83a.00	bis unter 48 Stunden	
8-83a.01	48 bis unter 96 Stunden	
8-83a.02	96 oder mehr Stunden	

8-83a.1	**Extrakorporale Pumpe (z. B. Kreiselpumpe oder Zentrifugalpumpe), univentrikulär**		
8-83a.10	bis unter 48 Stunden	8-83a.16	240 bis unter 288 Stunden
8-83a.11	48 bis unter 96 Stunden	8-83a.17	288 bis unter 384 Stunden
8-83a.13	96 bis unter 144 Stunden	8-83a.18	384 bis unter 480 Stunden
8-83a.14	144 bis unter 192 Stunden	8-83a.19	480 bis unter 576 Stunden
8-83a.15	192 bis unter 240 Stunden	8-83a.1a	576 oder mehr Stunden
8-83a.2	**Extrakorporale Pumpe (z. B. Kreiselpumpe oder Zentrifugalpumpe), biventrikulär**		
8-83a.20	bis unter 48 Stunden	8-83a.26	240 bis unter 288 Stunden
8-83a.21	48 bis unter 96 Stunden	8-83a.27	288 bis unter 384 Stunden
8-83a.23	96 bis unter 144 Stunden	8-83a.28	384 bis unter 480 Stunden
8-83a.24	144 bis unter 192 Stunden	8-83a.29	480 bis unter 576 Stunden
8-83a.25	192 bis unter 240 Stunden	8-83a.2a	576 oder mehr Stunden

8-83a.3	**Transvasal platzierte axiale Pumpe zur Kreislaufunterstützung (2020 Ausweitung der Stunden!)**		
8-83a.30	bis unter 48 Stunden	8-83a.34	96 bis unter 144 Stunden
8-83a.31	48 bis unter 96 Stunden	8-83a.35	144 bis unter 192 Stunden
8-83a.36	192 bis unter 240 Stunden	8-83a.37	240 bis unter 288 Stunden
8-83a.38	288 bis unter 384 Stunden	8-83a.39	384 bis unter 480 Stunden
8-83a.3a	480 bis unter 576 Stunden	8-83a.3b	[gestrichen]
8-83a.3c	576 bis unter 720 Stunden	8-83a.3d	720 oder mehr Stunden
8-83a.4	**Parakorporale Pumpe zur Kreislaufunterstützung (z. B. Membranpumpe)**		
8-83a.40	Bis unter 48 Stunden	8-83a.41	48 bis unter 96 Stunden
8-83a.42	96 bis unter 144 Stunden	8-83a.43	144 bis unter 192 Stunden
8-83a.44	192 bis unter 240 Stunden	8-83a.45	240 bis unter 288 Stunden
8-83a.46	288 bis unter 384 Stunden	8-83a.47	384 bis unter 480 Stunden
8-83a.48	480 oder mehr Stunden		

Linksammlung

Weiterführende Informationen zum deutschen DRG-System sind hier zu finden:

Arbeitsgemeinschaft der Wissenschaftlichen Medizinischen Fachgesellschaften (AWMF), (Leitlinien online)	www.awmf.org
InEK GmbH: deutsches „DRG-Institut", Fallpauschalen-Katalog, Kodierrichtlinien, Definitionshandbücher	www.g-drg.de
Überleitungstabellen, Gesetzestexte, Baserates, uvm.	www.aok-gesundheitspartner.de
Informationsportal und DRG-Forum „MyDRG"	www.mydrg.de
Medizinischer Dienst Bund: Richtlinien zur MD-Prüfung	www.medizinischerdienst.de/mds
Medizinischer Dienst: SEG Kodierempfehlungen	www.medizinischerdienst.de

Fachgesellschaften:

Deutsche Gesellschaft für Medizincontrolling e. V.: FoKA-Kodierempfehlungen	www.medizincontroller.de
Deutsche interdisziplinäre Vereinigung für Intensiv- und Notfallmedizin e. V.	www.divi-org.de
Deutsche Gesellschaft für internistische Intensivmedizin e. V.	www.dgiin.de

Deutsche Gesellschaft für Innere Medizin e. V.	www.dgim.de
Deutsche Gesellschaft für Pneumologie und Beatmungsmedizin e. V.	www.pneumologie.de
Deutsche Gesellschaft für Kardiologie und Herz-Kreislaufforschung e. V.	www.dgk.org
Deutsche Gesellschaft für Anästhesiologie und Intensivmedizin e. V.	www.dgai.de
Deutsche Gesellschaft für neurologische Intensiv- und Notfallmedizin e. V.	www.anim.de
Deutsche Gesellschaft für Chirurgie e. V.	www.dgch.de
Deutsche Gesellschaft für Hygiene und Mikrobiologie e. V.	www.dghm.de
Deutsche Gesellschaft für Hämatologie und Med. Onkologie e. V.	www.dgho.de
Deutsche Sepsis-Gesellschaft e. V.	www.sepsis-gesellschaft.de
Arbeitsgemeinschaft der wissenschaftlichen medizinischen Fachgesellschaften: Leitlinien zu Diagnostik und Therapie	www.leitlinien.net

Stichwortverzeichnis